供智慧健康养老服务与管理、
老年保健与管理等专业用

主编 侯玉华 张 男 包托娅

LAONIAN ZHAOHU

老年照护

苏州大学出版社
Soochow University Press

内容简介

本教材共分十五个项目，包括老年照护工作认知、老年人居住环境与睡眠照护、老年人舒适与体位照护、老年人清洁照护、老年人饮食照护、老年人排泄照护、老年人转运照护、老年人感染防护、老年人生命体征观察与照护、老年人冷热疗应用、老年人用药照护、偏瘫老年人常用康复技术、老年人应急救护、失智症老年人照护、老年人安宁疗护。

本教材立足于老年照护的岗位技能需求，项目前有学习目标和情景导入，启发学生思维；项目中融合思政案例，合理渗透职业意识，并穿插知识链接，拓宽学生视野，增加学生信息量；项目后附有思考题，帮助学生进一步巩固和强化相应的内容，特别是重点和难点内容。教材还配套电子资源，呈现形式丰富，有利于学生课后预习、复习。

本书可供高等职业教育智慧健康养老服务与管理、老年保健与管理、老年护理等相关专业使用。

图书在版编目（CIP）数据

老年照护 / 侯玉华，张男，包托娅主编 . —苏州：
苏州大学出版社，2023.7（2024.7重印）
ISBN 978-7-5672-4375-0

Ⅰ.①老… Ⅱ.①侯… ②张… ③包… Ⅲ.①老年人
—护理学—高等学校—教材 Ⅳ.① R473.59

中国国家版本馆 CIP 数据核字（2023）第 078409 号

书　　名：老年照护

主　　编：侯玉华　张　男　包托娅
责任编辑：赵晓嬿
装帧设计：吴　钰

出版发行：苏州大学出版社（Soochow University Press）
社　　址：苏州市十梓街 1 号　　邮编：215006
网　　址：www.sudapress.com
E-mail：sdcbs@suda.edu.cn
印　　装：广东虎彩云印刷有限公司
邮购热线：0512-67480030　　销售热线：0512-67481020
网店地址：https://szdxcbs.tmall.com/（天猫旗舰店）

开　　本：787 mm×1 092 mm　1/16　印张：21.25　字数：504 千
版　　次：2023 年 7 月第 1 版
印　　次：2024 年 7 月第 2 次印刷
书　　号：ISBN 978-7-5672-4375-0
定　　价：68.00 元

凡购本社图书发现印装错误，请与本社联系调换。服务热线：0512-67481020

《老年照护》编写组

主　编　侯玉华　济南护理职业学院

　　　　张　男　济南市社会福利院

　　　　包托娅　金龄健康产业投资（山东）有限公司

副主编　侯明杰　济南护理职业学院

　　　　李丽娟　济南护理职业学院

编　者（按姓氏音序排列）

　　　　包托娅　金龄健康产业投资（山东）有限公司

　　　　程　飞　济南护理职业学院

　　　　郭　蔚　济南护理职业学院

　　　　侯明杰　济南护理职业学院

　　　　侯玉华　济南护理职业学院

　　　　贾　锟　济南护理职业学院

　　　　冷成香　济南护理职业学院

　　　　李丽娟　济南护理职业学院

　　　　孟浩然　济南护理职业学院

　　　　齐丽丽　济南护理职业学院

　　　　田　靖　济南护理职业学院

　　　　张　男　济南市社会福利院

　　　　张　燕　济南护理职业学院

前言
PREFACE

目前，我国已经进入人口老龄化快速发展阶段。社会迫切需要大批具有良好职业素质、扎实老年照护知识、较强操作技能和较高管理水平的高素质技能型养老专业人才。

党的二十大报告指出，实施积极应对人口老龄化国家战略，发展养老事业和养老产业，优化孤寡老人服务，推动实现全体老年人享有基本养老服务。

为了贯彻落实党的二十大精神，本书编写组邀请院校专家及全国养老行业专家，共同编撰第一版《老年照护》教材，本教材具有较强的理论和实践指导意义。

本教材从工作情景导入，以真实的工作任务为主线，以工作过程来设计照护流程，对接行业和职业标准，融入老年照护技能、养老护理员资格考试内容、养老技能大赛标准，旨在达到书证融通、赛证融通。全书理论联系实际，突出实用性和前瞻性，用于培养既具备照护技能，又通晓照护理论知识的复合型人才。本教材共十五个项目，涵盖老年照护工作认知、生活照护、康复服务、失智症照护、安宁照护等，全面覆盖老年照护知识和技能，以期更好地满足老年照护专业的岗位需求和技能要求。

本教材具有较强的前瞻性和拓展性，专业知识和技能对接行业的新业态、新标准，有效融入思政教育理念，深入贯彻党的二十大精神，使照护人员在学习后以更加饱满的精神投入养老事业中。本教材结合诸多编者的优秀教学视频，使照护人员在学习过程中对技术要点的理解更加清晰。

本教材可供高等职业教育智慧健康养老服务与管理、老年保健与管理、老年护理等相关专业使用。在教材编写过程中，编写组参考和借鉴了大量论著和文献资料，得到了许多专家学者的指导和帮助，在此，特向其表示诚挚的谢意。

教材虽经几次修改，但受编者能力所限，难免存在不足之处，敬请专家以及使用本书的师生批评指正。

目 录
CONTENTS

老年照护工作认知

学习目标

1. 素质目标

具有社会责任感和职业使命感；具有尊老、爱老、助老的服务理念和慎独的职业素养。

2. 知识目标

（1）掌握老年照护的定义、老年照护工作原则和老年照护模式；

（2）熟悉老年照护工作流程；

（3）了解老年照护的特点。

3. 能力目标

能够运用老年照护的工作原则，全心全意为老年照护事业服务。

衰老是每个个体必然经历的人生旅程，老年期是全生命周期的最后阶段。第七次全国人口普查数据显示，我国60岁及以上人口为26 402万人，占总人口的18.70%，其中65岁及以上人口为19 064万人，占总人口的13.50%。截至2020年底，我国80岁及以上人口为3 580万人，独居和空巢老年人为11 800万人，失能、半失能老年人为4 200万人，失智老年人近1 000万人。按照失能老年人与照护人员3∶1的国际标准配置比推算，我国目前至少需要1 300万专业的老年照护人员，但目前各类老年照护人员不足50万人，老年照护服务具有巨大的实际需求与发展前景。

情景导入

小李是高职院校智慧健康养老服务与管理专业的毕业生，他成功考取了老年照护技能等级证书，其后顺利入职一家养老院，从事老年照护工作。

请问

1. 作为一名老年照护人员，应遵循哪些工作原则？

2. 要成为一名称职的老年照护人员，有哪些素质要求？

任务一　老年照护工作概述

老年照护工作主要包括为老年人提供生活照料、医疗保健、康复护理和心理护理等服务过程。在养老服务中，专业的照护服务可提高老年人日常活动能力，预防和减少老年人由各种疾病、意外等造成的残障，保持和增进老年人健康，维护老年人的尊严和提供持续至生命终结的照护。

 思政案例

【最美故事——走近养老护理员】

平凡岗位，用爱坚守，用心呵护

小杨，作为一名"90后"姑娘，性格活泼、为人和善、吃苦耐劳。2015年大学毕业的她，青春有朝气，但选择的行业却是"养老"。初入行业时，她也曾一度自我怀疑，对未来陷入深深的焦虑。"大学毕业后我就一直干'养老'，转眼间在这个行业摸爬滚打多年，过程中有苦有甜、想过放弃。慢慢地，我发现，这个行业越来越受重视，国家、政府给予的支持也越来越多，从人才的培养、奖励到企业的运营、发展……可以说惠及方方面面，出台的扶持政策也越来越多，这些彻底打消了我对未来的焦虑，也让我坚信：养老行业是有未来的，而且是大有可为的。"言语中，听得出她对老年照护行业的信心、对自己未来的笃定。

随着人口老龄化程度的加深及国家对养老事业的重视，越来越多具有良好职业素养和娴熟专业技能的复合型人才加入养老服务业。他们坚守一线，用自己的青春年华肩负起养老护理员的责任与担当，凭借着专业的服务技能，编织着老年人的幸福晚年生活。

一、老年照护相关定义

（一）老年人

按照国际规定，60周岁以上的人确定为老年人。世界卫生组织将人的年龄界限划分为：15～44岁为青年人，45～59岁为中年人，60～74岁为年轻老年人，75～89岁为老年人，90岁及以上为长寿老年人。在我国，60岁及以上为老年人，45～59岁为初老期，60～79岁为老年期，80岁及以上为长寿期。

（二）照护

照护的含义是照料、护理，是指为生活不能自理或部分自理，以及生活不便的个体提供生活照料、医疗护理和心理护理等。

（三）老年照护

老年照护是指经岗位技能培训合格，获得相关职业能力等级证书的专业照护人员，为在全日制养老机构、社区服务机构、居家生活的失能或半失能老年人提供生活照料、医疗保健、康复护理和心理护理等服务过程。

二、老年照护的特点与工作原则

（一）老年照护的特点

1. 长期性与全程性　老年照护服务必须持续到生命终结；同时注重全程性，对老年人的照护需求要做到有计划、有步骤、有效果、有评价地给予满足。

2. 专业性与人文性　由于老年人为特殊群体，在照护工作中，照护人员不仅要熟练规范地掌握常用照护技术，更要具备奉献精神及耐心、爱心等人文素养，使照护工作处处彰显人文关怀，并充分体现对老年人的尊重，此外还要切实保护好老年人的隐私与权益。

3. 全方位与个性化　照护服务要涵盖日常生活照料、医疗康复、心理护理和社会交往等方面；同时要注意服务个性化，满足老年人的不同需求。

4. 能动性与参与性　照护工作中要充分调动老年人的能动性，提高其参与程度，让他们力所能及地发挥健存功能。

5. 脑力与体力并重　由于照护对象大多为失能或半失能的老年人，照护人员在工作中不仅要及时发现问题、分析原因、提出对策，而且必须具备一定的体力，这样才能胜任老年照护工作。

（二）老年照护工作原则

1. 整体照护原则　随着社会文明的进步，老年人的照护需求日益增多，不再仅仅局限于生活照料，而是渴望获得身体、心理、精神和社会参与的整体照护。照护人员必须树立整体照护的理念，以老年人为中心，从生理、心理、精神、文化和社会等方面分析影响老年人健康的因素，协调与整合各方专业力量，提供多层次、全方位的照护服务，用精湛的技术为老年人提供舒适的身体照料，用人文关怀为老年人提供有温度的精神心理照护。

2. 持续照护原则　老年人常身患多种慢性病，导致其日常生活自理能力下降，对照护有较大的依赖性，需要提供持续照护。因此，对老年人的照护要做到细致、耐心、持续，以减轻疾病和残障给老年人带来的痛苦；对处于生命末期的老年人，更要注重照护服务的连续性、系统性。把握老年照护的持续性原则，还须注意老年人在不同机构间的转换过程，要做好医院、家庭、社区等不同机构和场所照护形式与内容的对接。

3. 重视自我管理原则　世界卫生组织在《关于老龄化与健康的全球报告》中指出，慢性病自我管理项目能够较大程度提升老年人的健康状况，包括身体活动、自我护理、慢性疼痛和自信力等方面。在传统观念里，老年人一直被看成衰弱、无价值的社会边缘人群，是家庭和社会的负担，但现代老年照护强调以老年人为主体，从身、心、社会和文化需求出发。因此，老年照护应重视老年人的自我照顾管理能力，在尽可能保持老年人个体独立及自尊的情况下提供协助，适时给予高质量、个性化的照护服务，真正提高老年人的生活质量。

4. 重视健康教育原则 《"健康中国2030"规划纲要》提出，要强化家庭和高危个体健康生活方式指导及干预，推进全民健康生活方式行动。因此，老年照护工作应重视健康教育，普及健康的理念、基本知识和技能，包括生活卫生习惯、常见疾病知识、安全用药知识、营养膳食等，促进老年人形成健康的生活方式和行为；引导老年人重视养生保健、家庭自我照顾和体育锻炼，力争达到无病早防、有病早治的目的。

5. 重视安宁疗护原则 安宁疗护是健康照护的重要组成部分。当生命走向终结时，个体的心理需求较健康人更为强烈。个人的尊严不因生命活力的降低而递减，权利也不因身体衰竭而被剥夺。照护人员要注意维持临终老年人的价值和尊严，密切关注其心理和生理变化，提供身、心、社会和文化全方位照护，尊重老年人的意愿并满足其合理要求，使其能安详、舒适、有尊严地度过人生最后阶段。此外，要对临终老年人的亲属提供哀伤辅导，帮助他们早日从悲伤中解脱。

三、老年照护模式

老年照护模式是老年人实现健康生活的必要保障，为了适应不断增长的老年健康服务需求，构建具有中国特色的老年照护模式十分关键。

（一）按提供服务的场所划分

根据为老年人提供照护服务的场所，老年照护分为三类：居家式照护、社区式照护、机构式照护。

1. 居家式照护 居家式照护指在家中为老年人提供支持性照护，包括生活照料（助餐服务、助洗服务、助浴服务、助行服务等）、医疗保健服务、精神慰藉服务、安全守护服务、法律援助服务等。

2. 社区式照护 以社区为依托，以日间照料、生活护理、关怀访视、健康促进活动、心理指导、康复辅具租借补助、社区安宁疗护等为主要内容。

3. 机构式照护 由机构中的专业照护人员为老年人提供照护服务，包括慢病病房、康复机构、福利院、敬老院、养老院、老年公寓、临时收容所、庇护所等。

（二）按提供服务的时期划分

根据为老年人提供照护服务的时期，老年照护分为三类：急性期照护、中期照护和长期照护。

1. 急性期照护

（1）定义：急性期照护指老年人在疾病急性期治疗期间所得到的照顾与护理。

（2）目的：通过医疗护理服务帮助老年人在疾病治疗期间处理现存或潜在的健康问题，促进康复，促使老年人早日出院。提供急性期照护的人员主要为在临床工作的专业照护人员。

2. 中期照护

（1）定义：中期照护指在老年人疾病急性期与恢复期之间入住机构后协助其达到最佳状态的照护。

（2）模式：中期照护采用多学科、跨专业管理的工作模式，以老年人综合能力评估为基础，执业医生按照中期照护的准入、准出标准，对各类病种、各种病情的老年人进行纳入、转出，照护人员对实施中期照护的老年人进行短期干预，以保持或重建其独立居家生活的能力。该模式可选择在老年人家中开展，也可选择在疗养院、医院或社区开展。

3. 长期照护

（1）定义：长期照护指在较长的时期内，持续为患有慢性疾病或处于伤残状态下，即功能性损伤的老年人提供的综合性、专业化的照护服务。主要包括为失能、半失能老年人提供生活照料、康复护理、精神慰藉和临终关怀等，使其尽可能独立、自主，具有自尊，享受品质生活。

（2）模式：长期照护是一种介于医疗卫生服务和养老服务之间的服务模式，涵盖老年人日常生活服务和医疗服务。服务内容包括健康照顾、个人照顾、精神慰藉、预防、康复、社会支持、临终关怀等。

（3）特点：

① 正规化和专业性：这是长期照护最显著的特征。提供长期照护的场所可以是有专门照护设施的机构，如医院、护理院和社区护理机构等，也可以是家庭。以家庭为场所的长期照护服务，如家庭病床，应由有组织和经过培训的居家照护人员来提供，一般的非专业照护已经不足以使患病或失能老年人维持正常的生活状态。

② 持续时间长：长期照护是相对于临时照护、短期照护和中期照护而言的，较为合理的长期照护应在6个月以上，时限暂无统一标准。需要此类照护的老年人，通常长期处于残疾、失能状态或患有短期内难以治愈的多种疾病，因此，需要提供的照护持续时间长达数月或数年。

③ 连续性和多样性：老年人因患病、失能或治疗的不同而产生不同的照护需求。例如，一位老年人因患病住进医院，急性期需要在医院接受治疗，病情稳定后需要到中期照护机构接受综合性医疗、康复和护理服务；有些人恢复较慢，或者难以完全治愈，在这种情况下，他们需要家庭病床服务或住进护理院，接受长期照护服务；此外，生命末期的老年人还需要接受临终关怀与舒缓治疗服务。

④ 医疗护理和生活照料相结合：有些老年人，特别是高龄老年人，处于患病和日常生活能力退化两种状况同时存在且相互影响的状态，单一的医疗保健服务不能完全满足他们的需求，他们需要集医疗和生活照护于一体的综合性服务。

四、老年照护工作流程

照护工作流程指明了具体照护工作开展的顺序、步骤和方法，是规范照护操作、实现机构服务标准化、降低服务风险、提高服务品质的重要手段。结合照护岗位设置和人员配置，制订完善的工作流程对于机构风险管理起着重要作用。在养老机构中，照护工作流程内涵丰富，既包括具体照护技术的操作流程（图1.1），如体温测量流程、协助老年人进餐流程等，也包括照护人员每日（表1.1）、每周、每月的服务流程。前者通常将照护项目的工作任务用图表的形式体现，强调实用、科学、可操作性，符合照护组织管理的要求；后者则注重时间过程，按照时间轴，梳理老年人一段时间内的生活内容，强调时间节点全覆盖、关键时间无遗漏、重要细节有说明，且符合老年人生活起居习惯。

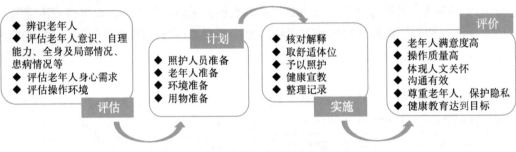

图 1.1　照护技术的操作流程

表 1.1　某养老机构每日照护工作流程

时间	照护任务	注意事项
6 : 00—7 : 00	（1）协助老年人起床 （2）整理床单位，清扫房间卫生 （3）做好晨间照护，协助如厕、晨起服药等	◇ 餐前服药者，提早进行用药指导和照护
7 : 00—7 : 20	餐前准备	◇ 洗手
7 : 20—8 : 00	协助进食早餐	◇ 评估老年人咀嚼吞咽能力，避免呛咳、噎食
8 : 00—8 : 30	交接班，特殊老年人床前交接，如卧床或患病者	◇ 仔细查看卧床老年人的皮肤状况，患病老年人的病情变化等
8 : 30—9 : 30	（1）协助老年人参加活动，如散步、做工间操等 （2）协助有沐浴需求者洗澡	◇ 避免发生跌倒、磕碰
9 : 30—10 : 00	茶歇，协助老年人进食点心、水果等	◇ 做好监护，避免噎食
10 : 00—11 : 00	做康复操，开展志愿者活动或社工活动	◇ 收集照片和视频，上传家属群
11 : 00—11 : 15	午餐前准备	◇ 查看是否有家属送餐
11 : 15—12 : 00	协助进食午餐	◇ 注意速度，避免呛咳、噎食
12 : 00—14 : 30	（1）布置舒适睡眠环境 （2）及时更换纸尿裤及尿袋等 （3）协助午休	◇ 做好巡视工作
14 : 30—15 : 00	（1）协助起床、整理房间 （2）协助进水、进食水果和点心	◇ 注意速度
15 : 00—16 : 30	文体活动、做康复操，开展志愿者活动或社工活动	◇ 必要时外出活动
16 : 30—17 : 00	晚餐前准备	◇ 洗手
17 : 00—18 : 00	协助进食晚餐	◇ 避免呛咳、噎食
18 : 00—19 : 30	（1）协助洗脸、刷牙、如厕 （2）做好个人卫生，如洗脚、会阴清洁等晚间照护	◇ 擦洗到位
19 : 30—21 : 00	（1）陪同老年人看书、看电视、听音乐、聊天等 （2）布置舒适睡眠环境，协助入睡	◇ 打开地灯，提醒夜间如厕时注意安全，避免跌倒

时间	照护任务	注意事项
21：00—次日 6：00	加强夜间巡视，协助如厕、翻身等	✧ 避免跌倒、坠床

 知识链接

增进民生福祉，提高人民生活品质

　　人民健康是民族昌盛和国家强盛的重要标志。把保障人民健康放在优先发展的战略位置，完善人民健康促进政策。实施积极应对人口老龄化国家战略，发展养老事业和养老产业，优化孤寡老人服务，推动实现全体老年人享有基本养老服务。

——中国共产党第二十次全国代表大会报告

任务二　老年照护工作岗位认知

让老年人安享晚年，有尊严地生活，是社会文明进步的重要标志，既符合我国的核心价值理念和发展战略，更体现社会主义国家的优越性和先进性。从事养老职业，需要熟知老年照护服务工作领域，具备一定的职业素质和能力，形成"尊老、爱老、助老"的服务理念和志愿投身养老事业的奉献精神，并在实践中表现出良好的职业行为。

一、岗位定位

老年照护人员是指能够对老年照护服务全流程提供服务与管理，提供维持老年人人生连续性和个体特征性的健康照护，同时在维护老年人生命尊严、提升生命质量方面具有较丰富的理论研究与实践经验的技术人员。

（一）老年照护服务工作领域

1. 提供生活照料　为老年人提供卫生清洁、饮食、睡眠等生活照料及管理，满足老年人的基本生活需求；指导老年人正确使用热水袋和冰袋，对老年人进行安全防护和压力性损伤预防指导等。观察识别失智老年人的异常行为，协助失能失智老年人进行体位移动、使用辅助器具等。

2. 提供基础照护　测量生命体征；指导和协助老年人用药；指导老年人正确掌握居家常用医疗仪器（血压计、制氧机等）的使用方法；识别老年人常见健康问题及风险，及时报告并提供风险防范措施；配合医务人员为老年人进行消毒、应急救护及常见病的技术照护，减轻老年人的身体痛苦。

3. 提供康复照护　指导老年人规范使用简易康复器材进行活动或训练；协助医务人员为特殊老年人进行肢体被动运动、作业治疗，开展小型闲暇活动的康复照护，提高老年人的生命质量。

4. 提供心理照护　密切观察老年人的情绪和行为变化，及时与老年人及其家属进行有效沟通，给予心理疏导与支持。

5. 提供临终关怀服务　尽可能满足临终老年人的心理与社会需求，维护老年人的生命尊严。

（二）老年照护人员职业道德

1. 尊老敬老，以人为本　尊老敬老是中华民族的传统美德，照护人员要深刻理解"老年人无小事"的真正内涵，以老年人为本，满足其生理、心理、社会等方面的需求，真正让老年人得到及时、贴心、到位的服务。

2. 服务第一，爱岗敬业　热爱老年照护服务工作，忠于职守、履行岗位职责；认真学习专业技能，精益求精，不断提高业务能力。

3. 遵纪守法，自律奉献　文明礼貌、遵纪守法；严于律己、廉洁奉公，自觉为老年健康事业奉献力量。这既是职业道德的基本要求，更是老年服务这一特殊职业的根本要求。

4. 同理共情，尊重体贴　只有感同身受、设身处地，才能全面理解、接受老年人的状况与行为；也只有给予充分的尊重和体贴，才能被老年人认可、接纳，才能取得老年人支持并使其配合各项照护工作，共同促进老年人的健康。

5. 积极鼓励，共同参与　为实现照护目的，必须考虑老年人的个体差异性，通过鼓励、协助、共商等方式来充分调动老年人的积极性和主动性，让照护行为成为老年人追求健康的自觉行为。

6. 保护隐私，维护权益　这是确保老年人尊严与利益最重要的内容。许多照护工作均涉及老年人个体的切身利益，需要照护人员有意识地加以保护，尤其是对于患有精神疾患、失智的老年人，更需要照护人员自觉、主动地对其权益加以维护。

二、素质与能力认知
（一）职业素质

职业素质是照护人员对老年照护服务职业和行业了解与适应的一种综合体现，主要包括职业兴趣、职业个性、职业能力及职业情况等方面。具有职业性、稳定性、内在性、整体性、发展性等特点。

1. 老年照护人员应具备的职业素质

（1）基本素质：具有良好的"尊老、爱老、助老"的基本职业道德素质；具有"爱心、细心、耐心、责任心、恒心"，具有爱岗敬业的事业心和实事求是的科学态度，以及高尚的社会主义道德品质，遵纪守法，富于实干。

（2）人文关怀素质：不仅为老年人提供必需的生活照料服务，同时要为老年人提供精神、文化、情感的服务，以满足老年人的身心健康需求。

（3）身心素质：具有强健的体魄，完善的人格。

（4）可持续发展素质：加强继续教育，具有较强的自主学习、知识更新和业务创新能力。

2. 职业素质核心点

（1）健康意识：个体具有的让自身在身体、精神、社会、道德等方面都处于良好状态的想法并付诸行动。具体体现在两个方面：保健意识、预防意识。

保健意识：照护人员应具有保护和增进健康、防治疾病，并采取综合性措施的意识。指导自身和老年人合理膳食、运动，并掌握相关的方式方法。

预防意识：照护人员应具备运用现代医学知识和技能来实现促进健康、预防伤残和疾病的想法。协助、配合医务人员为老年人进行应急救护。

（2）平等待人：这是人与人相处的基本原则，是一切从业人员必须具备的基本道德品质，也是衡量从业人员职业道德水平的重要标准。平等待人的前提是尊重，要求我们不因家境、身体、智能等方面的差异而自傲或自卑。

（3）博爱情怀：①爱岗敬业，是首要的职业素养；②热忱服务，对工作热忱的人具有无限的力量；③无私奉献，树立不为名利的价值观；④胸襟宽广，一方面体现在对老年人和同事的宽容，另一方面表现为恬淡和从容，不计名利得失。

（4）实践创新：是从业人员的必备素质，是提高自身能力及业务水平的必经途径。

（二）职业能力

职业能力是指将所学的知识、技能和态度在特定的职业活动或情境中，进行类化迁移与整合所形成的能完成一定职业任务的能力。作为老年照护人员，应具备以下职业能力。

1. 专业照护能力　要求掌握老年人的身心状况，常见疾病及用药护理知识，生活照料技术，营养、排泄需求等基础理论知识和技能，以及应急救护方法。

2. 心理辅导能力　老年人容易产生孤独感，变得寂寞、忧郁，照护人员要掌握心理学相关知识和技能，协助老年人进行自我心理调适。善于观察识别老年人的情绪变化，掌握临终关怀护理的相关知识。

3. 组织与沟通协调能力　照护人员要不断提高组织与沟通协调能力，定期组织开展老年小组活动，善于做老年人之间、老年人与家属之间、老年人与机构之间、老年人与社会之间的纽带，为老年人提供更多资源。

4. 法律意识与维权能力　具备一定的法律、法规知识，如老年人权益保障法、劳动法的相关知识及其他相关法律法规。

 思考题

1. 小李，大专毕业，拟应聘成为某养老机构照护人员，现前来咨询以下两个问题，你该如何回答？

请问：（1）照护人员工作领域包含哪些？

（2）照护人员每日的工作流程是什么？

2. 小王所在的养老机构因业务扩张，需要选拔一名具有一定管理经验的照护组长。小王的操作技能很好，她主动参加竞聘，遗憾的是竞聘失败，原因是小王在照护老年人过程中，为了提高效率，追求速度，在很多事情上经常为老年人做主，比如按照自己的意愿替老年人安排休闲娱乐活动，帮助老年人联系家属等。

请问：（1）作为一名照护人员，应牢记哪些职业道德？

（2）应如何培养自己的职业能力？

老年人居住环境与睡眠照护

 学习目标

1. 素质目标

具有社会责任感和职业使命感；具有尊老、爱老、助老的服务理念和慎独的职业素养。在对老年人睡眠照护上，体现照护人员所具备的细心、耐心和责任心。

2. 知识目标

（1）掌握老年人居住环境的设计要求和老年人睡眠照护措施；

（2）熟悉老年人的睡眠特点和老年人异常睡眠的类型；

（3）了解老年人居住环境的设计原则。

3. 能力目标

能正确为老年人布置睡眠环境，能对睡眠障碍的老年人进行睡眠照护。

休息与睡眠是人类的基本生理需要，是获得健康的必要因素，能够促进人的精力和体力恢复。较其他人群而言，老年人由于身体功能退化，对居住环境和睡眠质量有更高的要求。照护人员应掌握老年人居住和睡眠环境的相关要求，适时予以老年人睡眠照护，提升老年人睡眠质量，进而促进老年人身心健康。

 情景导入

李奶奶，75岁，在养老院独居一室，每晚入睡2～3 h，睡眠质量差，表现为入睡困难、易醒、多梦。

 请问

1. 适宜老年人睡眠的环境有什么要求？
2. 如何协助李奶奶改善睡眠状态？

任务一　老年人居住环境布置

居住环境的好坏直接影响老年人的生活质量，在老年人居室设计的过程中，要注重基础设施及室内环境的布置。设计老年人居住环境时，要落实无障碍理念，创造条件鼓励老年人生活自理、自由活动、自我照顾，维护老年人尊严，实现积极老龄化和健康老龄化目标。

一、老年人居住环境的设计原则

1. 健康性原则　老年人活动的主要场所是居室，居住环境的设计应当满足老年人健康的需求，室内宽敞明亮、通风良好、温湿度适宜、布局合理、设施齐全，满足老年人的生理和心理需求。

2. 安全性原则　由于生理功能退化，老年人极易发生跌倒等意外，要尽可能保证老年人在居室内不因居室设施而受到伤害。可采取的措施有：①地面保持平整，避免台阶；②地板使用防滑材料，在浴缸周围和沐浴处放置防滑垫；③物品整洁，避免随处摆放；④避免使用有轮子的家具，家具棱角避免突出、尖锐；⑤卫生间采用坐厕而非蹲厕，并设计扶手、安装呼叫器等。

3. 功能性原则　老年人由于感知觉系统、运动系统发生退化，在居室设计时应当遵循人体工学、行为学及老年人的特殊需求原则，如在居室中为有视力障碍的老年人安装语音提示器，以辅助提高警惕，防止跌倒；为乘坐轮椅的老年人设计专用家具，方便如厕和沐浴。

4. 个性化原则　居室设计时，应该尊重老年人的习惯和喜好，在保证安全、便利、舒适的前提下，提倡个性化设计。

二、老年人居住环境的设计要求

1. 空间　室内是老年人的主要活动空间。室内空间应紧凑，确保老年人有足够的活动空间，降低老年人平时的生活自理和日常活动的困难程度，而且使其更省力。

2. 温度　室温对人体的生理平衡有重要影响，老年人的居室要保持室温恒定，避免忽高忽低。夏季适宜室温为 21～32 ℃，以 24～26 ℃ 最为理想；冬季适宜室温为 16～24 ℃，以 18～22 ℃ 最为理想。室温过高会抑制神经系统，干扰消化和呼吸功能，不利于散发体热，使人烦躁；室温过低则使人肌肉紧张、畏缩不安，也容易使老年人在接受照护时受凉。居室内应配有室温计，便于随时评估及调节室内温度，照护人员可根据气温变化采取相应的调节措施，如夏季气温过高时，可借助空调或电风扇调节室温，也可打开门窗增加空气流通，加快体热的散发，有利于老年人保持舒适，但要避免对流风；冬季除空调外，还可借助暖气或其他取暖设备保持适宜的室温。

3. 湿度　适宜的湿度有助于维持呼吸道的正常功能，一般老年人的居室相对湿度以 50%～60% 为宜。湿度过高或过低都会给老年人带来不适感。湿度过高，蒸发散热作用减弱，抑制汗液排出，使人感到潮湿、气闷，尿量增加，加重肾脏负担；湿度过低，室内空气干燥，人体蒸发大量水分，可引起口干咽痛、烦渴等不适。居室内应配有湿度计，便于随时评估及调节室内湿度。当湿度过低时，可使用加湿器，也可在地面上洒水，但要避免引起跌倒，冬天可在暖气或火炉上安放水槽、水壶等蒸发水汽以增加湿度。当湿度过高时，可使用空气调节器、除湿器等，也可通过打开门窗通风以降低湿度。

4. 通风　良好的通风可保持空气清新，并可调节室内温湿度，降低二氧化碳及微生物的密度，减少呼吸道疾病的传播。污浊的空气中氧气含量不足，容易使人头晕、烦躁、倦怠、缺乏食欲等。因此，老年人居室要每日定时开窗通风，特别是当老年人不能如厕而在室内排便或大小便失禁时，应及时倾倒排泄物并清理被污染的衣物，打开门窗通风，以维护老年人自尊。一般通风 30 min 即可达到完全置换室内空气的目的，注意避免对流风直接吹到老年人，冬季通风时应做好保暖。

5. 光线　采光有自然光源、人工光源两种，可根据不同情况及老年人对光线的需求进行调节。自然光源即指阳光，阳光是维持人类健康的必要因素，适当的阳光照射能使照射部位温度升高、血管扩张、血流加速，改善皮肤和组织的营养状况，使人心情愉快，食欲增加；阳光中的紫外线具有杀菌作用，并可促进体内维生素 D 的合成。为了满足夜间照明，防止坠床、跌倒等意外发生，老年人居室内必须安装人工光源。老年人的居室要特别注意采光和照明。①居室应向阳，照护人员应经常打开窗帘以使阳光照射进来，但应避免阳光直接照射老年人眼睛，防止目眩；②选择好照明灯，除一般的吊灯外，还应安装地灯或可调节的床头灯，既不干扰老年人的睡眠，又可以保证夜间巡视工作的进行。

6. 噪声　在健康状态下，人需要一定的声音刺激，但当健康状况不佳时，人适应噪声的能力减弱，少许噪声也会影响休息、睡眠和情绪。衡量噪声强度的单位是"分贝"（dB），世界卫生组织规定，白天较适宜的噪声强度是 35～40 dB。2008 年，我国环境保护部在发布的《社会生活环境噪声排放标准》中提到，白天噪声应控制在 40 dB 以下，夜间应控制在 30 dB 以下。在老年人居室设计时要注意做隔音处理，例如，选择具有吸收噪声功能的家具，门窗加装隔音材料，居室远离电梯井，空调外机位置尽量远离床头等。老年人睡眠易受声音的影响，照护人员夜间操作及巡视时要做到走路轻、操作轻、说话轻、开关门轻。

7. 色彩　色彩对人的心理活动有一定影响，居室的布置应简洁美观，这样不仅使人精神愉悦，还可增进身心舒适。老年人的房间应深浅搭配，尽量使用暖色调，暖色调使人心情开朗，精神振奋，有助于延缓衰老；另外，可在阳台或室内适当摆放一些绿色植物、花卉盆景等，使居室内充满生机和活力，促进老年人身心健康。

8. 布局

（1）居室：设备和陈设应简洁，一般有床、柜、桌、椅即可。室内家具摆放合理，美观大方，以方便使用为原则。老年人行动不便，如家具物品杂乱，容易磕碰、绊倒。

（2）卫生间：靠近卧室，卧室至卫生间之间的通道避免设计台阶。夜间应有照明以便看清坐便器的位置，并安装扶手以防跌倒。

（3）浴室：设计时应注意安全，考虑不同老年人的需求。浴室周围应设有扶手，地面使用防滑砖，安装排气扇以便将蒸汽排出，以免湿度过高影响老年人的呼吸。对于不能长时间站立的老年人，可借助沐浴椅坐着沐浴。

三、常用设施的选择和布置要求

1. 床、沙发　老年人的骨骼随着年龄的增长而不断老化，要选择偏硬的床和沙发，一般情况下，床铺硬度适中，高度为 40～50 cm，可根据老年人身高适度调整，以便于老年人上下床。沙发硬度以老年人坐下后坐垫凹陷 1 cm 左右为宜。摆放时，床和沙发要尽量靠近墙边，为老年人通行和活动留出足够的空间。

2. 桌、椅　选择有靠背和扶手的椅子，单人座椅应可移动且牢固稳定；书桌选择弧形转角，避免磕碰，尽量靠近窗户摆放，以获得良好的采光。

3. 衣柜、壁柜等储物设施　应放置在墙边，柜体设计不宜过深，以 30～40 cm 为佳，柜门宽度不能影响老年人通行，柜门拉手不能有尖锐凸出物，防止老年人发生磕碰、跌倒。

4. 盥洗、沐浴、如厕设施　盥洗台台边须设计扶手，高度以适合老年人身高为宜，如果有使用轮椅的老年人，设计时须预留足够的通行空间；沐浴区使用防滑砖，喷头位置设计抓手，便于老年人借力，浴缸的长度和深度要适宜，防止老年人发生下滑溺水；如厕区设计坐便器，减少下蹲、起身动作，防止老年人出现眩晕等意外，坐便器旁边根据老年人身高设计扶手，方便借力。

任务二　老年人睡眠照护

充足良好的睡眠可以消除疲劳，稳定神经系统，延缓衰老。随着年龄的增长，老年人的睡眠质量有所下降，异常睡眠严重影响身心健康与安全，长期的不良睡眠不仅降低老年人的生活质量，还会导致精神疾病、跌倒的发生，增加医疗资源的消耗，甚至影响老年人的寿命。照护人员应掌握老年人睡眠的相关知识，做好老年人的睡眠照护工作，有效改善老年人睡眠质量。

一、老年人正常睡眠

（一）正常睡眠生理

正常睡眠是指正常的睡眠节律和时间，能在最佳睡眠时间达到足够的睡眠量，并且半小时内入睡，入睡后基本不醒或醒后能够很快再次入睡，觉醒后感觉精力充沛，情绪愉快。

1. 睡眠时相　睡眠时相是睡眠状态中的特定生理过程。根据睡眠发展过程中脑电波变化和机体活动功能的表现，生理学家把睡眠过程分为两大时相——慢波睡眠和快波睡眠。这两大时相周期性交替，一夜中大约交替 6 次。

（1）慢波睡眠：又称正相睡眠或非快速眼动睡眠，特点是脑电波慢而同步，机体耗氧量下降，但脑耗氧量不变；腺垂体分泌生长激素增多；全身肌肉松弛但保持一定的张力。根据人脑电波的特征，慢波睡眠分为四个时期，相应于睡眠由浅入深的过程（表2.1）。随着睡眠由浅入深，人的意识逐步丧失、生命体征数值下降、瞳孔缩小、尿量减少、胃液增多、唾液分泌减少、发汗功能增强。

表 2.1　慢波睡眠脑电波特征

分期	脑电波特征	意义
Ⅰ期（入睡期）	低振幅脑电波。频率快慢混合，以 4～7 次 /s 的 θ 波为主	常出现于睡眠开始和夜间短暂苏醒之后
Ⅱ期（浅睡期）	较低振幅脑电波。中间常出现短暂的 12～14 次 /s 的睡眠梭形波和一些复合波	浅睡状态
Ⅲ期（中度睡眠期）	短暂的高振幅脑电波。振幅超过 50 μV，为 1～2 次 /s 的 δ 波	熟睡状态
Ⅳ期（深度睡眠期）	高振幅脑电波，以 δ 波为主	深睡状态

（2）快波睡眠：又称异相睡眠或快速眼动睡眠，此阶段睡眠特点是脑电波活跃，眼球快速转动约 60 次 /min，与觉醒时极为相似；与慢波睡眠相比，快波睡眠时期各种感觉进一步减退，肌肉几乎完全松弛，可有间断阵发性表现，如血压升高、心率加快、呼吸加快且不规则、眼球快速转动等交感神经兴奋性表现。某些容易在夜间发作的疾病，如

心绞痛、哮喘、阻塞性肺气肿缺氧发作等，可能与间断阵发性表现有关。这一时期大多数人在做梦，梦境都是生动的、充满感情色彩的，可缓解精神压力，最好不要在此期打断个体睡眠。

慢波睡眠和快波睡眠都是人的正常生理需要。研究认为，慢波睡眠有利于体力的恢复，快波睡眠有利于精力的恢复，同时对保持精神和情绪上的稳定十分重要。剥夺快波睡眠会破坏个体的智力和知觉，还可导致感觉混乱和猜疑，常表现出精神不振、焦虑、沮丧等。

2. 睡眠周期　正常情况下，睡眠周期是慢波睡眠与快波睡眠不断交替重复的一种主动的过程，成年人每晚睡眠中一般出现 5～7 个睡眠时相周期，每个睡眠周期都含有 60～120 min 不等的有顺序的睡眠时相，一般历时 80～90 min，包括 60 min 的慢波睡眠和 20～30 min 的快波睡眠。

（二）老年人睡眠特点

随着年龄的增长，老年人的机体结构和功能会不断发生退化，睡眠功能也会退化。老年人睡眠特点主要表现为以下几点。

1. 时间缩短　随年龄增加总睡眠时间减少，但 80 岁之后逐渐轻微增加。成年人一般每日需要 7～9 h 睡眠时间，60～80 岁的健康老年人每日需要 6～7 h 睡眠时间。

2. 容易觉醒　老年人容易受声、光、温度等外界因素及自身病症的干扰，导致夜间睡眠变得断断续续。

3. 浅睡眠多　老年人浅睡眠期增多，而深睡眠期减少，年龄越大，睡眠越浅。

4. 早睡早醒　老年人的睡眠趋向早睡早醒，浅睡眠时大脑未得到充分休息，老年人会在白天频繁出现小睡，以补充夜间的睡眠不足。

二、老年人异常睡眠

（一）睡眠障碍

1. 概念　睡眠障碍是指入睡、睡眠保持及睡眠时相出现障碍，或者出现异常的睡眠行为。

2. 原因

（1）环境因素：温湿度的改变、居室和床具的变化，床单是否干燥、平整、无渣屑，这些均会影响睡眠，两人或多人同居一室也会互相干扰睡眠。

（2）心理因素：有些老年人操心子女生活，处于紧张、焦虑状态，难以入睡且多梦；当遇到压力性事件时，精神负荷增大，也会导致老年人难以安睡。

（3）疾病因素：因病情需要长时间处于被迫卧位，易造成个体不适，难以入眠；动脉硬化，血液黏稠，脑部血流减少，容易引起脑代谢控制失调，引起睡眠障碍；患精神疾病、抑郁症的老年人也常伴有睡眠障碍症状。

（4）饮食因素：长期饮用咖啡、浓茶等刺激性饮品，使老年人暂时性兴奋，扰乱正常睡眠，导致睡眠障碍。

（5）药物因素：如长期服用安眠药，易产生依赖性、抗药性，使治疗睡眠障碍的药物失效，更使老年人陷入长期睡眠障碍的情况。

（6）其他：①留置各种管道，如输液导管、各种引流管，造成牵拉不适；②疼痛是最不舒适的感受,尤其影响睡眠。

3．表现　睡眠障碍属于睡眠失调中的一种,老年人可仅有一种或同时存在多种形式。

（1）入睡困难:持续 30 min 以上不能入睡或想睡却很清醒,持续数天或更久。

（2）睡眠中断:睡眠中间易醒,一夜醒多次,没有熟睡的感觉。

（3）多梦早醒:经常做梦,一般对梦境不留记忆或有断断续续不完整的记忆;天没亮就醒或入睡后没多久就醒,醒后无法再次入睡。

（4）彻夜不眠:虽躺在床上但意识清醒,外界声响都能听到,感觉一夜迷迷糊糊。

（二）失眠症

1．概念　失眠症是指对睡眠时间和 / 或质量不满足,并影响到日间社会功能的一种主观体验。

2．原因

（1）环境因素:室内光线过强、周围噪声过大、环境陌生等。

（2）躯体因素:疼痛、瘙痒、剧烈咳嗽、夜尿频繁或腹泻等。

（3）心理因素:紧张、焦虑、恐惧、过度思念等。

（4）病理因素:老年神经变性疾病（帕金森病、阿尔茨海默病）、抑郁症等。

3．表现　入睡困难、睡眠呈片段化、浅睡易醒及早醒、醒后难以入睡、日间打盹增加,最突出的表现是对干扰睡眠的外界因素（如噪声）非常敏感。长期失眠可引起心烦意乱、疲乏无力,甚至出现头痛、记忆力减退、认知功能障碍及情绪失调等一系列症状。

（三）嗜睡症

1．概念　嗜睡症是指一种日间睡眠过多,或醒来时达到完全觉醒状态的过渡时间延长的状况。

2．原因　各种脑病、内分泌障碍、代谢异常引起嗜睡状态或昏睡,以及脑病变引起发作性睡病等。

3．表现　主要表现为日间或夜间过度的睡眠,经常不分场合出现不同程度、不可抗拒的睡眠发作,一般不超过 15 min,往往伴有摔倒、睡眠瘫痪和入睡前幻觉等症状。

（四）不宁腿综合征

1．概念　不宁腿综合征是指在夜间睡眠中出现不愉快的躯体感觉。

2．原因　常见于尿毒症、缺铁性贫血、风湿性关节炎、帕金森病、多灶性运动神经病、代谢疾病、妊娠等,或由药物所致。

3．表现　休息时小腿深部出现难以忍受的异常感觉,虫蠕动感、刺痛感、麻木感、肿胀感或深部发痒,并引起全身不安,迫使老年人不停地移动肢体或下地行走来缓解不适。部位以腓肠肌最常见,大腿或上肢偶尔也可以出现,通常为对称性。

（五）睡眠呼吸暂停综合征

1．概念　睡眠呼吸暂停综合征是一种睡眠呼吸疾病,指在每夜 7 h 睡眠中呼吸暂停反复发作 30 次以上,每次持续 10 s 以上;或全夜睡眠期平均每小时呼吸暂停和低通气次数大于 5 次。

2．原因　通常见于鼻中隔偏曲、鼻息肉、鼻腔肿瘤、腺样体肥大和鼻咽肿瘤等,舌体肥大、颌骨畸形、甲状腺功能减退等也可引起该病。

3. 表现　临床主要表现为日间嗜睡、夜间睡眠打鼾伴呼吸暂停，其中打鼾是最有特征性的症状之一。

三、老年人睡眠照护

睡眠是人的生理需要，帮助老年人获得良好的睡眠是照护人员的责任。照护人员在了解老年人睡眠特点和常见睡眠问题的基础上，做好睡眠照护，可以有效改善老年人睡眠状况，有助于老年人身心健康和疾病的康复。

（一）老年人睡眠环境布置

1. 通风　为保证空气清新，建议每日开窗通风 2 次，每次 30 min 以上。

2. 温、湿度　老年人体温调节能力差，夏季室温宜维持在 24～26 ℃，冬季室温宜维持在 18～22 ℃，相对湿度以 50%～60% 为宜。

3. 声光及色彩　居室应保持安静；夜间应有夜灯或地灯等适当的照明设施，防止老年人跌倒、坠床；墙壁颜色宜淡雅，避免引起情绪兴奋或焦虑。

4. 床单位　床铺软硬合适，无渣屑，被褥松软，拍松枕头，枕高通常为 7～8 cm，或按照老年人的习惯选择高度，但不宜太高。

5. 居室设备　简单实用，靠墙摆放，家具的转角尽量选择弧形，以免碰伤起夜的老年人。对于不能自理的老年人，睡前将水杯、便器等物品放置于合适位置。

6. 卫生间　靠近卧室，地面铺防滑砖，设计坐便器并安装扶手。

（二）老年人睡眠照护措施

1. 注重环境调适，创设舒适睡眠氛围

（1）营造温馨环境，增加舒适度：保持老年人居室安静、整洁、安全，温湿度适宜、光线柔和。

（2）增加交流，减少陌生感：照护人员以热情亲切的态度与老年人交流，并鼓励老年人表达内心想法，消除陌生感和紧张心理。

（3）合理安排照护项目和时间：统筹安排，尽量减少医源性的睡眠干扰。

2. 讲究睡眠卫生，建立良好的睡眠行为

（1）睡眠习惯指导：叮嘱老年人睡前排空大小便，避免或减少起夜；睡前洗热水澡、温水泡脚（水温 40 ℃左右，浸泡 10～15 min），穿着柔软宽松的睡服，每日按时起床、就寝，建议晚上 9 点左右就寝，早上 6 点左右起床，午睡时间不宜过长，一般 30～60 min。

（2）饮食指导：睡前谨慎饮食，告知老年人睡前可饮少量热牛奶，不宜大量饮水或浓茶、咖啡、含酒精类饮品，以防夜间频繁如厕而影响睡眠。日常饮食有规律，营养均衡，选择清淡、易消化的食物，多吃新鲜水果、蔬菜，忌油腻、辛辣等刺激性食物，减少诱发失眠的因素。

（3）睡姿指导：养成右侧位睡眠习惯，有利于血液循环。患心脏病的老年人睡眠时取半卧位，可增加肺活量，减少回心血量，改善呼吸；有肺部及胸腔疾病的老年人应采取患侧卧位，可减少因呼吸运动造成的胸痛，也可使健侧的肺活量不受影响。

3. 积极治疗原发病，减轻躯体不适　全面、系统分析引起老年人躯体不适的原因，为其提供合理化、个性化的照护措施。例如，为呼吸道感染的老年人进行雾化吸入，以缓解夜间咳嗽带来的睡眠不适；为频繁发作心绞痛的老年人安排专人照护，备好急救用物，以减轻其焦虑感，增强安全感；遵医嘱给予顽固性头痛的老年人适度的镇痛药物，以减轻其头痛，促进睡眠。

4. 合理用药　对去除外源性因素后仍然无法入睡的老年人，可遵医嘱在其睡前给予药物（维生素 B_1、苯二氮卓类、唑吡坦类等）辅助睡眠。用药时严遵医嘱，不可擅自增减药量；老年人的中枢神经系统对药物比较敏感，静注可出现低血压、呼吸暂停、心动过缓甚至心搏骤停；服药后注意观察药物的不良反应，长期服用者会产生药物依赖性，突然停药可能出现停药反应，此时要报告医生处理。

5. 加强心理护理　与老年人建立融洽的人际关系，耐心倾听他们的心理诉求并尽可能满足老年人的合理要求，引导其宣泄内心深处的压抑和不良情绪；协助老年人获得必要的社会支持，协调家庭关系，动员其家属给予老年人精神上和生活上的支持，以消除老年人的顾虑与担忧，帮助其摆脱由心理因素造成的睡眠障碍。

 知识链接

健康良好的睡眠标准

1. 入睡快，能在 10～15 min 内入睡。
2. 睡眠深，不易觉醒，醒后很快入睡，没有或少有起夜的情况。
3. 睡眠时无噩梦、惊梦现象，梦醒后很快忘记梦境。
4. 起床后，精力充沛，反应敏捷，无疲劳感。
5. 白天精神状态好，无睡意。

四、睡眠照护技术

（一）睡眠环境布置

【操作目的】

布置良好的睡眠环境，协助行动不便的老年人上床睡觉，改善老年人的睡眠质量。

【操作程序】

1. 评估

（1）辨识老年人，与老年人沟通。

（2）评估老年人情况：精神状态、饮食、二便、病情、用药史、睡眠习惯、肌力、肢体活动度、皮肤情况、有无留置管道、有无睡前用药等。

（3）评估睡眠环境，床铺、被褥是否合适。

2. 计划

（1）环境准备：安静、整洁、舒适、安全，关闭门窗，拉好窗帘。

（2）老年人准备：洗漱、排空大小便，并做好睡前心理准备。

（3）照护人员准备：着装整洁，修剪指甲，洗手，戴口罩。

（4）用物准备：洗手液，根据季节备床褥、棉被、毛毯等，必要时备3～5个软枕或体位垫，记录单。

3．实施　具体实施内容见表2.2。

表2.2　睡眠环境布置

操作流程	操作步骤	要点说明
1.核对解释	（1）核对老年人信息，解释照护目的、方法；询问老年人睡眠习惯，对环境温湿度及床铺有无特殊要求 （2）解释操作过程中的注意事项	
2.铺被调整	（1）关闭门窗，拉好窗帘 （2）检查床单位 （3）展开被褥平铺 （4）拍松枕头 （5）展开盖被，"S"形折叠至对侧	◇ 注意保暖、保护隐私 ◇ 检查床铺有无渣屑，床垫软硬度 ◇ 检查有无褶皱 ◇ 可据老年人习惯适当调整 ◇ 方便老年人上床
3.布置环境	（1）打开室内空调或暖气开关 （2）调整适宜温湿度 （3）物品布局合理	◇ 便器、水杯、拐杖置于触手可及之处
4.椅-床转移	推轮椅至床边，成30°～45°夹角，刹车 （1）协助老年人站立：照护人员双膝抵住老年人的双膝，两手臂环抱老年人腰部，叮嘱老年人将手臂搭在照护人员肩背部，协助老年人双脚踏稳地面站立 （2）协助老年人坐在床边：让老年人以身体为轴转动，移至床边并坐稳	◇ 询问有无不适
5.协助睡眠体位	（1）协助老年人脱鞋、脱袜 （2）将老年人的双腿先后移至床上 （3）协助老年人脱衣，更换睡服 （4）协助老年人取舒适体位 （5）盖好盖被、拉起床档，询问有无其他要求	◇ 根据老年人需求，垫上软枕或体位垫
6.关门退出	（1）开启地灯、关闭大灯 （2）轻步退出房间，轻轻关门	◇ 做到走路轻、开关门轻
7.整理用物	整理物品，放回原处	
8.洗手记录	（1）按七步洗手法洗手 （2）记录睡眠时间、睡眠质量、有无异常睡眠 （3）如老年人服用助眠药，应及时记录药物名称、剂量，服用方法和时间	◇ 记录内容详细，字迹清晰
9.观察巡视	每2h巡视房间一次，观察老年人睡眠情况	◇ 发现异常及时汇报处理，尽快就医

4．评价

（1）老年人自述睡眠较好，对睡眠照护措施满意度高。

（2）尊重老年人，沟通及时有效。

（3）操作过程中注意规避安全风险及隐私保护，体现人文关怀。

（4）照护人员在操作中运用节力原则。

【注意事项】

（1）注意观察老年人的心理变化，及时与老年人谈心，多陪伴、多倾听，缓解心理压力对睡眠的影响。

（2）协助老年人翻身、改变体位时，注意动作轻稳。

（3）冬季在老年人被褥中放置热水袋取暖时，注意温度不要太高，水温应低于 50 ℃，避免烫伤。

（4）对服用安眠药的老年人要密切观察药物不良反应，发现异常及时报告医生处理。

（二）协助睡眠障碍老年人入睡

【操作目的】

识别影响老年人异常睡眠的原因，照料有睡眠障碍的老年人入睡。

【操作程序】

1. 评估

（1）辨识老年人，与老年人沟通。

（2）评估老年人情况：精神状态、饮食、二便、病情、用药史、睡眠习惯、肌力、肢体活动度、皮肤情况、有无留置管道、有无睡前用药等。

（3）评估睡眠环境，床铺、被褥是否合适。

2. 计划

（1）环境准备：安静、整洁、舒适、安全，关闭门窗，拉好窗帘。

（2）老年人准备：洗漱、排空大小便，并做好睡前心理准备。

（3）照护人员准备：着装整洁，修剪指甲，洗手，戴口罩。

（4）用物准备：洗手液、记录单、笔。

3. 实施　具体实施内容见表2.3。

表2.3　协助睡眠障碍老年人入睡

操作流程	操作步骤	要点说明
1.核对解释	（1）核对老年人 （2）解释照护目的、方法	
2.询问原因	（1）询问原因，与老年人交流并记录睡眠情况、睡眠障碍的原因 （2）观察居室环境，识别影响睡眠的原因 （3）询问完毕，对老年人表示感谢和理解，并能够进行安抚 （4）了解影响睡眠的因素：环境、疾病、心理、其他因素等	
3.确定问题	（1）根据老年人的表现和主诉，明确引起睡眠障碍的原因 （2）向老年人解释改善睡眠的措施	✧ 沟通有效，语言恰当、合理

续表

操作流程	操作步骤	要点说明
4.采取措施	（1）协助老年人改善睡眠环境，并采取有效措施，如心理安抚、放松训练等 （2）征求老年人对改进措施的意见 （3）按照上述措施为老年人实施一周睡眠照护，逐一排除不良因素，使老年人睡眠得以改善	◇ 关注感受
5.洗手记录	（1）按七步洗手法洗手 （2）记录老年人睡眠情况，并改善情况 （3）如老年人服用助眠药，应及时记录药物名称、剂量，服用方法和时间	◇ 记录内容详细，字迹清晰
6.观察巡视	每2 h巡视房间一次，观察老年人睡眠情况	◇ 发现异常及时汇报处理，尽快就医

4．评价

（1）老年人自述睡眠较好，对睡眠照护措施满意度高。

（2）老年人了解引发睡眠问题的常见原因、临床表现和照护措施，了解所患疾病防治知识等。

（3）尊重老年人，沟通及时有效。

（4）操作过程中注意规避安全风险及隐私保护，体现人文关怀。

（5）照护人员在操作中运用节力原则。

【注意事项】

（1）心理压力常会引起睡眠障碍，照护人员应注意观察老年人的心理变化，给予恰当的心理支持，减轻对睡眠的影响。

（2）对服用安眠药的老年人要密切观察药物不良反应，发现异常及时报告医生处理。同时注意在日常生活中加强对老年人的安全照护，以防发生意外。

（3）在睡眠照护过程中及时拉起床档，避免坠床。

（4）指导家庭成员主动参与改善老年人睡眠的工作，帮助老年人妥善处理引起不良心理刺激的事件；指导家属经常关心老年人，使老年人感觉温暖。

 思考题

1. 王爷爷，80岁，患有腰椎疾病，生活不能完全自理，和家人住在一起，房屋设施及家具都是几十年前配置的，楼房靠近马路，平时噪声较大。

请问：（1）老年人居住环境设计应考虑的原则有哪些？

（2）老年人居住环境设计的要求有哪些？

2. 刘爷爷，70岁，在某养老公寓入住已有半年。刘爷爷经常在睡眠中剧烈打鼾，且伴有呼吸停顿。老年人自述昨日朦朦胧胧刚入睡，突然被憋醒，醒后伴有阵发性剧咳，今日晨起感觉舌头、喉咙明显干燥，伴浑身酸痛。检查发现，刘爷爷双侧扁桃体肿大。

请问：（1）刘爷爷的异常睡眠类型是哪种？

（2）如何给予刘爷爷睡眠照护？

老年人舒适与体位照护

 学习目标

1. 素质目标

能够倾听老年人的需求，应用耐心、爱心、责任心为老年人实施舒适与体位照护。

2. 知识目标

（1）掌握疼痛的照护措施和老年人常用体位；

（2）熟悉舒适和疼痛的概念、不舒适的照护措施和疼痛的评估；

（3）了解疼痛的原因和不舒适的原因。

3. 能力目标

能够协助老年人安全正确地更换体位。

舒适是人类的基本需求，是维持人体健康，使机体处于最佳生理和心理状态的必备条件。对于老年人来说，各器官功能的退行性改变及多种慢性病的共存状态，容易导致老年人出现不舒适的感觉。因此，在照护工作中应为老年人创造一个舒适的环境，并指导、协助老年人进行适当的体位变换以满足老年人舒适的需求。

 情景导入

张爷爷，82岁，脑梗死后3个月，现在右侧肢体偏瘫，上肢肌力 III 级，下肢肌力 I 级，既往有高血压、冠心病史。今日，照护人员发现张爷爷情绪不稳定，烦躁不安，无法描述自身需求。目前体温 36.8 ℃，脉搏 98 次 /min，呼吸 24 次 /min，血压 150/92 mmHg。

 请问

1. 张爷爷不舒适的原因是什么？

2. 如何为张爷爷进行舒适照护？

任务一　舒适照护

在健康状态下，老年人可以通过自身调节来满足舒适的需求，但在患病状态下，老年人的平静与安宁状态被打破，导致出现不舒适的感觉。因此，照护过程中应及时发现和分析影响舒适的因素，并根据情况采取适当的照护措施，以满足老年人对舒适的需求。

一、舒适与不舒适的概念

（一）舒适

舒适是指老年人在身心轻松自在、环境安宁的状态下，所具有的满意、身心健康、没有焦虑与疼痛的自我感觉。舒适包括生理、心理、环境及社会四个方面，这四个方面相互关联、互为因果，当其中某一方面出现问题时，个体就会感觉到不舒适。

（二）不舒适

不舒适是指老年人的身心处于不健全或有缺陷状态，周围环境存在不良刺激，个体对生活不满、负荷极重的一种自我感觉。不舒适通常表现为紧张、精神不振、烦躁不安、消极失望、失眠或身体疼痛、无力，难以坚持日常生活和工作。

舒适和不舒适之间没有截然的分界线，个体每时每刻都处在舒适与不舒适之间的某一点上，并在不断地变化着。照护人员应与老年人建立相互信任的关系，认真倾听老年人的诉说，仔细观察老年人，运用专业知识消除导致不舒适的因素，为老年人创造一个舒适的环境。

二、不舒适的原因

影响老年人不舒适的因素有很多，主要包括身体因素、心理-社会因素、环境因素等，这些因素往往相互关联、相互影响。

（一）身体因素

1. 疾病　疾病本身会引起机体的不适，如疼痛、恶心、呕吐、咳嗽、头晕、腹胀、发热等，其中疼痛是最常见、最严重的一种不舒适。

2. 个人卫生不良　自理能力降低的老年人，如长期卧床、身体虚弱、昏迷等，若不能得到良好的照护，常出现口臭、皮肤污垢、汗臭、瘙痒等不舒适。

3. 姿势或体位不当　老年人若长时间体位不变、四肢缺乏适当扶托、关节过度屈曲或伸展、身体某部位长期受压，或由疾病导致强迫体位等，都可因肌肉与关节的疲劳、麻木和疼痛而产生机体的不舒适。

4. 活动受限　老年人在使用保护性约束具或石膏、绷带、牵引、夹板固定时，会因活动受限而出现不舒适感。

（二）心理-社会因素

1. 焦虑与恐惧　老年人通常会因为疾病和应激事件而感到焦虑，还会因为担心疾病造成的伤害或不能忍受治疗过程中的痛苦，而对疾病与死亡产生恐惧等情绪。

2. 角色适应不良　老年人在适应其角色的过程中，会因担心孩子照顾自己影响工作及家庭等出现角色行为冲突、角色行为缺如，从而不能安心养病，影响疾病的康复。

3. 不被重视、自尊受损　照护人员的忽视、冷落会使老年人因担心得不到关心和照顾，产生不被重视的感觉；照护过程中身体的隐私部位暴露过多或缺少遮挡等因素，会使老年人产生自尊受损的感觉。

4. 缺乏支持系统　因疾病原因被隔离或被亲朋好友忽视，缺乏经济支持等。

（三）环境因素

1. 物理环境　空气不新鲜、有异味、光线不充足、温湿度不适宜、有噪声、被褥不整洁、床垫软硬不当等都会造成老年人的不舒适感。

2. 社会环境　新入院老年人常因居室环境、室友和对照护人员陌生而缺乏安全感，产生紧张和焦虑的情绪。

三、不舒适老年人的照护

（一）细致观察、去除诱因

照护人员应认真倾听老年人及家属提供的信息，同时细心观察老年人的肢体语言，如面部表情、姿势、体态，饮食、睡眠、皮肤颜色、温湿度等，从而判断导致不舒适的因素及程度。

对身体不适的老年人，可针对诱因采取有效的照护措施。例如，为失能老年人不超过 2 h 翻身一次，可以避免因长时间保持一种体位引起的不舒适；为已发生尿潴留的老年人行诱导排尿，可以解除由膀胱高度膨胀所引起的不舒适。

（二）心理支持

老年人对疾病的心理承受能力下降，特别是躯体的疼痛、呼吸困难或其他不适，使得一些老年人对死亡产生恐惧心理，怕给亲人带来负担，更容易产生焦虑、恐惧情绪和失眠等现象。在日常照护中，照护人员应与老年人建立良好的关系，取得老年人的信任，指导其正确调节情绪；与家属沟通，共同做好老年人的心理安抚。

（三）角色尊重

热忱的服务是照护人员满足老年人需求的具体表现，在照护工作中要密切观察老年人的病情及心理变化，与老年人沟通时态度温和、亲切，语言文明，尽量满足其合理要求，以增强老年人的舒适感。

（四）加强生活照料服务

良好的生活照料服务能有效地提高老年人舒适程度，尤其是对生活不能自理的老年人，照护人员应协助或完全替代其完成生活照护，让老年人感觉舒适与安全。

（五）创设良好环境

老年人的居住环境应适应老年人的生理、心理、疾病的变化，既要满足照护需要，也要兼顾老年人舒适与安全的需要。照护人员应结合实际情况为老年人创造一个舒适的物理环境与和谐的社会环境，以满足老年人的合理需求。

任务二 疼痛照护

疼痛是一种复杂的主观感觉，是由感觉刺激而产生的一种生理、心理反应及情感上的不愉快的经历。疼痛的发生，提示着老年人的健康受到威胁，是近年来老年综合征中一种常见的健康问题。疼痛与疾病的发生、发展和转归有着密切的联系，是临床上诊断疾病、鉴别疾病的重要指征之一。

一、疼痛概述

（一）疼痛的概念

国际疼痛研究学会将疼痛定义为"一种令人不快的感觉和情绪上的感受，伴随着现有的或潜在的组织损伤"。疼痛有双重含义，痛觉和痛反应。痛觉受老年人的年龄、性格、心态和文化背景的影响，表现为痛苦、焦虑。痛反应是老年人对疼痛刺激所产生的一系列生理病理变化和心理变化，如血压升高、出汗、气促、焦虑和抑郁等。疼痛是人体最强烈的应激因素之一，是机体对有害刺激的一种保护性防御反应，具有保护和防御的功能。

（二）疼痛的原因

1. 温度刺激　过低或过高的温度作用于机体，均会引起组织损伤。受伤的组织释放组胺等化学物质，刺激神经末梢导致疼痛。老年人由于神经细胞缺失，神经传导速度减慢，对温度、疼痛等刺激的感觉减弱，高温更易引起老年人灼伤，低温易导致冻伤。

2. 物理损伤　针刺、刀割、挤压、跌倒、碰撞、肌肉牵拉、受压、挛缩等，均可使局部组织受损，刺激末梢神经而引起疼痛。大部分物理损伤引起的组织缺血、淤血、出血、炎症等都促使组织释放化学物质，而使老年人疼痛加剧、疼痛时间延长。

3. 病理改变　疾病所致的体内某些管腔堵塞，组织缺血、缺氧，空腔脏器过度扩张，平滑肌痉挛，局部炎性浸润等均可引起疼痛，而老年人感受性低，部分老年人症状可不典型。

4. 心理因素　老年人心理状态不佳，如精神紧张、情绪低落、烦躁、悲痛、恐惧等均能引起局部血管收缩或扩张而导致疼痛，神经性疼痛常因心理因素引起。此外，睡眠不足、失眠、劳累等可导致功能性头痛。

5. 化学刺激　强酸、强碱等化学物质不仅可以直接刺激神经末梢，还可使受损组织释放致痛物质，再次作用于痛觉感受器而导致老年人疼痛加剧。

（三）疼痛的类型

1. 急性疼痛　多发生在外伤、疾病或外科手术后，发作迅速，持续时间较短，一般在1个月内，以数分钟、数小时或数天居多，疼痛程度由中至重不等，常伴随自主神经系统症状，如心跳加快、血压升高、出汗等。

2. 慢性疼痛　疼痛持续时间超过3个月，具有持续性、顽固性和反复性的特点，且疼痛程度不一。慢性疼痛常发生在慢性非恶性疾病中，如关节炎、风湿、腰背痛、骨质疏松症等，可伴随疲乏、失眠、食欲减退、体重下降、焦虑、抑郁和愤怒等症状。

3. 癌痛　常为慢性疼痛。晚期癌症老年人的疼痛发生率为60%～80%，其中1/3的老年人为重度疼痛。癌痛的原因有：①肿瘤侵犯；②抗肿瘤治疗；③与肿瘤相关的疼痛；④非肿瘤或治疗因素。

二、疼痛的评估

疼痛的评估是进行有效疼痛照护的首要环节，不仅要判断疼痛是否存在，还要评估疼痛的严重程度。疼痛评估的原则为：常规、量化、全面和动态。

（一）一般状况的评估

（1）老年人以往的疼痛经历，如疼痛部位、程度、伴随症状等。

（2）身体运动情况，有无防卫性或保护性动作。

（3）思维感知过程和社交行为改变情况，如发泄行为、幻觉行为。

（4）生理改变，如痛苦面容、肌张力改变，血压、呼吸、脉搏的改变，出汗、瞳孔扩大等。

（二）疼痛程度的评估

可以通过与老年人或家属的沟通和询问明确以下几点：

（1）疼痛的部位。

（2）疼痛的时间。

（3）疼痛的性质。

（4）疼痛时老年人的反应。

（5）疼痛对老年人的影响。

（6）区分生理性疼痛和心理性疼痛。

（7）疼痛的分级。疼痛的分级比较困难，主要是通过老年人对疼痛体验的描述来确定的，带有一定的主观性。目前主要有以下几种方法。

① 世界卫生组织四级疼痛分级法：

0级：无痛。

1级（轻度疼痛）：静卧时无疼痛，翻身、咳嗽时有轻度疼痛，但可以忍受，睡眠不受影响。

2级（中度疼痛）：静卧时有疼痛，翻身、咳嗽时加剧，不能忍受，睡眠受干扰，要求用镇痛药物。

3级（重度疼痛）：静卧时疼痛剧烈，不能忍受，睡眠严重受干扰，需要用镇痛药物。

② 面部表情评定法：采用面部表情来表达疼痛的程度，从左到右有六种面部表情，最左边的表情表示无疼痛，向右依次表示疼痛越来越重，最右边的表情表示极度疼痛（图3.1）。

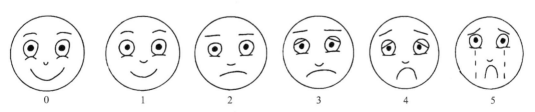

图3.1　面部表情评定法

③ 文字描述评分法：把一条直线分成五等份，依次标上 0= 无痛，1= 微痛，2= 中度疼痛，3= 重度疼痛，4= 非常严重的疼痛，5= 无法忍受的疼痛。请老年人按照自身疼痛的程度选择合适的描述。

④ 视觉模拟评分法：用一条 10 cm 的直线，不做任何划分，仅在直线的两端分别注明"无痛"和"剧痛"，请老年人根据自己的实际感觉在线上标记疼痛程度。这种评分法使用灵活方便，老年人有很大的选择自由，不需要选择特定的数字或文字。

⑤ 疼痛日记评分法：临床上常用的测定疼痛的方法。由老年人、家属或照护人员记录每日各时间段（每 4 h、2 h、1 h 或 0.5 h）与疼痛有关的活动，活动方式为行走、坐和卧。在疼痛日记内注明某时间段内的某种活动方式，以及使用的药物名称和剂量。疼痛强度用 0～10 的数字量级来表示，睡眠过程按无疼痛记分（0 分）。此方法简单、真实可靠，便于发现和比较老年人的疼痛与生活方式、疼痛与药物用量之间的关系等。

三、疼痛老年人的照护

疼痛的照护原则是尽早、适当地解除疼痛。早期疼痛比较容易控制，疼痛时间越长，老年人对疼痛的感受越深，越难以解除。因此，一旦确定老年人存在疼痛，应及时制订照护计划并采取有效的措施以缓解疼痛。

（一）减少或消除引起疼痛的原因

首先应设法减少或消除引起疼痛的原因，如外伤导致疼痛，应根据受伤情况给予止血、包扎、固定等处理措施；骨质疏松引起疼痛的原因主要与腰背部肌肉紧张及椎体压缩性骨折有关，通过卧硬板床休息、轴线翻身等可以减轻疼痛；对于骨折者可通过牵引、手术等方法缓解疼痛。

（二）合理运用止痛措施

1. 药物止痛　药物治疗是治疗老年人疼痛最常用、最基本的措施，照护人员应根据老年人的身体状况和相关治疗正确给予镇痛药物。在用药过程中，应注意观察、记录使用镇痛药物的效果及不良反应。对于出现的不良反应，要及时上报并妥善处理，以免降低老年人用药的依从性。应注意，在诊断未明确之前，不能随意使用镇痛药物，以免掩盖症状，延误病情。当疼痛缓解或停止时，应及时停药，防止药物不良反应及耐药性的产生，对于长期使用可致成瘾的药物应慎用。

对于疼痛的药物治疗，目前临床上普遍采用世界卫生组织所推荐的三阶梯镇痛疗法。其目的是逐渐升级，合理应用镇痛药物来缓解疼痛。

三阶梯镇痛疗法的原则：推荐口服给药，按时给药，按阶梯给药，个体化给药，密切观察药物不良反应及宣教。

三阶梯镇痛疗法的内容：

（1）第一阶段：主要适用于轻度疼痛的老年人，可选用非阿片类药物、解热镇痛药、抗炎类药，如阿司匹林、布洛芬、对乙酰氨基酚等。

（2）第二阶段：主要适用于中度疼痛的老年人，可选用弱阿片类药物，如可卡因、氨酚待因、曲马多等。

（3）第三阶段：主要适用于重度和剧烈癌痛的老年人，可选用强阿片类药物，如吗啡、哌替啶、美沙酮等。在癌症治疗中，常采用联合用药法，即加用一些辅助药，以减少主药的用量和不良反应。

常用的辅助药有：非甾体抗炎药、抗焦虑药和抗抑郁药，如阿司匹林、地西泮、氯丙嗪、阿米替林等。

2. 物理止痛　物理止痛指应用各种物理因子作用于老年人，通过一系列生物学效应促进疾病康复。例如，冷热疗可以减轻局部疼痛，理疗、按摩、推拿也是常用的物理止痛方法。

3. 针灸止痛　根据疼痛的部位，在不同的穴位选择针刺或灸法，使人体经脉疏通、气血调和，以达到止痛的目的。

4. 经皮神经电刺激疗法止痛　主要用于治疗各种腰腿痛、肩周炎、神经痛、颈椎病及各种头痛等病症。

（三）采取认知行为疗法

1. 松弛疗法　通过锻炼放松肌肉，缓解血管痉挛，消除紧张、焦虑情绪，普遍降低交感神经系统及代谢活动，以达到减轻疼痛的目的，如冥想、瑜伽、念禅或渐进性放松运动等。可以指导老年人在一种舒适、自然的坐位或卧位下，依照指令从头到脚依次放松全身肌肉，闭目凝神、祛除杂念、平静呼吸。

2. 指导想象　指导想象是指通过对某种使人愉快的特定事物的想象达到特定的正向效果，逐渐降低老年人对疼痛的意识。例如，引导老年人集中注意力，想象自己处于一个绿草茵茵、溪水潺潺、花香馥郁的环境中，以达到松弛和减轻疼痛的作用。

3. 分散注意力　分散老年人对疼痛的注意力可降低其对疼痛的感受强度，可通过以下方式：①参加活动。组织老年人积极参加感兴趣的小组活动，以有效地转移其对疼痛的注意力，如唱歌、唱戏、绘画、下棋、打扑克、玩游戏、做康复保健操、看电视等。②音乐疗法。音乐是一种有效分散注意力的方法。优美的旋律对降低心率、减轻焦虑、缓解疼痛等都有较好的效果。注意根据老年人的喜好选择不同类型的音乐，如古典音乐、流行音乐等。③深呼吸。指导老年人进行有节律的深呼吸，用鼻深吸气，然后缓慢从口中呼气，反复进行。

4. 生物反馈　目的是提高老年人自我控制自主神经功能的能力，并帮助其更好地摆脱不良情绪。基本方法是用电子仪器将某些生物功能转化为某种声光信号，老年人则根据这种信号进行自我控制力的训练。实施前须告知老年人肌肉紧张度越高，声光信号就越强；肌肉松弛时，声音则变低。老年人可根据这种信号进行自我训练使声音变低，从而达到缓解肌肉紧张、减轻疼痛的目的。此方法对肌肉紧张和偏头痛尤其有效。

（四）社会心理支持

对于疼痛老年人，社会心理支持十分重要，尤其是癌痛老年人。家人的陪伴、鼓励和赞扬，能减少其孤独和恐惧感，增强其对疼痛的耐受性。

（五）舒适照护

通过适宜的照护促进舒适是减轻或缓解疼痛的重要措施。例如，为老年人提供舒适、温馨、整洁的居室环境；老年人所需物品，确保伸手可及；鼓励老年人表达自我感觉，协助其采取最舒适体位；在进行各项治疗前，准确解释，将照护活动安排在药物显效期时限内，以减轻老年人焦虑、烦躁等情绪，促进身心舒适，减轻疼痛。

任务三　体位照护

体位是指老年人在休息、治疗和接受照护时所采取的姿势。正确的体位，不仅能使老年人感到舒适，还能对减轻症状、预防疾病及进行各种照护操作起到良好的作用。

一、体位概述

舒适体位是指老年人在卧床期间，身体各部位与周围环境处于合适的位置，从而感觉轻松自在。照护人员应根据老年人的实际情况，协助或指导其处于正确的或舒适的体位，并提供恰当的支持物或保护性设施。

（一）舒适体位的基本要求

1. 卧床姿势　应尽量符合人体力学的要求，扩大支撑面，降低重心，使体重平均分布在身体的负重部位，关节维持在正常的功能位置，在身体空隙部位垫软枕或靠垫，以使老年人全身放松。

2. 体位变换　应经常变换体位，卧床者至少每 2 h 变换一次，坐轮椅者至少每 0.5 h 变换一次。

3. 身体活动　老年人身体各部位，每日均应进行主动或被动活动，改变体位时应做关节活动范围练习。

4. 受压部位　应加强皮肤照护，减少各种危险因素，预防压疮的发生。

5. 隐私保护　在照护操作中，应根据需要适当遮盖老年人身体，注意保护隐私，促进老年人身心舒适。

（二）体位的分类

1. 按照体位的自主性分类　可分为三种，即主动体位、被动体位和被迫体位。

（1）主动体位：指老年人自身活动自如，能根据自身意愿和习惯随意改变体位，常见于完全自理的老年人。

（2）被动体位：指老年人自身没有变换体位的能力，只能处于被安置的体位，常见于昏迷、瘫痪及失能的老年人。

（3）被迫体位：指老年人意识清楚也有变换体位的能力，但由于疾病或治疗而被迫采取的体位，常见于心肺疾病引起的呼吸困难、腰部疼痛或无法平卧的老年人。

2. 按照体位的稳定性分类　可分为稳定性体位和不稳定性体位。

（1）稳定性体位：支撑面大，重心低，平衡稳定，老年人感到舒适、轻松的体位（图 3.2）。

（2）不稳定性体位：支撑面小，重心高，难以平衡，大量肌群处于紧张状态，老年人感到不舒适、易疲劳的体位（图 3.3）。应尽量避免采取不稳定性体位。

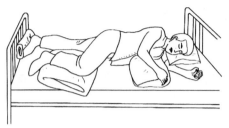

图 3.2　稳定性体位

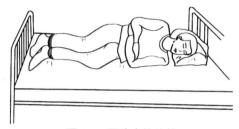

图 3.3　不稳定性体位

二、老年人常用体位

（一）仰卧位

仰卧位又称平卧位，是一种自然的休息姿势。根据老年人的病情、检查或照护的需要，仰卧位可分为以下四种类型。

1．正常仰卧位

（1）姿势：老年人平卧，头下垫枕，双臂置于身体两侧，双腿自然放平。

（2）适用范围：完全自理、半自理老年人。

2．屈膝仰卧位

（1）姿势：老年人平卧，头下垫枕，双臂放于身体两侧，双膝屈起，并稍向外分开。检查或操作时注意保暖及保护老年人隐私（图 3.4）。

（2）适用范围：

① 腹部检查，此体位可使腹部肌肉放松，便于检查。

② 留置导尿、会阴冲洗等，此体位便于暴露操作部位。

3．去枕仰卧位

（1）姿势：去枕平卧，头偏向一侧，双臂放于身体两侧，双腿自然放平，将枕头横立于床头（图 3.5）。

（2）适用范围：

① 昏迷的老年人，可避免呕吐物误吸入气管引起窒息或肺部并发症。

② 椎管内麻醉或脊髓腔穿刺后的老年人，可防止颅内压降低，牵张颅内静脉窦和脑膜等组织而引起头痛。

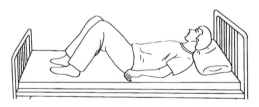

图 3.4　屈膝仰卧位

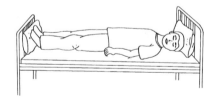

图 3.5　去枕仰卧位

4．中凹卧位（休克卧位）

（1）姿势：老年人仰卧，双臂置于身体两侧，抬高头胸部 10°～20°，抬高双下肢 20°～30°。可在老年人膝下垫软枕，以维持其舒适与稳定（图 3.6）。

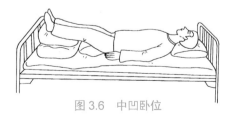

图 3.6　中凹卧位

（2）适用范围：休克老年人。原因为：抬高头胸部，有利于保持气道通畅、改善呼吸及缺氧症状；抬高下肢，可促进静脉回流，增加心输出量，缓解休克症状。

（二）侧卧位

（1）姿势：老年人侧卧，双臂屈肘，一手放于胸前，一手放于枕旁，下腿伸直，上腿弯曲。可在两膝间、后背和胸腹前放置软枕，扩大支撑面，增进舒适和安全（图3.7）。

（2）适用范围：

① 预防压疮，与平卧位交替使用，减轻局部皮肤长时间受压状况从而避免压疮的发生。

② 灌肠、肛门检查，配合胃镜、肠镜检查等。

③ 臀部肌内注射，上腿伸直，下腿弯曲，可使注射部位肌肉放松。

（三）半坐卧位

（1）姿势：老年人仰卧，先摇起床头支架30°～50°，再摇高膝下支架，以防止身体下滑。必要时床尾放一软枕来增加舒适度，以免老年人足底触及床尾栏杆（图3.8）。

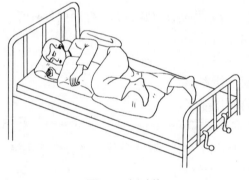
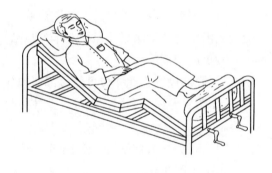

图3.7　侧卧位　　　　　　　　　　　　　图3.8　半坐卧位

（2）适用范围：

① 某些面部及颈部手术后的老年人。采用半坐卧位可减少局部出血。

② 心肺疾病或胸部创伤引起呼吸困难的老年人。一方面，此种卧位可使膈肌下降，扩大胸腔容积，减轻腹腔内脏器对心肺的压力，增加肺活量；另一方面，此种卧位可使部分血液滞留在下肢和盆腔脏器内，减少回心血量，从而减轻肺淤血和心脏负担，使呼吸困难症状改善。

③ 腹腔、盆腔手术后或有炎症的老年人。此种卧位可使腹腔渗出液流入盆腔，防止感染向上蔓延引起膈下脓肿，使感染有局限性（由于盆腔腹膜具有抗感染能力较强、吸收较弱的特点，故可防止炎症扩散和毒素吸收，减轻中毒反应）。此外，腹部手术后的老年人采取半坐卧位还可松弛腹肌，减轻腹部切口缝合处的张力，以缓解疼痛，促进伤口愈合。

④ 不能自行进食，需要喂饭、喂水或管饲饮食的卧床老年人。

（四）端坐位

（1）姿势：老年人坐起，摇起床头或抬高床头支架使床头抬高70°～80°，背部垫以软枕，老年人身体稍向前倾，床上放一跨床小桌，桌上放软枕，老年人可伏桌休息；同时，可将膝下抬高15°～20°（图3.9）。

（2）适用范围：心力衰竭、心包积液、支气管哮喘发作的老年人。此类老年人因极度呼吸困难而被迫端坐。

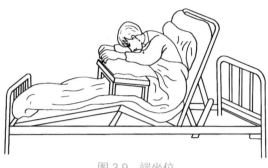

图3.9　端坐位

（五）俯卧位

（1）姿势：老年人俯卧，双臂屈肘放于头部两侧，双腿伸直，胸下、髋部及踝部各放一软枕，头偏向一侧（图3.10）。

（2）适用范围：

① 腰、背部检查或配合胰、胆管造影检查时。

② 脊椎手术后腰、背、臀部有伤口，不能平卧或侧卧的老年人。

③ 缓解胃肠胀气所致的腹痛。

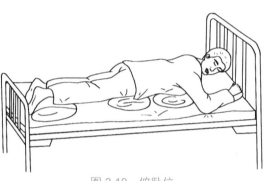

图3.10　俯卧位

三、协助老年人更换体位技术

老年人因身体状况限制及疾病的影响，可能会经常卧床。长期卧床容易出现肌肉萎缩、消化不良、便秘等症状，也容易发生坠积性肺炎和压疮等并发症。因此，对卧床的老年人特别需要经常更换体位，在保持舒适、安全和预防并发症的基础上维护老年人的身心健康。

但老年人出于运动平衡能力下降、动作迟缓、反应迟钝、肌肉萎缩、骨质疏松、神经系统进行性衰退等原因，在更换体位的过程中易发生跌倒、扭伤甚至骨折，特别是高龄、独居、患病的老年人，其危险性更大。因此，在为老年人更换体位时提供正确的照护十分重要。

（一）协助老年人移向床头

【操作目的】

协助滑向床尾而自己不能移动的老年人移向床头，恢复舒适安全的卧位。

【操作程序】

1. 评估

（1）辨识老年人，与老年人沟通。

（2）评估老年人性别、年龄、体重、病情、身体状况、自理能力、皮肤完整性。

（3）评估老年人意识状态、合作程度。

（4）评估老年人有无偏瘫或肢体障碍及其程度。

2. 计划

（1）环境准备：整洁、安静、舒适、安全、温湿度适宜。

（2）老年人准备：情绪稳定，能够配合操作，了解操作目的及配合要点。

（3）照护人员准备：着装整洁，修剪指甲，洗手，戴口罩。

（4）用物准备：根据病情准备好软枕、床档等物品。

3．实施　具体实施内容见表3.1。

表3.1　协助老年人移向床头法

操作流程	操作步骤	要点说明
1. 评估沟通	（1）核对老年人信息 （2）向老年人解释操作目的、过程及注意事项	◇ 取得老年人配合
2. 协助移位	（1）固定床脚轮 （2）将各种导管安置妥当 （3）将盖被折叠于床尾或一侧，将枕头横立于床头 （4）一人协助老年人移向床头（图3.11） 　① 老年人仰卧屈膝，双手握住床头栏杆，双脚蹬床面 　② 照护人员一手托住老年人颈肩部，一手托住臀部，指导老年人蹬脚发力，配合移向床头 （5）二人协助老年人移向床头 　① 老年人仰卧屈膝 　② 照护人员分别站于床的两侧，交叉托住老年人的肩部和臀部，或一人托住颈肩部及腰部，一人托住臀部及腘窝部，两人同时抬起老年人移向床头	◇ 避免导管脱落 ◇ 避免碰伤老年人头部 ◇ 适用于体重较轻者 ◇ 适用于病情较重或体重较重者
3. 整理用物	放回枕头，安置老年人于舒适卧位，整理床单位，固定床档	
4. 洗手记录	（1）按七步洗手法洗手 （2）记录操作时间和效果	◇ 预防交叉感染

4．评价

（1）老年人体位舒适安全。

（2）照护人员操作正确、动作熟练、符合节力原则。

（3）半自理及轻度失能老年人能配合，沟通顺畅。

【注意事项】

（1）协助老年人移向床头时，应注意保护其头部，防止头部因碰撞床头栏杆而受伤。

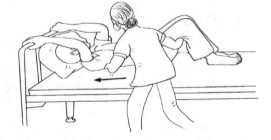

图3.11　一人协助老年人移向床头

（2）如老年人身上带有各种导管，应先将导管安置妥当，移动后检查导管是否脱落、移位、扭曲、受压，保持导管通畅。

（3）两人协助老年人移向床头时，动作应协调、用力要平稳。

（4）在移位过程中，避免拖、拉、推、拽，以免损伤皮肤。

（5）操作过程中随时观察老年人的反应。

（6）寒冷季节要为老年人保暖，注意保护老年人隐私。

（二）协助老年人翻身侧卧

【操作目的】

（1）协助老年人更换体位，促进其舒适。

（2）满足照护操作的需要，如更换床单、床上擦浴等。

（3）预防并发症，如压疮、坠积性肺炎等。

【操作程序】

1. 评估

（1）辨识老年人，与老年人沟通。

（2）评估老年人性别、年龄、体重、病情、身体状况、自理能力、皮肤完整性。

（3）评估老年人意识状态、合作程度。

（4）评估老年人有无偏瘫或肢体障碍及其程度。

2. 计划

（1）环境准备：整洁、安静、舒适、安全、温度适宜。

（2）老年人准备：情绪稳定，能够配合操作，了解操作目的及配合要点。

（3）照护人员准备：着装整洁，修剪指甲，洗手，戴口罩。

（4）用物准备：根据病情准备好软枕或体位垫等物品。

3. 实施　具体实施内容见表 3.2、表 3.3。

表 3.2　协助老年人翻身法

操作流程	操作步骤	要点说明
1. 评估沟通	（1）核对老年人信息 （2）向老年人解释操作目的、过程及注意事项	◇ 取得老年人配合
2. 协助移位	（1）固定床脚轮 （2）将各种导管安置妥当 （3）协助老年人翻身侧卧 ◆ 一人协助老年人翻身侧卧 ① 老年人仰卧，双手握于腹前，双腿屈曲 ② 照护人员依次将老年人的上半身和下半身分别移向近侧（图 3.12A） ③ 照护人员一手托肩，一手托膝部，轻轻将老年人推向对侧（图 3.12B），使其翻身呈侧卧位，背对照护人员（图 3.12C） ◆ 一人协助偏瘫老年人翻向健侧 ① 照护人员站在老年人健侧，将老年人头部偏向健侧 ② 协助老年人用健侧手托住患侧手肘放于胸前，再协助老年人用健侧脚钩住患侧脚踝，双下肢屈曲，健足踩在床面上 ③ 一手扶住老年人对侧肩部，一手扶住老年人髋部，翻转老年人身体呈健侧卧位	◇ 避免导管脱落 ◇ 适用于体重较轻者

操作流程	操作步骤	要点说明
2. 协助移位	◆ 一人协助偏瘫老年人翻向患侧 ① 照护人员站在老年人患侧，将老年人的头部偏向患侧 ② 协助老年人用健侧手托住患侧手肘放于胸前，再协助老年人健侧下肢屈曲，健足踩在床面上 ③ 一手扶住老年人对侧肩部，一手扶住老年人髋部，翻转老年人身体呈患侧卧位 ◆ 二人协助老年人翻身侧卧（图3.13） ① 老年人仰卧，双手握于腹前，双腿屈曲 ② 两名照护人员站于床的同侧，一人托住老年人的颈肩部及腰部，另一人托住老年人的臀部及腘窝部，同时抬起老年人移向近侧 ③ 一人托老年人的肩、腰部，另一人托老年人的臀、膝部，轻推，使老年人转向对侧 （4）调整老年人的姿势，合理摆放软枕或体位垫，使老年人体位稳定、舒适	✧ 适用于病情较重或体重较重者 ✧ 扩大支撑面，确保体位安全、舒适、稳定
3. 整理用物	（1）观察皮肤是否发红，有无压疮、皮疹、瘀斑等，并进行皮肤照护 （2）检查并保持各种管道通畅，整理老年人衣服及床单位，固定床档	
4. 洗手记录	（1）按七步洗手法洗手 （2）记录操作时间和效果	

表 3.3　协助老年人轴线翻身法

操作流程	操作步骤	要点说明
1. 评估沟通	（1）核对老年人信息 （2）向老年人解释操作目的、过程及注意事项	
2. 协助移位	（1）固定床脚轮 （2）老年人取仰卧位，将各种导管安置妥当 （3）协助老年人翻身 ◆ 二人协助老年人轴线翻身 ① 两名照护人员站于床的同侧，将大单置于老年人身下；两名照护人员分别抓紧靠近老年人肩、腰背、髋部、大腿等处的大单，将老年人拉至近侧，拉起床档 ② 照护人员绕至对侧，将老年人近侧手臂置于头侧，远侧手臂置于胸前，双膝间放一软枕 ③ 照护人员双脚前后分开，两人双手分别抓紧老年人肩、腰背、髋部、大腿等处的远侧大单，由其中一名照护人员发	✧ 适用于脊椎损伤或脊椎手术后的老年人 ✧ 翻转时勿让老年人身体屈曲，以免脊柱错位

操作流程	操作步骤	要点说明
2. 协助移位	口令，两人同时将老年人整个身体以圆滚轴式翻转至侧卧 ◆ 三人协助老年人轴线翻身 ① 由甲、乙、丙三名照护人员完成。甲固定老年人头部，纵轴向上略加牵引，使头、颈部随躯干一起慢慢移动，乙双手分别置于老年人肩、背部，丙双手分别置于老年人腰部、臀部，使老年人头、颈、腰、髋保持在同一水平线上，移至近侧 ② 三名照护人员动作协调一致，翻转老年人至侧卧位，翻转角度不超过60° （4）调整老年人姿势，合理摆放软枕或体位垫，使老年人体位稳定、舒适	✧ 适用于颈椎损伤者 ✧ 保持老年人脊柱平直 ✧ 扩大支撑面，确保体位安全、舒适、稳定
3. 整理用物	（1）观察皮肤是否发红，有无压疮、皮疹、瘀斑等，并进行皮肤照护 （2）检查并保持各种管道通畅，整理老年人衣服及床单位，固定床档	
4. 洗手记录	（1）按七步洗手法洗手 （2）记录操作时间和效果	

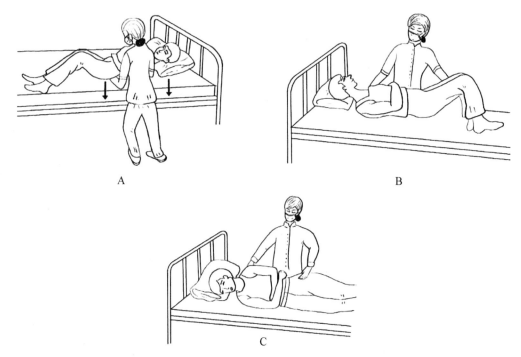

A   B

C

图 3.12　一人协助老年人翻身侧卧

4. 评价

（1）老年人体位舒适、安全。

（2）照护人员操作正确、动作熟练、符合节力原则。

（3）老年人了解轴线翻身的目的、过程及配合要点。

（4）老年人能配合，沟通顺畅。

【注意事项】

（1）根据老年人病情和皮肤受压情况确定翻身间隔的时间，如发现皮肤有红肿或破损，应及时处理并酌情增加翻身次数，记录于翻身卡上，并做好交接班。

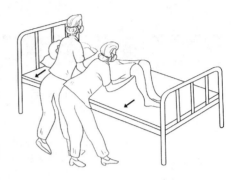

图 3.13　二人协助翻身侧卧

（2）操作过程中切忌拖、拉、推、拽等动作，以免造成老年人的皮肤擦伤；两人协助翻身时，应注意动作的协调与轻稳。

（3）若老年人身上带有各种导管，移位前应先将导管妥善安置，移位后再仔细检查，确保导管安全。

（4）为手术后老年人翻身前，应先检查伤口敷料是否干燥、有无脱落，如敷料潮湿或已脱落，应先换药再翻身，翻身后注意避免压迫伤口；颅脑手术后的老年人，应协助其取健侧卧位或平卧位，翻身时避免剧烈翻转头部而引起脑疝；为牵引老年人翻身时，不可放松牵引；有石膏固定者，应注意翻身后患处位置及局部肢体的血运情况，防止受压。

（5）协助颅骨牵引、脊椎损伤、脊椎手术、髋关节术后的老年人更换体位时，应采用轴线翻身法，翻身时应注意保持脊椎平直，以维持脊柱的正常生理弯曲，避免由于躯干屈曲而加重脊柱骨折、脊髓损伤和关节脱位，翻身角度不可超过60°，避免由于脊柱负重增大而引起关节突骨折；有颈椎损伤者，勿扭曲或旋转老年人头部，以免加重神经损伤引起呼吸肌麻痹而死亡。

思政案例

佟爷爷，98 岁，曾参加解放战争和抗美援朝战争，是远近闻名的老战士、老革命、老前辈，为新中国的建设和发展奉献了自己的一生。随着年龄的增长，佟爷爷的身体逐渐衰老，各种慢性病、老年病也随之出现。目前，佟爷爷患有高血压、冠心病、脑梗死等多种疾病，处于长期卧床、生活不能自理的状态，日常的饮食、排泄、体位更换等方面全靠照护人员帮助。佟爷爷的主要照护人员小张每日都细心周到、无微不至地照顾他，在更换体位和促进舒适照护过程中，尊重爷爷，保护爷爷隐私，操作熟练，动作轻柔，将敬老、孝老、爱老的职业素养体现得淋漓尽致。

说起自己的工作，小张总是说："作为一名照护人员，照顾好老人，是我的职责。佟爷爷是革命先辈，曾为我们的国家和人民付出青春和鲜血，作为他的照护人员，我很自豪，我会像对待自己父母一样关心他、照顾他。"

思考题

1. 郑爷爷，78 岁，身高 180 cm，体重 98 kg，既往有高血压、冠心病史，因慢性心力衰竭已卧床 2 周。依据照护计划，照护人员需每 2 h 为郑爷爷翻身一次。

请问：（1）需要几名照护人员协助郑爷爷翻身？

（2）翻身过程中应注意哪些事项？

（3）协助郑爷爷翻身侧卧后，应如何促进其体位的舒适与稳定？

2. 秦奶奶，68 岁，因支气管哮喘急性发作而呼吸极度困难且不能平卧，老人烦躁不安。

请问：（1）应该为秦奶奶安排何种体位？

（2）该体位需要抬高床头多少度？

项目四
老年人清洁照护

 学习目标

1. 素质目标

热爱养老照护工作，具有职业奉献精神及尊老、爱老、敬老意识；全心全意为老年人服务。

2. 知识目标

（1）掌握床上用品更换技术、衣物更换、特殊口腔照护、头发清洁、皮肤清洁、压疮预防的操作要点和注意事项；

（2）熟悉义齿清洁、仪容仪表修饰、压疮照护的内容；

（3）了解老年人口腔健康的标准、压疮的概念及清洁照护的意义。

3. 能力目标

能够正确地为老年人实施床上用品更换、衣物更换、口腔清洁、头发清洁、皮肤清洁及压疮预防技术。

清洁是人类最基本的生理需求之一。正常人都能满足自己的清洁卫生需求，但是活动受限、长期卧床、病情危重以及生活不能自理的老年人，无法完成自己的清洁卫生。作为照护人员，我们应及时评估老年人的身体清洁状况，并满足老年人的清洁需求，以促进老年人的舒适，维护老年人的自信和自尊，进而减少疾病的发生，提高老年人的生活质量。

 情景导入

陈云，女，82岁，失能老年人，既往脑出血后肢体活动受限，以卧床为主。今日查房发现陈奶奶的床单和被套脏了，身体也有些污垢。

 请问

1. 作为照护人员，应该如何为陈奶奶保持床单位卫生？

2. 作为照护人员，应该如何为陈奶奶改善身体卫生情况？

任务一　老年人床单位整理

周围环境整洁，可以使人身心愉悦。床单位是老年人生活休息的基础生活单位，定期为老年人整理、更换床单位，为老年人创造干净整洁的环境，可以使老年人更好地生活休息，还能预防压疮等并发症的发生。

卧床老年人每日晨起、午睡后、三餐后及晚睡前，照护人员要进行床单位的清扫整理。床铺表面要求做到：平整、干燥、无渣屑。扫床时，床刷要套上一次性床刷套进行湿式清扫。一床一刷套，防止交叉感染。

照护人员应定期为老年人更换床单位，一般情况下，每周应为老年人更换一次被服；当被服被排泄物、呕吐物、汗液等污染、打湿时，应立即更换；老年人的被褥应经常拿到室外晾晒。

一、铺床法

铺床法的基本要求是舒适、平整、安全、实用。常用的铺床法有备用床（图 4.1）、暂空床（图 4.2）。

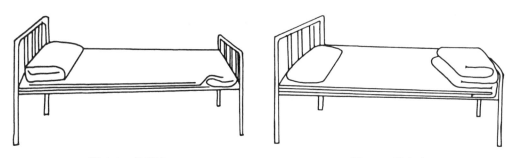

图 4.1　备用床　　　　　　　　　　图 4.2　暂空床

（一）备用床

【操作目的】

保持床铺平整、房间整洁，准备接收新入住的老年人。

【操作程序】

1. 评估

（1）老年人床单位设施是否齐全，功能是否完好。

（2）床旁设施，如呼叫装置、照明灯是否完好。

2. 计划

（1）环境准备：房间内无老年人进餐或治疗，干净整洁，温湿度适宜，光线充足，通风良好。

（2）照护人员准备：着装整洁，修剪指甲，洗手，戴口罩。

（3）用物准备（以被套法为例）：治疗车、床、床垫、床褥、棉胎（或毛毯）、枕芯、大单、被套、枕套、洗手液。

3. 实施　具体实施内容见表 4.1

表 4.1　铺备用床

操作流程	操作步骤	要点说明
1. 推至床旁	将铺床用物按操作顺序放于治疗车上，推至床旁 （1）棉胎先竖折三折（对侧一折在上），再按"S"形横折三折（床头侧一折在上）叠好 （2）床褥自床头至床尾对折 2 次叠好 自下而上的摆放顺序：枕芯、棉胎、床褥	◇ 治疗车与床尾间距离合适，避免多次走动，以提高工作效率，节省体力
2. 移开桌椅	向左侧移开床旁桌，距床约 20 cm；移开床旁椅放于床尾正中，距床约 15 cm，按顺序将用物放于床旁椅上	◇ 有脚轮的床，固定脚轮闸，必要时调整床的高度
3. 检查床垫	检查床垫或根据需要翻转床垫	◇ 避免床垫局部因经常受压而凹陷
4. 铺平床褥	将床褥齐床头平放于床垫上，将对折处下拉至床尾，铺平床褥	◇ 床褥中线与床面中线对齐
5. 铺好床单	（1）将大单横、纵中线对齐床面横、纵中线放于床褥上，同时向床头、床尾依次打开 （2）将靠近照护人员一侧（近侧）大单向近侧下拉散开，将远离照护人员一侧（对侧）大单向远侧散开 （3）铺大单床头：照护人员移至床头将大单散开平铺于床头 （4）铺近侧床头角：右手托起床垫一角，左手伸过床垫中线将大单插入床垫下，扶持床头角（图 4.3A）。右手将大单边缘提起使大单侧看呈等边三角形平铺于床面，将位于床头侧方的大单塞于床垫下，再将床面上的大单下拉于床沿（图 4.3B—F） （5）铺床尾角：移至床尾，同步骤（3）、（4）铺床尾角 （6）移至床中间处，两手下拉大单中部边缘，塞于床垫下（图 4.3G） （7）转至床对侧，同步骤（3）～（6）铺对侧大单	◇ 正确运用人体力学原理 ◇ 铺大单顺序：先床头，后床尾；先近侧，后对侧 ◇ 使大单平紧、美观，不易产生皱褶
6. 套好被套	（1）将被套横、纵中线对齐床面横、纵中线放于大单上，向床头侧打开被套，使被套上端距床头 15 cm，再向床尾侧打开被套，并拉平 （2）将近侧被套向近侧床沿下拉散开，将远侧被套向远侧床沿散开 （3）将被套尾部开口端的上层打开至 1/3 处（图 4.4A），将棉胎放于被套尾端开口处，棉胎底边与被套开口边缘平齐（图 4.4B）	◇ 被套中线与床面中线和大单中线对齐 ◇ 有利于棉胎放入被套

操作流程	操作步骤	要点说明
6. 套好被套	（4）拉棉胎上缘中部至被套被头中部，充实远侧棉胎角于被套顶角处，展开远侧棉胎，平铺于被套内；充实近侧棉胎角于被套顶角处，展开近侧棉胎，平铺于被套内 （5）移至床尾处，一手持被套下层底边中点、棉胎底边中点、被套上层底边中点于一点，一手展平一侧棉胎；两手交换，展平另一侧棉胎，拉平盖被。系好被套尾端开口处系带	◇ 棉胎上缘与被套被头上缘、棉胎角与被套顶角吻合，平整、充实
7. 折齐被筒	（1）照护人员移至左侧床头，平齐远侧床沿，内折远侧盖被；再平齐近侧床沿，内折近侧盖被 （2）移至床尾处，将盖被两侧平齐两侧床沿，内折成被筒状，于床两侧分别将盖被尾端反折至平齐床尾	◇ 被筒内面平整 ◇ 床面整齐、美观
8. 套好枕套	将枕套套于枕芯外，四角充满，横放于床头正中，枕套开口端背向门	◇ 枕芯与枕套角、线吻合，平整、充实
9. 整理用物	（1）移回床旁桌、椅 （2）推治疗车离开房间	◇ 保持房间整齐、美观
10. 洗手记录	（1）按七步洗手法洗手 （2）记录操作时间	◇ 预防交叉感染

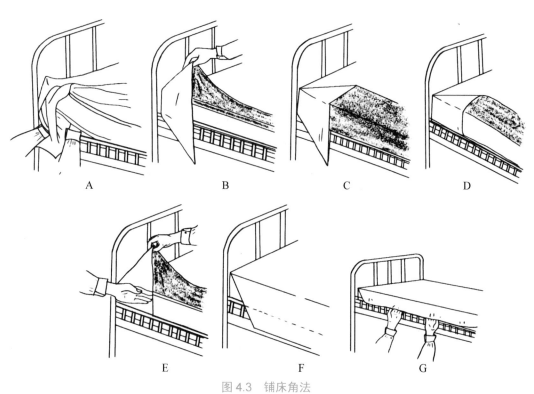

A　　　　　　B　　　　　　C　　　　　　D

E　　　　　　F　　　　　　G

图4.3　铺床角法

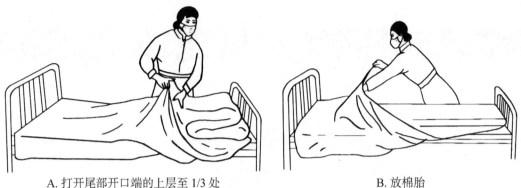

A. 打开尾部开口端的上层至 1/3 处　　　　　　B. 放棉胎

图 4.4　套被套

4．评价

（1）老年人感觉安全、舒适。

（2）照护人员操作时动作轻稳、节力。

【注意事项】

（1）符合铺床的实用、耐用、舒适、安全原则。

（2）用物准备齐全，折叠正确并按使用先后顺序放置。

（3）床单中缝与床中线对齐，四角平整、紧扎；被头充实，盖被平整、两边内折对称；枕头平整、充实，开口背向门。

（4）操作中应注意省时、节力原则。

（二）暂空床

【操作目的】

（1）供新入住老年人或暂时离床老年人使用。

（2）保持床单位和房间的整洁、美观、舒适。

【操作程序】

1．评估

（1）辨识老年人，确定老年人是否暂时离床活动或外出检查。

（2）向需要暂时离床活动或外出检查的老年人解释操作目的。

2．计划

（1）环境准备：房间内无老年人进餐或治疗，干净整洁，温湿度适宜，光线充足，通风良好。

（2）照护人员准备：着装整洁，修剪指甲，洗手，戴口罩。

（3）用物准备：按备用床准备，必要时备橡胶单、中单。

3．实施　具体实施内容见表 4.2。

表 4.2　铺暂空床

操作流程	操作步骤	要点说明
1. 推至床旁	将铺床用物按操作顺序放于治疗车上，推至床旁	

操作流程	操作步骤	要点说明
1.推至床旁	（1）棉胎先竖折三折（对侧一折在上），再按"S"形横折三折（床头侧一折在上）叠好 （2）床褥自床头至床尾对折2次叠好 自下而上的摆放顺序：枕芯、棉胎、床褥	✧ 治疗车与床尾间距离合适，避免多次走动，以提高工作效率，节省体力
2.移开桌椅	向左侧移开床旁桌，距床约20 cm；移开床旁椅放于床尾正中，距床约15 cm，按顺序将用物放于床旁椅上	✧ 有脚轮的床，固定脚轮闸，必要时调整床的高度
3.折叠盖被	将备用床的盖被上端向内折，然后以扇形三折于床尾，使之与床尾平齐	✧ 方便老年人上、下床活动
4.整理用物	（1）移回床旁桌、椅 （2）推治疗车离开房间	✧ 保持房间整齐、美观
5.洗手记录	（1）按七步洗手法洗手 （2）记录操作时间	✧ 预防交叉感染

4. 评价

（1）老年人感觉安全、舒适。

（2）照护人员操作时动作轻稳、节力。

（3）照护人员和老年人有效沟通，老年人满意。

【注意事项】

同"备用床"。

二、卧有老年人床单位更换法

卧有老年人床单位更换法主要适用于长期卧床、活动受限、生活不能自理、疾病情况较重的老年人。

【操作目的】

（1）保持床单位和房间的整洁、美观、舒适。

（2）保持床铺平整，避免并发症的发生。

【操作程序】

1. 评估

（1）辨识老年人，与老年人沟通。

（2）评估老年人情绪、身体状况、意识状态、自理能力、肢体活动度及合作程度。

（3）评估床单位的清洁程度。

2. 计划

（1）环境准备：房间内无老年人进餐或治疗，温湿度适宜，光线充足，关闭门窗，必要时用屏风遮挡。

（2）老年人准备：平卧于床上，了解操作流程，能够配合操作。

（3）照护人员准备：着装整洁，修剪指甲，洗手，戴口罩。

（4）用物准备：记录单、清洁床单、被罩、枕套、扫床车、床刷、一次性床刷套、脸盆2个（分别盛装清洁、污染的床刷）、洗手液、必要时备清洁衣裤。

3. 实施　具体实施内容见表4.3。

表4.3　卧有老年人床单位更换法

操作流程	操作步骤	要点说明
1. 评估沟通	（1）核对老年人信息 （2）评估老年人意识状态、自理能力及心理需求，协助排便排尿 （3）照护人员向老年人解释操作目的，取得老年人配合	◇ 关注老年人的心理情况
2. 湿扫床褥	（1）移开桌椅：移开床旁桌距床约20 cm，移动床旁椅至床尾，将物品按使用顺序放在床尾椅上（上层床单、中层被罩、下层枕套） （2）松被翻身：立起对侧床档，照护人员站在床右侧，放下近侧床档，松开床尾盖被，一手托起老年人头部，一手将枕头平移到床左侧，协助老年人翻身侧卧于床左侧（背向照护人员），盖好盖被。从床头至床尾松开近侧床单，将床单向内卷起塞于老年人身下 （3）湿扫近侧床褥： ① 取床刷，套好一次性床刷套 ② 轻扶老年人，从床中线开始湿扫床褥，从床头扫至床尾，每一刷要重叠上一刷的1/3，避免遗漏	◇ 方便照护人员操作 ◇ 防止老年人坠床，观察老年人反应，注意保暖 ◇ 床单污染面向内卷 ◇ 床刷套一床一个，不可重复使用
3. 更换床单	（1）铺近侧床单：将清洁床单的中线对齐床中线，展开近侧床单平整铺于床褥上，对侧床单向内卷起塞于老年人身下，分别将近侧床单的床头、床尾部分反折于床褥下绷紧床单，将近侧下垂部分的床单平整塞于床褥下 （2）移枕翻身：将枕头移至近侧，协助老年人翻转身体，侧卧于清洁床单上（面向照护人员），盖好被子，拉起近侧床档 （3）铺对侧床单： ① 照护人员转至床对侧，放下床档，从床头至床尾松开床单，将污床单从床头、床尾向中间卷起放在污衣袋内 ② 清扫褥垫上的渣屑（方法同上） ③ 拉平老年人身下的清洁床单，平整铺于床褥上（方法同上）。协助老年人平卧于床中线上，盖好被子	◇ 塞于身下的床单正面向内 ◇ 防止老年人坠床，观察老年人反应，注意保暖 ◇ 床单要铺平整，不易松散
4. 更换被罩	（1）展棉被、撤棉胎： ① 照护人员站在床近侧，将棉被展开，打开被尾开口，一手揪住被罩边缘，一手伸入被罩中分别将两侧棉胎向中间对折	

操作流程	操作步骤	要点说明
4.更换被罩	② 一手抓住被罩被头部分，一手抓住棉胎被头部分，将棉胎呈"S"形从被罩中撤出，折叠置于床尾。被罩仍覆盖在老年人身上 （2）更换被罩： ① 取清洁被罩平铺于原被罩上，被罩中线对准床中线。被罩的被头置于老年人肩颈部 ② 打开清洁被罩被尾开口端，将棉胎装入清洁被罩内，并将棉胎向两侧展开，充实于被罩四角，系好床尾侧被罩系带 ③ 将原被罩从床头向床尾方向翻卷撤出，放于污衣袋内 （3）整理棉被：棉被两侧分别向内反折，与床沿平齐；被尾向内反折，与床尾平齐	◇ 操作动作轻稳，不要过多暴露老年人身体 ◇ 更换被罩时，避免遮住老年人口鼻 ◇ 棉胎装入被罩内，被头部分应充满，不可有虚沿
5.更换枕套	（1）取出枕头：照护人员一手托起老年人头颈部，一手撤出枕头 （2）更换枕套：在床尾处将枕芯从枕套中撤出，污枕套放在污衣袋内，取清洁枕套反转内面朝外，双手伸进枕套内撑开揪住两内角，双手抓住枕芯两角，反转枕套套好 （3）放回枕头：将枕头从老年人胸前放至左侧头部旁边，照护人员右手托起老年人头部，左手将枕头拉至老年人头下适宜位置	◇ 注意保护老年人头颈部 ◇ 在被尾处更换枕套 ◇ 套好的枕头四角充实 ◇ 枕套开口端背向门
6.整理用物	（1）整理用物，协助老年人取舒适体位，整理床单位 （2）移回床旁桌、椅 （3）根据天气和老年人情况开窗通风	◇ 用物按规定分类处理
7.洗手记录	（1）按七步洗手法洗手 （2）记录操作时间、老年人皮肤情况、老年人反应等	◇ 预防交叉感染

4. 评价

（1）老年人感觉安全、舒适。

（2）照护人员操作时动作轻稳、节力。

（3）照护人员和老年人有效沟通，老年人满意。

【注意事项】

（1）定期为老年人整理、更换床单位。

（2）操作过程中注意保护老年人安全，注意保暖。

（3）操作过程中及时与老年人沟通，如有不适立刻停止并给予处理。

（4）照护人员操作时应动作轻稳，注意节力。

任务二　老年人仪容仪表修饰

仪容仪表包括人的容貌、服饰和姿态等，是一个人精神面貌的外在体现，在人际交往中起到积极的暗示作用，使人身心愉悦，维持健康的心理状态，促进健康。老年人由于脊柱弯曲、关节硬化等生理变化，身体各部位长度变短，活动范围减少甚至活动受限，无法自己完成仪容仪表的整理，需要照护人员为其进行修饰。选择得体的着装，对老年人提高舒适度、提升自信、改善健康有很大帮助。因此，照护人员要关注老年人的仪容仪表，须经常向老年人解释仪容仪表修饰、合理搭配的重要性，必要时应给予帮助。仪容仪表修饰的基本原则是美观、整洁、卫生、得体。

一、仪容仪表修饰的重要性

保持老年人仪容仪表的整洁和得体不仅可以满足老年人的基本需求，还可以缓解老年人的被遗弃感和无助感，满足其自尊需求。

二、仪容仪表修饰的要求

1. 仪容要求　保持老年人面部清洁，老年男性可每日剃须；头发清洁整齐；指/趾甲修剪整齐，长短适宜；口腔、身体清洁无异味；保持良好心态，面部常带笑容。

2. 衣着选择和搭配的要求

（1）实用：老年人对外界环境的适应能力较差，许多老年人冬季畏寒、夏季畏热。因此，老年人在穿着上首先要考虑冬装保暖、夏装凉爽。

（2）舒适：穿着应力求宽松舒适，透气性和吸湿性高，柔软轻便，利于活动。在面料选择上，纯棉制品四季适宜。夏季可选真丝、棉麻服装，凉爽透气。

（3）安全：衣袖及裤腿不能过长，鞋子要防滑等。

（4）整洁：衣着整洁不仅使老年人显得神采奕奕，也有利于身体健康。内衣及夏季衣服应常洗常换。

（5）美观：根据老年人自身文化素养、品味选择得体的服装，以款式简洁明快，方便穿着为宜。

（6）个性：追求个性是这个时代的特点，老年人也不例外。老年人可以选择自己喜欢的服装。

（7）便利：对自理能力差的老年人，选择便于穿脱的衣物，如纽扣大一点、裤腰有松紧带等。

3. 鞋袜要求

（1）袜子：老年人应选择棉质的松口袜子。袜口过紧会导致血液回流欠佳，足部肿胀不适。袜子勤换洗有利于足部健康。

（2）鞋子：老年人应选择具有排汗、减震、安全、柔软、轻巧、舒适、防滑等特点的鞋，大小要合适。日常行走可选择有适当后跟的布底鞋，运动时最好选择鞋底硬度适中、有点后跟、鞋头微翘的运动鞋。外出尽量不穿拖鞋，居家拖鞋应选择足部恰好能塞满鞋面、后跟 2～3 cm 的防滑拖鞋。

三、仪容仪表的修饰

【操作目的】

（1）保持老年人身体清洁、舒适，预防和减少感染。

（2）促进老年人心情愉悦。

【操作程序】

1. 评估

（1）辨识老年人，与老年人沟通。

（2）评估老年人情绪、身体状况、意识状态、自理能力、肢体活动度及合作程度。

（3）评估老年人身体部位的清洁程度、健康状况、生活习惯、文化素养、仪容仪表修饰习惯。

2. 计划

（1）环境准备：安静整洁，温湿度适宜，光线充足，必要时关闭门窗、拉上围帘或用屏风遮挡。

（2）老年人准备：明确操作目的，了解操作流程，能够配合操作。

（3）照护人员准备：着装整洁，修剪指甲，洗手，戴口罩。

（4）用物准备：洗手液、电动剃须刀、毛巾、脸盆（盛 40～45 ℃温水）、润肤油、指甲刀、纸巾、镜子、梳子、清洁衣裤（自备）。

3. 实施　具体实施内容见表 4.4。

表 4.4　老年人仪容仪表的修饰

操作流程	操作步骤	要点说明
1. 评估沟通	（1）核对老年人信息 （2）评估老年人意识状态、自理能力及心理需求，协助排便排尿 （3）照护人员向老年人解释操作目的，取得老年人配合	◇ 能独立进行修饰的老年人，鼓励其自行修饰
2. 修剪指 / 趾甲	（1）手 / 足下铺纸巾 （2）照护人员左手握住老年人一只手 / 足的手指 / 脚趾，右手持指甲刀修剪指甲，先剪中间，后剪两边。保留指甲长度为 1～1.5 mm 为宜，逐一修剪。最后用指甲锉逐一锉平指 / 趾甲边缘毛刺 （3）用纸巾包裹指甲碎屑，放入垃圾桶。将指甲刀放回原处	◇ 方便清理 ◇ 先修剪手指甲，后修剪脚指甲；手指甲可圆剪，脚指甲应平剪 ◇ 指甲刀消毒备用
3. 口腔清洁	（1）可独立刷牙的老年人：鼓励其到卫生间自行刷牙 （2）无法独立刷牙的老年人：协助或指导其刷牙 （3）卧床老年人：用棉棒法清洁口腔，方法见任务三"老年人口腔清洁照护"	◇ 注意保护老年人 ◇ 自立支援

操作流程	操作步骤	要点说明
4. 洗净脸部	（1）可独立洗脸的老年人：鼓励其到卫生间自行洗脸 （2）无法独立洗脸的老年人：协助或指导其洗脸 （3）卧床老年人：帮助老年人擦拭脸部，方法见任务五"老年人皮肤清洁照护"	◇ 注意保护老年人 ◇ 自立支援
5. 剃净胡须	（1）协助老年人取坐位或卧位，在老年人颌下铺毛巾，胡须坚硬者用温热毛巾敷面5～10 min （2）照护人员一手绷紧老年人皮肤，一手打开电动剃须刀开关，按从左到右，从上到下的顺序剃 （3）剃须完毕，用毛巾擦拭剃须部位，涂抹润肤油 （4）关闭剃须刀，撤去毛巾	◇ 保持老年人头部稳定，不逆刮 ◇ 检查是否刮干净 ◇ 剃须刀消毒备用
6. 梳好头发	（1）可独立梳头的老年人：鼓励其自行梳头 （2）无法独立梳头的老年人：协助或指导其梳头 （3）卧床老年人：帮助卧床老年人梳头，方法同任务四"老年人头发清洁照护"	◇ 注意保护老年人 ◇ 自立支援
7. 整理仪容仪表	（1）照护人员检查老年人仪容仪表是否干净、整洁 （2）协助老年人照镜子，根据老年人要求做进一步修饰，满足老年人精神需求，使老年人满意	◇ 询问老年人感受
8. 整理用物	（1）用物放回原处 （2）清理掉落的头发及皮屑 （3）开窗通风	◇ 用物按规定分类处理
9. 洗手记录	（1）按七步洗手法洗手 （2）记录操作时间、老年人仪容仪表情况、老年人反应等	◇ 预防交叉感染

4. 评价

（1）老年人在仪容仪表修饰后感到清洁、舒适、身心愉快。

（2）照护人员动作轻巧，确保老年人安全。

（3）老年人主动配合，和老年人有效沟通。

【注意事项】

（1）操作过程中，注意保护老年人安全。

（2）操作过程中及时与老年人沟通，如有不适立刻停止并给予处理。

（3）老年人指/趾甲较为坚硬时，可用温水浸泡或温热毛巾包裹5 min，再进行修剪。

（4）老年人胡须较为坚硬时，可用温热毛巾热敷5～10 min。

（5）照护人员操作时应动作轻稳，注意节力。

四、协助老年人更换衣物

清洁、合体的穿着是老年人人际交往和满足自尊的基本要求。能自理的老年人衣着可自行选择和穿戴，而失能、半失能老年人的衣着则需要照护人员协助更换。因此，照护人员应掌握不同类型衣物的更换方法，才能更好地为老年人提供更优质的服务。

【操作目的】

（1）保持老年人身体清洁、舒适，预防和减少感染。

（2）满足老年人自尊的需求，促进人际交往。

【操作程序】

1. 评估

（1）辨识老年人，与老年人沟通。

（2）评估老年人情绪、身体状况、意识状态、自理能力、肢体活动度及合作程度。

（3）评估老年人衣物污染情况、健康状况、文化素养、生活及穿衣习惯。

2. 计划

（1）环境准备：安静整洁，温湿度适宜，光线充足，关闭门窗、拉上围帘或用屏风遮挡。

（2）老年人准备：明确操作目的，了解操作流程，能够配合操作。

（3）照护人员准备：着装整洁，修剪指甲，洗手，戴口罩。

（4）用物准备：清洁衣裤，清洁鞋袜，洗手液。

3. 实施　具体实施内容见表 4.5 至表 4.8。

表 4.5　协助老年人更换开襟衣衫

操作流程	操作步骤	要点说明
1. 评估沟通	（1）核对老年人信息 （2）评估老年人意识状态、自理能力及心理需求，协助排便排尿 （3）照护人员向老年人解释操作目的，取得老年人配合	◇ 能独立穿脱开襟衣衫的老年人，鼓励其自行穿脱
2. 脱开襟衣衫	（1）协助老年人取坐位，或摇起床头使老年人呈半卧位 （2）为老年人解开衣扣，衣领向下拉，露出双肩。先脱去健侧衣袖，将衣服从背后绕到另一侧，再脱下患侧衣袖，脱患侧衣袖时应按老年人肩部、上臂、肘关节、前臂、手屈曲位置依次脱下	◇ 方便更换衣物 ◇ 老年人一侧肢体不灵活时，先脱健侧，再脱患侧
3. 穿开襟衣衫	（1）展开清洁的开襟衣服，辨别衣身、衣袖 （2）照护人员将手伸入患侧衣袖，握住老年人患侧手将衣袖套入手部，双手配合顺应患侧上肢屈曲位置，按手部、前臂、肘部、上臂依次穿上患侧衣袖，提拉至肩部 （3）叮嘱老年人身体稍前倾，捏住衣领将衣身从背后展开，将健侧手臂向斜下方或斜上方伸入衣袖	◇ 尝试让老年人自行辨别 ◇ 老年人一侧肢体不灵活时，先穿患侧，再穿健侧

操作流程	操作步骤	要点说明
4. 整理衣服	同老年人一起拉平其上衣的衣身，整理衣领，系好扣子	◇ 自立支援
5. 洗手记录	（1）按七步洗手法洗手 （2）记录操作时间、老年人衣物更换情况、老年人反应等	

表 4.6　协助老年人更换套头上衣

操作流程	操作步骤	要点说明
1. 评估沟通	（1）核对老年人信息 （2）评估老年人意识状态、自理能力及心理需求，协助排便排尿 （3）照护人员向老年人解释操作目的，取得老年人配合	◇ 能独立穿脱套头上衣的老年人，鼓励其自行穿脱
2. 脱套头衫	（1）协助老年人取坐位，或摇起床头使老年人呈半卧位 （2）将老年人套头上衣的下端向上拉至胸部，一手扶住老年人肩部，嘱老年人低头，另一手从背后向前脱下衣身部分 （3）拉住健侧袖口，脱下健侧衣袖；脱患侧衣袖时应按老年人肩部、上臂、肘关节、前臂、手屈曲位置依次脱下	◇ 方便更换衣物 ◇ 注意保暖 ◇ 老年人一侧肢体不灵活时，先脱健侧，再脱患侧
3. 穿套头衫	（1）展开清洁的套头上衣，辨别前后面 （2）照护人员一手从患侧衣袖口处伸入至衣身开口处，握住老年人手腕，将衣袖套入老年人患侧手臂，双手配合顺应患侧上肢屈曲位置，按手部、前臂、肘部、上臂依次穿上患侧衣袖，同法穿好另一侧 （3）嘱老年人低头，照护人员双手抓住衣身前后片下沿至衣领开口处，套入老年人头部	◇ 尝试让老年人自行辨别 ◇ 老年人一侧肢体不灵活时，先穿患侧，再穿健侧
4. 整理衣服	同老年人一起将衣身前后向下拉至平整	◇ 自立支援
5. 洗手记录	（1）按七步洗手法洗手 （2）记录操作时间、老年人衣物更换情况、老年人反应等	

表 4.7　协助老年人穿脱裤子

操作流程	操作步骤	要点说明
1. 评估沟通	（1）核对老年人信息 （2）评估老年人意识状态、自理能力及心理需求，协助排便排尿 （3）照护人员向老年人解释操作目的，取得老年人配合	◇ 能独立穿脱裤子的老年人，鼓励其自行穿脱

操作流程	操作步骤	要点说明
2. 脱下裤子	（1）协助老年人呈仰卧位 （2）为老年人松开裤带、裤扣；协助老年人身体左倾，将裤子右侧部分向下拉至臀下，再协助老年人身体右倾，将裤子左侧部分向下拉至臀下 （3）协助老年人屈膝，两手分别拉住老年人两侧裤腰向下褪至膝部以下，分别抬起左右下肢，逐一褪出裤腿	✧ 方便更换裤子 ✧ 老年人一侧肢体不灵活时，先脱健侧，后脱患侧
3. 穿上裤子	（1）取清洁裤子，辨别正反面 （2）照护人员一手从裤管口套入至裤腰开口处，轻握老年人脚踝，另一手将裤管向老年人大腿方向提拉，同法穿上另一条裤管 （3）协助老年人屈膝，照护人员两手分别拉住两侧裤腰部分向上提拉至老年人臀部 （4）协助老年人身体左倾，将右侧裤腰部分向上拉至腰部，再协助老年人身体右倾，将左侧裤腰部分向上拉至腰部 （5）系好裤带、裤扣	✧ 尝试让老年人自行辨别 ✧ 老年人一侧肢体不灵活时，先穿患侧，再穿健侧
4. 整理裤子	同老年人一起将裤子拉至平整，避免褶皱	✧ 自立支援
5. 洗手记录	（1）按七步洗手法洗手 （2）记录操作时间、老年人裤子穿脱情况、老年人反应等	

表 4.8　协助老年人穿脱鞋袜

操作流程	操作步骤	要点说明
1. 评估沟通	（1）核对老年人信息 （2）评估老年人意识状态、自理能力及心理需求，协助排便排尿 （3）照护人员向老年人解释操作目的，取得老年人配合	✧ 能独立穿脱鞋袜的老年人，鼓励其自行穿脱
2. 脱下鞋袜	（1）协助老年人取坐位或仰卧位脚伸向床边 （2）为老年人解开鞋带，握住鞋的足跟部分脱下鞋子，同法脱下另一只鞋子 （3）两手分别拉住脚踝两侧袜口向下脱下袜子	✧ 方便穿脱鞋袜 ✧ 检查老年人脚部有无破损及脚部疾患
3. 穿上鞋袜	（1）取清洁袜子，辨别正反面及袜子的足跟位置 （2）双手分别捏住袜子开口至袜头处，套入脚趾，向脚踝方向提拉 （3）一手握住鞋跟部分，一手托起老年人足跟，将脚趾部分套入鞋内，直至脚掌、脚跟与鞋底内面贴合 （4）系好鞋带	✧ 尝试让老年人自行辨别 ✧ 袜子应穿着平整，与脚部完全贴合 ✧ 穿鞋前检查鞋子内部是否平整无异物

操作流程	操作步骤	要点说明
4.洗手记录	（1）按七步洗手法洗手 （2）记录操作时间、老年人鞋袜穿脱情况、老年人反应等	

4．评价

（1）老年人更换衣物后感到清洁、舒适、身心愉快。

（2）照护人员动作轻巧，确保老年人安全。

（3）老年人主动配合，和老年人有效沟通。

【注意事项】

（1）协助偏瘫或有外伤的老年人更衣时，遵守"患穿健脱"的原则，即穿衣服先从患侧开始，脱衣服先从健侧开始。

（2）操作时辨别好衣服或鞋袜的前后、正反，以免穿错。

（3）对长期卧床的老年人，更衣后应立即整平背后衣服的褶皱，防止发生压疮。

（4）更换衣物时注意保护老年人的隐私。

（5）操作过程中及时与老年人沟通，如有不适立刻停止并给予处理。

（6）操作过程中保护老年人，防止跌倒、坠床、皮肤损伤及受凉。

（7）鼓励老年人做力所能及的事情，以增强其自信心。

（8）照护人员操作时应动作轻稳，不可生拉硬拽，避免老年人因过度伸展而引起疼痛。

任务三　老年人口腔清洁照护

口腔由两唇、两颊、硬腭、软腭等构成，口腔内有牙齿、舌、唾液腺等器官。口腔具有辅助说话、咀嚼食物、水解淀粉、分泌唾液等功能。口腔内的环境非常利于微生物生长繁殖；口腔与外界相通，也是病原微生物侵入人体的主要途径之一。当身体状况良好时，通过饮水、漱口、刷牙等活动，口腔内可以保持生态平衡状态。老年人机体抵抗力下降，口腔活动减少，导致口腔内微生物清除能力下降，易引起口腔炎症、溃疡、口臭及其他并发症。因此，照护人员为老年人进行口腔清洁，不仅能减少口腔感染的机会，还能清除口腔异味，促进食欲，预防疾病。

一、口腔清洁

（一）老年人口腔健康标准

世界卫生组织认为：老年人口腔里应有 20 颗以上的牙齿，才能够维持口腔健康。世界卫生组织制定的牙齿健康标准是：牙齿清洁、没有龋齿、没有疼痛感，牙龈的颜色呈正常的粉红色，没有出血的现象。

（二）老年人口腔卫生指导

1. 口腔卫生状况评估　评估老年人的口腔卫生状况时，应根据老年人的具体情况，提出有针对性的照护措施（表 4.9）。

表 4.9　老年人口腔评估项目及照护要点

评估项目	评估与照护要点
老年人生活自理能力	自理老年人：鼓励独立完成口腔清洁 半自理老年人：协助完成口腔清洁 失能老年人：可在床上，头偏向一侧，由照护人员帮助完成口腔清洁
老年人口腔的清洁情况	口腔内是否有食物残留、是否有其他分泌物
老年人口腔的气味	如有氨臭味、烂苹果味等异常气味，及时报告医生处理
老年人牙齿的情况	牙齿是否齐全，有无义齿、龋齿、牙结石、牙垢等
老年人牙龈的颜色	牙龈是否红肿、出血、萎缩等
口唇色泽，有无干裂、出血	口唇干裂时涂抹润唇膏或液体石蜡
口腔黏膜的颜色、完整性	有溃疡、出血等异常情况，及时报告医生处理
舌的颜色、湿润度	可用刮舌器清洁舌苔，如有溃疡、肿胀等异常情况，及时报告医生处理
腭部、悬雍垂、扁桃体情况	如有红肿、溃疡等异常情况，及时报告医生处理

2. 正确选择和使用口腔清洁用品　选用刷头较小、表面平滑、刷毛质地柔软的牙刷，每 3 个月更换一次，使用期间保持其清洁和干燥。选择无腐蚀性的牙膏，以免损伤牙齿。药物牙膏能抑制细菌生长，起到防止龋齿和治疗牙齿过敏的作用；含氟牙膏具有

抑菌及保护牙齿的作用；水果香型的牙膏具有爽口和清新口气的作用。但牙膏不宜常用一个品牌，应经常更换。若老年人口腔内有细菌感染，遵医嘱使用漱口液。

3. 养成良好的口腔卫生习惯　对老年人进行口腔卫生健康宣教，对牙齿脱落者鼓励其及时就医安装义齿，使其了解口腔清洁的有关知识，指导其养成良好的饮食习惯和口腔卫生习惯，如每日晨起、晚上睡前刷牙，餐后漱口，少食甜食等。

（三）保持口腔卫生的方法

1. 采用正确的刷牙方法　目前提倡的刷牙方法有颤动法和竖刷法。每次刷牙时间应不少于 3 min。

（1）颤动法：用颤动法刷牙时，牙刷毛面与牙齿成 45° 角，刷头指向牙龈方向，使刷毛进入牙龈沟和相邻牙缝内，做短距离的快速环形颤动。每次刷 2～3 颗牙齿，刷完一个部位后再刷相邻部位。对于前排牙齿内面，可用牙刷毛面的顶部以环形颤动方式刷洗；刷牙齿咬合面时，将刷毛压在咬合面上，使毛端深入裂沟区做短距离的前后来回颤动。

（2）竖刷法：竖刷法是将牙刷刷毛末端置于牙龈和牙冠交界处，沿牙齿方向轻微加压，并顺牙缝纵向刷洗，分别对牙齿的外侧面、内侧面、咬合面进行刷洗。注意避免采用横刷法，即刷牙时做左右方向拉锯式动作，此法可损害牙体与牙周组织。

刷完牙齿后，再由内向外刷洗舌面，以清除食物碎屑和减少致病菌。当协助老年人刷牙时，可嘱其伸出舌头，握紧牙刷并与舌面成直角，用较小力量先刷舌面尖端，再刷舌的两侧。之后嘱老年人彻底漱口，清除口腔内的食物碎屑和残余牙膏。必要时重复刷洗和漱口，直至口腔完全清洁。之后用清水洗净牙刷，甩去多余水分后晾干，待用。

2. 按摩牙龈　刷牙漱口后，将干净的示指或中指的指腹置于牙龈上，由牙根向牙冠做上下方向和沿牙龈水平面做前后方向的适度揉按，依次按摩上下、左右的内外侧牙龈，每次 2～3 min。

3. 正确使用牙线　将牙线两端分别缠于双手示指或中指，以拉锯式将其嵌入牙间隙，拉住牙线两端使其呈 "C" 形，滑动牙线至牙龈边缘，绷紧牙线，沿一侧牙面前后移动牙线以清洁牙侧面，然后用力弹出，再换另一侧，反复数次直至牙面清洁或将嵌塞食物清除。使用牙线后，须彻底漱口以清除口腔内的碎屑。操作中注意对牙齿侧面施加压力时，施力要轻柔，切忌将牙线猛力下压，以免损伤牙龈。

4. 口腔运动操　适度的口腔运动操能够促进下颌关节、面部肌肉、牙龈和牙周的血液循环，坚固牙齿，保持口腔健康。

（1）唇部运动：将嘴巴张开至最大，发出 "啊" 的声音；弹舌。

（2）舌头运动：将舌头伸至上下排牙齿，向左右移动做出清洁牙齿状。

（3）叩齿：轻微闭口，上下牙齿相互轻轻叩击数十次，所有牙齿都要叩击到，适度用力，次数以老年人不感到疲劳为宜。

（4）鼓腮：紧闭嘴唇吹气，使脸颊鼓胀，空口反复鼓动两侧腮部。

（5）缩唇呼吸：用鼻深吸一口气，将嘴巴缩拢成吹口哨状，慢慢呼气。

5. 口腔检查　定期到医院进行口腔检查，对症治疗。

6. 义齿清洁　进食后、睡觉前将义齿清洁干净，放入冷水中浸泡。

7. 合理营养，改掉不良嗜好　补充牙齿所需的钙、磷等营养物质，多吃新鲜蔬菜，营养均衡；少吃含糖食品，戒烟酒，不用牙齿拽东西、咬硬物等。

二、义齿清洁

牙齿缺失的老年人日间佩戴义齿，可维持良好的形象和正常的口腔功能；入睡前摘下义齿，可减少对软组织和骨质的压力，使牙龈得到休息。自理或意识清醒的老年人可自行清洁义齿；对于不能自理或意识障碍的老年人，照护人员应协助其做好义齿的清洁。照护人员洗净双手，帮助老年人先取上腭再取下腭的义齿。活动义齿的清洁方法如下。

（1）每次吃饭和进食后，取下义齿冲洗，用牙刷蘸牙膏或义齿清洁剂刷洗义齿内外两面，尤其是牙托内面及与其他牙齿接触部位，刷洗完用冷水冲洗干净，老年人漱口后再戴上。

（2）入睡前取下义齿，同法刷洗后，浸泡在贴有标签并盛有冷开水或义齿清洁液的加盖容器中，次晨再戴上，冷开水每日换一次。义齿不能浸泡于热水和消毒剂中，以免义齿变色、变形和老化。

佩戴义齿的老年人，在注意口腔清洁的同时，还要注意避免吃过硬或黏性较大的食物，以防损坏义齿。

三、口腔照护技术

（一）协助老年人漱口

【操作目的】

保持老年人口腔清洁、无异味，促进食欲，预防疾病。

【操作程序】

1. 评估

（1）辨识老年人，与老年人沟通。

（2）评估老年人情绪、身体状况、意识状态、自理能力、肢体活动度及合作程度。

（3）评估老年人口腔情况、有无义齿，有义齿者应摘下清洗。

2. 计划

（1）环境准备：安静整洁，温湿度适宜，光线充足。

（2）老年人准备：了解操作流程，能够配合操作。

（3）照护人员准备：着装整洁，修剪指甲，洗手，戴口罩。

（4）用物准备：水杯（内盛 2/3 杯温水）、吸管、弯盘或小碗、毛巾、记录单、洗手液，必要时备润唇膏。

3. 实施　具体实施内容见表 4.10。

表 4.10　协助老年人漱口

操作流程	操作步骤	要点说明
1. 评估沟通	（1）核对老年人信息 （2）评估老年人意识状态、口腔情况、有无义齿、自理能力及心理需求，协助排便排尿 （3）照护人员向老年人解释操作目的及方法，取得老年人配合	

操作流程	操作步骤	要点说明
2. 摆放体位	协助老年人取侧卧位或半坐卧位（卧床老年人摇高床头至30°，面向照护人员）。将毛巾铺于老年人颔下及胸前部位，弯盘置于口角边	✧ 口角边垫毛巾，避免污染被服
3. 协助漱口	（1）照护人员将水杯递到老年人口角旁让其饮一口水（卧床老年人用吸管吸一口水）。指导老年人紧闭双唇，鼓动颊部，使漱口水在牙缝内外来回流动冲刷 （2）照护人员持小碗接取老年人吐出的漱口水（卧床老年人用口角边的弯盘接取），反复多次直至口腔清洁 （3）撤下小碗（弯盘），用毛巾擦干口角，必要时涂抹润唇膏	✧ 每次含漱口水的量不可过多，避免发生呛咳或误吸 ✧ 昏迷老年人禁忌漱口 ✧ 防止口唇干裂
4. 整理用物	撤去用物，协助老年人取舒适体位，整理床单位	✧ 用物按规定分类处理
5. 洗手记录	（1）按七步洗手法洗手 （2）记录操作时间、老年人口腔情况、老年人反应等	✧ 预防交叉感染

4. 评价

（1）老年人了解口腔清洁的相关知识，漱口后达到预期效果。

（2）照护人员做到安全、正确、无差错，无不良反应发生。

（3）老年人主动配合，和老年人有效沟通。

【注意事项】

（1）昏迷老年人禁忌漱口，以免引起误吸。

（2）若老年人口腔内有微生物感染，遵医嘱使用相应漱口液。

（3）操作过程中及时与老年人沟通，如有不适立刻停止并给予处理。

（4）保护老年人安全，防止坠床。

（二）协助老年人刷牙

【操作目的】

保持老年人口腔清洁、无异味；促进食欲，预防疾病。

【操作程序】

1. 评估

（1）辨识老年人，与老年人沟通。

（2）评估老年人情绪、身体状况、意识状态、自理能力、肢体活动度及合作程度。

（3）评估老年人口腔情况、有无义齿，有义齿者应摘下清洗。

2. 计划

（1）环境准备：安静整洁，温湿度适宜，光线充足。

（2）老年人准备：了解操作流程，能够配合操作。

（3）照护人员准备：着装整洁，修剪指甲，洗手，戴口罩。

（4）用物准备：牙刷、牙膏、漱口杯（内盛2/3杯温水）、毛巾、一次性治疗巾、脸盆、跨床小桌、记录单、洗手液，必要时备润唇膏。

3. 实施　具体实施内容见表4.11。

表4.11　协助老年人刷牙

操作流程	操作步骤	要点说明
1. 评估沟通	（1）核对老年人信息 （2）评估老年人意识状态、口腔情况、有无义齿、自理能力及心理需求，协助排便排尿 （3）照护人员向老年人解释操作目的及方法，取得老年人配合	—
2. 摆放体位	协助老年人取坐位，将毛巾或一次性治疗巾围于老年人胸前。在小桌上放稳脸盆	◇ 脸盆放稳，避免倾覆打湿床铺，如打湿应及时更换
3. 指导刷牙	（1）在牙刷上挤好牙膏，将漱口杯及牙刷递给老年人，嘱老年人身体前倾，先含一小口水漱口，再刷牙 （2）刷牙齿外侧面：上下牙齿咬合，采用竖刷法刷洗牙齿的外侧面 （3）刷牙齿内侧面：打开口腔，上牙应从上向下刷，下牙应从下向上刷 （4）刷咬合面：螺旋形由内向外刷牙齿咬合面，还可用刷毛轻轻按摩牙龈	◇ 刷牙时嘱老年人动作轻柔，以免损伤牙龈 ◇ 刷牙时间不少于3 min
4. 协助漱口	刷牙完毕后协助老年人漱口。用毛巾擦净老年人口角，必要时涂抹润唇膏	◇ 防止口唇干裂
5. 整理用物	撤去用物，协助老年人取舒适体位，整理床单位	◇ 用物按规定分类处理
6. 洗手记录	（1）按七步洗手法洗手 （2）记录操作时间、老年人口腔情况、老年人反应等	◇ 预防交叉感染

4. 评价

（1）老年人了解口腔清洁的相关知识，刷牙后达到预期效果。

（2）照护人员做到安全、正确、无差错，无不良反应发生。

（3）老年人主动配合，和老年人有效沟通。

【注意事项】

（1）刷牙时嘱老年人按照顺序刷，不要遗漏，保证所有部位都刷到、刷干净。

（2）若老年人口腔内有微生物感染，遵医嘱使用相应漱口液。

（3）操作过程中及时与老年人沟通，如有不适立刻停止并给予处理。

（4）保护老年人安全，防止坠床。

（三）棉棒清洁口腔

棉棒清洁口腔是根据老年人的病情和口腔情况，采用恰当的口腔护理溶液，运用特殊的口腔照护手段，为老年人清洁口腔的方法。该法常用于昏迷、禁食、高热、有口腔疾患、术后、鼻饲或气管插管等生活不能自理的老年人。一般每日2～3次，或遵医嘱执行。

【操作目的】

（1）保持老年人口腔清洁、湿润，预防口腔感染等并发症。

（2）去除或减轻口腔异味，增加食欲，保持口腔正常功能，促进舒适。

（3）遵医嘱用药，治疗口腔疾患。

（4）观察口腔黏膜、舌苔并注意特殊的口腔气味，为病情变化提供动态信息。

【操作程序】

1. 评估

（1）辨识老年人，与老年人沟通。

（2）评估老年人情绪、身体状况、意识状态、自理能力、肢体活动度及合作程度。

（3）评估老年人口腔情况、有无义齿，有义齿者应摘下清洗。

2. 计划

（1）环境准备：安静整洁，温湿度适宜，光线充足。

（2）老年人准备：老年人意识清楚，平卧于床上，能够配合操作。

（3）照护人员准备：着装整洁，修剪指甲，洗手，戴口罩。

（4）用物准备：漱口杯盛1/3杯的温水或生理盐水（或遵医嘱使用漱口液，表4.12）、无菌大棉棒、吸管、毛巾、一次性治疗巾、弯盘、压舌板、手电筒、记录单，必要时备润唇膏。

表4.12　常用口腔护理溶液的浓度及作用

溶液名称	浓度	作用
氯化钠溶液	0.9%	清洁口腔
硼酸溶液	2%～3%	抑菌
过氧化氢溶液	1%～3%	防腐防臭
碳酸氢钠溶液	1%～4%	抗真菌感染
呋喃西林溶液	0.02%	清洁口腔，广谱抗菌
醋酸溶液	0.1%	抑制绿脓杆菌、假单胞菌属感染
甲硝唑溶液	0.08%	抑制厌氧菌感染
柠檬酸	0.1%	增加唾液分泌
氯己定（洗必泰）	0.02%	清洁口腔，广谱抗菌

3. 实施　具体实施内容见表4.13。

表4.13　棉棒清洁口腔

操作流程	操作步骤	要点说明
1. 评估沟通	（1）核对老年人信息 （2）评估老年人意识状态、口腔情况、有无义齿、自理能力及心理需求，协助排便排尿 （3）照护人员向老年人解释操作目的及方法，取得老年人配合	◇ 关注老年人的心理状况

操作流程	操作步骤	要点说明
2. 摆放体位	摇高床头至30°，协助老年人呈侧卧位或仰卧位，头偏向一侧（面向照护人员）	◇ 便于口腔内分泌物及多余水分流出，防止误吸
3. 铺巾置盘	将毛巾或一次性治疗巾铺于老年人颌下和前胸，弯盘置于老年人口角旁	◇ 防止打湿老年人衣被
4. 润唇检查	（1）取一根棉棒，将棉球端浸于漱口杯的溶液中，在漱口杯内壁旋转挤压至不滴水，湿润老年人的口唇 （2）嘱老年人张口，左手持压舌板撑开颊部，右手持手电筒观察口腔情况（有无义齿；黏膜是否完整，有无出血、炎症、溃疡；有无特殊气味）	◇ 棉棒蘸水不宜过多，防止擦拭牙齿时老年人误吸 ◇ 如有活动义齿，擦拭前取下，清洗、浸泡于冷水中备用
5. 协助漱口	协助老年人漱口，吐漱口水于颌下弯盘内，用毛巾擦净口唇及面部	
6. 擦拭口腔	◆ 取一根棉棒，将棉球端浸于漱口杯的溶液中，在漱口杯内壁旋转挤压至不滴水 （1）牙齿外侧面：嘱老年人咬合上下齿，用压舌板轻轻撑开左脸颊部，由磨牙向门齿纵向擦拭左侧牙齿外侧面。同法擦洗右侧 ◆ 更换棉棒时，老年人可闭上嘴休息，避免劳累 （2）牙齿内侧面、咬合面、颊部：嘱老年人张口，按从上向下擦拭左上内侧面，螺旋形擦拭左上咬合面，从下向上擦拭左下内侧面，螺旋形擦拭左下咬合面，弧形擦拭左侧颊部的顺序擦洗。同法擦洗右侧 （3）硬腭、舌：由内向外"之"字形擦拭上腭与舌面，"U"形擦拭舌下	◇ 一根棉棒只使用一次，不可反复蘸取漱口水使用 ◇ 按照正确顺序擦拭，保证所有部位不遗漏 ◇ 每次张口时间以20 s为宜 ◇ 按照正确顺序擦拭，保证所有部位不遗漏 ◇ 擦拭勿过深，以免触及咽部引起恶心
7. 再次漱口	协助老年人漱口，吐漱口水于颌下弯盘内，用毛巾擦净口唇及面部	
8. 观察涂药	再次观察老年人口腔情况，如有溃疡、真菌感染者酌情涂药，口唇干裂者涂润唇膏	◇ 防止口唇干裂
9. 整理用物	撤去用物，协助老年人取舒适体位，整理床单位	◇ 用物按规定分类处理
10. 洗手记录	（1）按七步洗手法洗手 （2）记录操作时间、老年人口腔情况、老年人反应等	◇ 预防交叉感染

4. 评价

（1）老年人了解口腔清洁的相关知识，棉棒清洁口腔后达到预期效果。

（2）照护人员操作规范，老年人口腔问题得以及时处理，擦洗时无口腔黏膜及牙龈损伤。

（3）沟通有效，老年人积极配合操作，同时获得口腔卫生保健的知识与技能，对服务满意。

【注意事项】

（1）根据老年人口腔情况，选择合适的漱口水。

（2）擦拭时动作要轻柔，以免损伤口腔黏膜及牙龈。

（3）昏迷老年人禁忌漱口，须用开口器者应从臼齿处放入，牙关紧闭者不可使用暴力，以免造成损伤。

（4）棉棒不易过湿，以免引起呛咳，每次使用一根，操作前后清点数量，防止遗留在口腔。

（5）长期应用抗生素的老年人，应观察口腔黏膜有无真菌感染。

（6）有活动义齿应先取下，用牙刷刷净义齿各面，用冷水冲洗干净，待老年人漱口后戴上。暂时不用的义齿，可浸于冷水中备用，每日更换一次冷水。不可将义齿浸于热水或乙醇中，以免义齿变色、变形与老化。

（7）患有传染病的老年人的用物须按消毒隔离原则处理。

 知识链接

海绵头牙刷

海绵头牙刷（图4.5）由海绵块和塑料棒（或木棒）组成，专为特殊情况下需要进行口腔照护的人群设计，既能清洁口腔，保持口腔卫生，避免感染，还能用来做口腔按摩，促进口腔健康。

使用方法：

（1）打开包装，手持海绵头牙刷，将海绵头浸取适量的漱口液，挤干水分，一个部位使用一支海绵头牙刷。

（2）清洁左上、左下、右上、右下颊面处黏膜：从嘴角沿牙齿外侧放入面颊最深处撑开颊面部，上提（或下压），用手腕带动海绵头牙刷半旋转拉出。

（3）清洁舌苔：斜握海绵头牙刷，从舌苔后部往前刮除舌苔污垢。

（4）清洁上颚黏膜：用力且迅速地从上颚后方往前刮出污垢。

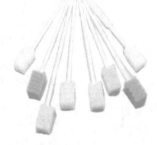

图 4.5　海绵头牙刷

（5）面颊肌肉的康复锻炼：用海绵头牙刷往颊面部方向用力并上下移动。

任务四　老年人头发清洁照护

保持头发整洁美观是人们日常卫生的一项重要内容。经常梳理和清洗头发，可以有效地清除灰尘、头皮屑及污垢，保持良好的个人形象，使人心情愉悦；经常梳头还能按摩头皮，促进头部血液循环，增加上皮细胞营养，促进头发的生长和代谢，预防感染。照护人员应为老年人经常梳理头发，定期清洗头发，满足老年人的身心需要，从而使其保持良好的心态。

一、梳理头发

老年人可以在每日早晨起床和晚上睡觉前各梳头一次，每次 5～10 min。老年人梳头，最好选用木制、牛角等天然材质的梳子。动作轻柔，顺着头发生长方向分别从头顶和两侧开始，力度要适中，梳头时可边梳边做按摩，以促进头皮的血液循环。

【操作目的】

（1）去除头皮屑和污物，保持头发清洁和整齐，减少感染机会。

（2）按摩头皮，促进头部血液循环，促进头发的生长和代谢。

（3）维护老年人自尊，增加老年人自信，建立良好的人际关系。

【操作程序】

1. 评估

（1）辨识老年人，与老年人沟通。

（2）评估老年人情绪、身体状况、意识状态、自理能力、梳洗习惯及合作程度。

（3）评估老年人有无头虱和头蚍。

2. 计划

（1）环境准备：安静整洁，温湿度适宜，光线充足。

（2）老年人准备：了解操作流程，能够配合操作。

（3）照护人员准备：着装整洁，修剪指甲，洗手，戴口罩。

（4）用物准备：记录单、洗手液、梳子、治疗巾、纸袋、毛巾、水杯。必要时备发夹、橡胶圈、30% 乙醇、生活垃圾桶、医疗垃圾桶。

3. 实施　具体实施内容见表 4.14。

表 4.14　梳理头发

操作流程	操作步骤	要点说明
1. 评估沟通	（1）核对老年人信息 （2）评估老年人意识状态、头发情况、自理能力及心理需求，协助排便排尿 （3）照护人员向老年人解释操作目的及方法，取得老年人配合	✧ 关注老年人的心理状况

操作流程	操作步骤	要点说明
2. 摆放体位	协助老年人取坐位或半坐卧位（病情较重者取侧卧位或平卧位，头偏向一侧）。将治疗巾或毛巾铺于老年人肩上或枕上	◇ 避免碎发、头屑落于床上或老年人衣服上
3. 协助梳头	（1）散开头发，照护人员左手压住发根，右手持梳子从发根梳到发梢。头发较长不易梳通时，可分段梳理，先梳理靠近发梢的一段，梳通后，再由发根部分梳理至发梢 （2）如头发打结，可用30%乙醇湿润，再从发梢分段梳理 （3）按老年人习惯，扎好头发	◇ 卧床老年人先梳理一侧头发，再梳理另一侧头发 ◇ 动作轻柔，不可强拉硬拽 ◇ 发束或发辫不宜太紧，以免造成老年人不适
4. 整理用物	（1）取下治疗巾，清理脱落的头发并包于纸袋中 （2）协助老年人取舒适体位，整理床单位	◇ 用物按规定分类处理
5. 洗手记录	（1）按七步洗手法洗手 （2）记录操作时间、老年人头发情况、老年人反应等	◇ 预防交叉感染

4. 评价

（1）老年人梳理头发后感觉舒适，头发整洁。

（2）照护人员操作轻稳、节力，老年人满意。

（3）沟通有效，老年人获得头发护理的相关知识和技能。

【注意事项】

（1）动作轻柔，避免强行梳拉，编好的发辫每日至少松开一次。

（2）梳头过程中可用指腹按摩老年人头皮，促进头部血液循环。

（3）梳头过程中注意观察老年人头发、头皮情况，发现异常及时处理。

（4）尊重老年人意愿适当修剪头发，以方便梳理。

（5）在身体允许的情况下，鼓励老年人自行梳头。

二、床上洗发

洗发是保持头发清洁健康的重要方法，根据老年人健康状况、体力和年龄，可采用多种方式为老年人洗发。对于身体状况好的老年人，可在浴室内采用淋浴方法洗发；不能淋浴的老年人，可协助其坐于床旁椅上行床边洗发；失能老年人可进行床上洗发。照护人员可根据现有条件进行床上洗发，如采用马蹄形垫、扣杯法或洗头车等方法。

【操作目的】

（1）去除头皮屑和污物，保持头发清洁和整齐，减少感染机会。

（2）按摩头皮，促进头部血液循环，促进头发的生长和代谢。

（3）维护老年人自尊，增加老年人自信，建立良好的人际关系。

（4）预防和灭除头虱、头蚤，防止疾病传播。

【操作程序】

1. 评估

（1）核对老年人，与老年人沟通。

（2）评估老年人的情绪、身体状况、意识状态、头发卫生情况、洗头习惯。

（3）评估老年人有无头虱和头蚤。

2. 计划

（1）环境准备：安静整洁，温湿度适宜，光线充足，必要时拉上围帘或用屏风遮挡。

（2）老年人准备：了解操作流程，能够配合操作。

（3）照护人员准备：着装整洁，修剪指甲，洗手，戴口罩。

（4）用物准备：记录单、橡胶单（或一次性中单）、大毛巾、毛巾、纱布或眼罩、耳塞或棉球 2 个（以不脱脂棉为宜）、量杯、洗发液、梳子、纸袋、橡胶马蹄形垫或洗头车、脸盆、水壶（内盛 40～45 ℃的温水）、洗手液。扣杯式洗头法另备搪瓷杯和橡胶管，必要时备吹风机。

3. 实施　具体实施内容见表 4.15。

表 4.15　床上洗头

操作流程	操作步骤	要点说明
1. 评估沟通	（1）核对老年人信息 （2）评估老年人意识状态、头发情况、自理能力及心理需求，协助排便排尿 （3）照护人员向老年人解释操作目的及方法，取得老年人配合	◇ 关注老年人的心理状况
2. 调节环境	关闭门窗，调节室温至 24～26 ℃，移开床头桌椅	◇ 防止受凉
3. 摆放体位	（1）马蹄形垫床上洗头法：协助老年人取仰卧位，上半身斜向床边，移枕垫于老年人肩下。将马蹄形垫置于老年人后颈下，使其颈部枕于马蹄形垫（图 4.6A）的突起处，老年人头部置于水槽中，马蹄形垫的下端置于脸盆或污水桶中 （2）扣杯式床上洗头法（图 4.7）：协助老年人取仰卧位，移枕头垫于老年人肩下，将橡胶单和浴巾铺于老年人头部位置。取脸盆一只，盆底放一条毛巾，将杯子倒扣于盆底，杯上垫毛巾，毛巾须四折并外裹防水薄膜。将老年人头部枕于该毛巾上，脸盆内置一根橡胶管，下接污水桶 （3）洗头车床上洗头法（图 4.8）：协助老年人取仰卧位，上半身斜向床边，头部枕于洗头车的头托上，或将接水盘放置于老年人头下	◇ 若无马蹄形垫，可自制马蹄形卷代替（图 4.6B） ◇ 老年人呈头低肩高位，防止水倒流；利用虹吸原理将污水引流入桶内 ◇ 保护老年人，防止坠床
4. 整理衣被	（1）将老年人衣领松开向内折，将毛巾围于颈下，用别针固定 （2）将橡胶单、大毛巾铺于枕头上，将枕头垫于老年人肩下	◇ 及时询问老年人感受 ◇ 避免打湿老年人床铺
5. 保护眼耳	用纱布盖住老年人双眼，用 2 个棉球塞住老年人双耳	◇ 防止水流入老年人眼睛和耳朵

操作流程	操作步骤	要点说明
6. 协助洗发	（1）散开并梳理头发，倒少量温水试温，询问老年人水温合适后，用手遮挡老年人耳廓，用温水冲湿头发 （2）取适量洗发液于手掌中揉搓至有泡沫后，均匀涂于老年人头发上，用双手指腹揉搓头发，按摩头皮。不要遗漏老年人脑后头发 （3）温水冲净所有头发，必要时重复使用一次洗发液，再用温水冲净	✧ 确认水温合适 ✧ 力量适中，由四周发际向头顶揉搓 ✧ 洗发时动作轻快，减少老年人不适和疲劳
7. 打理头发	（1）取下纱布和耳内棉球，用颈部干毛巾擦干面部水迹并包裹头发 （2）一手托老年人头部，一手撤去洗头用物，移枕头于头下 （3）用包头毛巾擦干头发，梳通头发，用吹风机吹干头发，最后梳理成老年人喜欢的发型	✧ 防止受凉 ✧ 及时询问老年人感受 ✧ 促进老年人舒适
8. 整理用物	撤去用物，协助老年人取舒适体位，整理床单位	✧ 用物按规定分类处理
9. 洗手记录	（1）按七步洗手法洗手 （2）记录操作时间、老年人头发情况、老年人反应等	✧ 预防交叉感染

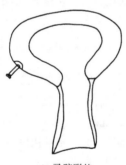

A. 马蹄形垫

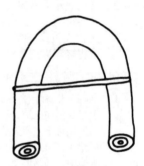

B. 马蹄形卷

图 4.6　马蹄形垫床上洗头法用具

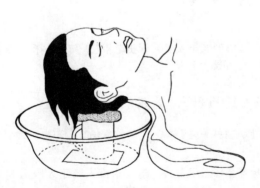

图 4.7　扣杯式床上洗头法

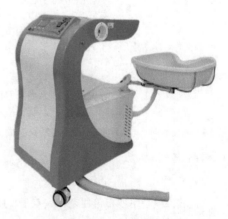

图 4.8　洗头车床上洗头法

4．评价

（1）老年人感觉清洁、舒适，心情愉快。

（2）照护人员操作轻稳、节力，老年人满意。

（3）沟通有效，老年人及家属获得头发卫生保健的知识和技能。

【注意事项】

（1）洗发过程中注意观察病情变化，如发现面色、脉搏、呼吸异常应立即停止操作，必要时通知医护人员进行相应处理。身体极度虚弱的老年人不宜床上洗发。

（2）洗发过程中注意调节水温与室温，及时擦干头发，以免受凉。防止污水溅入眼、耳内，并避免沾湿衣服及床单。

（3）洗发时间不宜过长，以免引起头部充血、疲劳，造成老年人不适。

（4）避免空腹及饭后洗发，一般餐后2 h左右为宜。

任务五　老年人皮肤清洁照护

皮肤是人体最大的器官，由表皮、真皮、皮下组织和附属器组成。皮肤的面积为 1.5～2.0 m²，重量占人体体重的 5%～15%，厚度为 0.5～4 mm。完整的皮肤具有保护机体、调节体温、分泌、吸收、排泄、感觉等功能，并具有天然的屏障作用，可防止微生物入侵。

皮肤新陈代谢迅速，其代谢产物如皮脂、汗液、脱落的表皮碎屑等，可以与外界细菌及尘埃结合成脏物，黏附于皮肤表面，如不及时清除，可刺激皮肤，破坏其屏障作用，从而引起皮肤炎症等，给人体带来不适。因此，照护人员应及时为老年人做身体清洁，清除皮肤污垢，以提高皮肤抵抗力，增强舒适感，预防感染的发生。

通过对身体表面的清洗及揉搓，可以达到消除疲劳，促进血液循环，改善睡眠，提高皮肤新陈代谢和增强抗病能力的目的，还可以维护老年人的自我形象，提高自信。沐浴是保持老年人皮肤清洁最有效的方法，老年人沐浴的种类主要包括三种：淋浴、盆浴、床上擦浴。

一、淋浴和盆浴

淋浴和盆浴适用于有自理能力、全身情况良好、病情较轻的老年人。

【操作目的】

（1）去除皮屑和污垢，保持皮肤清洁、干燥，使肌肉放松，促进舒适。

（2）促进皮肤血液循环和代谢功能，预防皮肤感染及压疮等并发症。

（3）观察全身皮肤有无异常，为临床诊治提供依据。

（4）维护老年人自尊，增加老年人自信，建立良好的人际关系。

【操作程序】

1. 评估

（1）辨识老年人，与老年人沟通。

（2）评估老年人情绪、身体状况、意识状态、自理能力、沐浴习惯及合作程度。

（3）评估老年人皮肤清洁度及皮肤健康状况。

2. 计划

（1）环境准备：安静整洁，关闭门窗，拉上围帘，调节室温至 24～26 ℃，浴室内有信号铃、扶手，地面防滑。

（2）老年人准备：了解操作流程，能够配合操作。

（3）照护人员准备：洗净双手、更换短袖衣裤、防滑拖鞋，必要时穿着防水围裙。

（4）用物准备：淋浴设施、小方巾 3 条、毛巾、浴巾、沐浴液、洗发液、梳子、防滑拖鞋、清洁衣裤、洗澡椅、防滑浴盆、记录单、洗手液，必要时备吹风机 1 个。

3. 实施　具体实施内容见表 4.16、表 4.17。

表 4.16　淋浴

操作流程	操作步骤	要点说明
1. 评估沟通	（1）核对老年人信息；评估老年人意识状态、皮肤情况、自理能力及心理需求，协助排便排尿 （2）老年人单独淋浴时，叮嘱老年人沐浴时不要锁门，可门外悬挂示意牌；告知信号铃使用方法及水温调节法，勿湿手接触电源等，照护人员须经常询问老年人是否需要帮助	◇ 关注老年人的心理状况 ◇ 出现特殊情况时便于提供帮助
2. 协助入浴	（1）备齐用物，分别放置在浴室适宜位置 （2）协助老年人穿着防滑拖鞋 （3）搀扶老年人进入浴室（或使用轮椅运送）	◇ 防止受凉 ◇ 防滑倒
3. 调节水温	避开老年人身体调节水温，先开冷水，再开热水（单个水开关由冷水向热水方向调节），伸手触水，以温热不烫手为宜（水温控制在 40 ℃ 左右）	◇ 先调节好水温，再协助老年人入浴
4. 坐稳脱衣	（1）扶老年人在洗澡椅上坐稳，嘱老年人双手握住洗澡椅扶手 （2）协助老年人脱去衣裤	◇ 确保老年人坐稳 ◇ 老年人一侧肢体不灵活时，先脱健侧，再脱患侧
5. 清洗身体	（1）手持淋浴喷头淋湿老年人下肢，询问老年人水温是否合适 （2）手持淋浴喷头自颈部由上至下淋湿老年人身体，用小方巾包手，倒上沐浴液，揉搓至有泡沫后涂抹于老年人颈部、双上肢、胸腹部、背臀部、双下肢、双脚，轻轻揉搓肌肤。手持淋浴喷头将全身冲洗干净	◇ 确保水温适合老年人 ◇ 老年人淋浴时间不可过长，水温不可过高，以免引起疲劳等不适
6. 协助洗头	（1）叮嘱老年人身体靠近椅背，头稍后仰，一手持淋浴喷头，一手遮挡耳廓并揉搓头发至全部淋湿 （2）取适量洗发液倒于手掌中揉搓至有泡沫后，均匀涂抹于老年人头发上，用双手指腹揉搓头发、按摩头皮，由四周发际向头顶部揉搓 （3）一手持淋浴喷头，一手遮挡耳廓并揉搓头发至洗发液冲净 （4）用毛巾擦干并包裹头发	◇ 防止水流入耳内 ◇ 按摩力度以老年人感觉舒适为宜 ◇ 及时观察老年人有无不适 ◇ 防止老年人受凉
7. 清洗面部	（1）嘱老年人身体稍往前倾，低下头并闭上双眼 （2）用手接温水将老年人面部润湿，取适量沐浴液倒于手掌中揉搓至有泡沫后，按照眼周、额头、鼻部、面颊、下颌、耳后的顺序进行揉搓。反复多次用手接温水洗净面部沐浴液 （3）取新的小方巾擦干面部及耳后的水渍	◇ 防止水流入眼睛

操作流程	操作步骤	要点说明
8. 清洗会阴部及臀部	在新的小方巾上倒上适量沐浴液，揉搓至有泡沫后，一手扶老年人站立，另一手擦洗会阴部及臀部，随后冲净会阴部及臀部沐浴液，协助老年人坐下，再次从颈部向下冲洗全身，关闭淋浴开关	◇ 及时观察老年人有无不适
9. 擦干穿衣	（1）用浴巾擦干并包裹老年人身体，用吹风机吹干老年人头发 （2）协助老年人穿好清洁衣裤 （3）搀扶（或使用轮椅运送）老年人回房间休息	◇ 防止受凉 ◇ 老年人一侧肢体不灵活时，先穿患侧，再穿健侧
10. 整理用物	（1）开窗通风，擦干浴室地面 （2）用物放回原处，清洗毛巾、浴巾、老年人换下的衣裤，刷洗浴盆	◇ 用物按规定分类处理
11. 洗手记录	（1）按七步洗手法洗手 （2）记录操作时间、老年人皮肤情况、老年人反应等	◇ 预防交叉感染

表 4.17　盆浴

操作流程	操作步骤	要点说明
1. 评估沟通	（1）核对老年人信息；评估老年人意识状态、皮肤情况、自理能力及心理需求，协助排便排尿 （2）老年人单独盆浴时，叮嘱老年人沐浴时不要锁门，可门外悬挂示意牌；告知信号铃使用方法及水温调节法，勿湿手接触电源等，照护人员须经常询问老年人是否需要帮助	◇ 关注老年人的心理状况 ◇ 出现特殊情况时便于提供帮助
2. 协助入浴	（1）备齐用物，分别放置在浴室适宜位置 （2）协助老年人穿防滑拖鞋 （3）搀扶老年人进入浴室(或使用轮椅运送)，坐在座椅上	◇ 浴盆内放置防滑垫，防止老年人身体下滑 ◇ 防滑倒
3. 调节水温	浴盆内放水至容积的 1/3～1/2，伸手触水，以温热不烫手为宜（水温控制在 40 ℃左右）	◇ 先调节好水温，再协助老年人盆浴
4. 脱衣泡浴	（1）协助老年人脱去衣裤 （2）搀扶老年人进入浴盆坐稳泡浴（需要时抱老年人入浴盆），嘱老年人双手握住扶手或盆沿	◇ 老年人一侧肢体不灵活时，先脱健侧，再脱患侧
5. 协助洗头	（1）叮嘱老年人头稍后仰，一手持淋浴喷头，一手遮挡耳廓并揉搓头发至全部淋湿	◇ 防止水流入耳内

操作流程	操作步骤	要点说明
5. 协助洗头	（2）取适量洗发液倒于手掌中揉搓至有泡沫后，均匀涂抹于老年人头发上，用双手指腹揉搓头发、按摩头皮，由四周发际向头顶部揉搓 （3）一手持淋浴喷头，一手遮挡耳廓并揉搓头发至洗发液冲净 （4）用毛巾擦干并包裹头发	◇ 按摩力度以老年人感觉舒适为宜 ◇ 及时观察老年人有无不适 ◇ 防止受凉
6. 清洗面部	（1）嘱老年人身体稍往前倾，低下头并闭上双眼 （2）用手接温水将老年人面部润湿，取适量沐浴液倒于手掌中揉搓至有泡沫后，按照眼周、额头、鼻部、面颊、下颌、耳后的顺序进行揉搓。反复多次用手接温水洗净面部沐浴液 （3）取新的小方巾擦干面部及耳后的水渍 （4）用毛巾擦干并包裹头发	◇ 防止水流入眼睛
7. 清洗身体	（1）浸泡身体后放尽浴盆中的水，手持淋浴喷头自颈部由上至下冲淋老年人身体 （2）用小方巾包手，倒上适量沐浴液，揉搓至有泡沫后涂抹于老年人颈部、双上肢、胸腹部、背臀部、双下肢、双脚，用新的小方巾包手，倒上适量沐浴液，揉搓至有泡沫后，涂抹于老年人会阴部及臀部，轻轻揉搓肌肤 （3）手持淋浴喷头将全身冲洗干净	◇ 确保水温适合老年人 ◇ 老年人盆浴时间不可过长，以免引起疲劳等不适
8. 擦干穿衣	（1）用浴巾包裹老年人身体，搀扶老年人出浴盆并坐在座椅上，擦干老年人身体，用吹风机吹干老年人头发 （2）协助老年人穿好清洁衣裤 （3）搀扶（或使用轮椅运送）老年人回房间休息	◇ 防止受凉 ◇ 老年人一侧肢体不灵活时，先穿患侧，再穿健侧
9. 整理用物	（1）开窗通风，擦干浴室地面 （2）用物放回原处，清洗毛巾、浴巾、老年人换下的衣裤，刷洗浴盆	◇ 用物按规定分类处理
10. 洗手记录	（1）按七步洗手法洗手 （2）记录操作时间、老年人皮肤情况、老年人反应等	◇ 预防交叉感染

4. 评价

（1）老年人淋浴或盆浴后感觉清洁、舒适，安全、无意外发生。

（2）照护人员操作轻稳、节力，老年人满意。

（3）沟通有效，老年人获得了有关皮肤护理方面的知识。

【注意事项】

（1）饱食或空腹后均不宜沐浴，以免影响食物的消化吸收或引起低血糖、低血压等不适，淋浴最好安排在进食 2 h 之后。

（2）衰弱、创伤和患有心脏病需要卧床休息的老年人，不宜淋浴或盆浴。

（3）沐浴过程中随时询问和观察老年人的反应，如有不适，应迅速停止操作并报告。

（4）沐浴过程中注意保护老年人安全，沐浴时间不可过长，水温不可过高，以免引起疲劳、头晕、烫伤等不适。

二、床上擦浴

床上擦浴适用于长期卧床、活动受限、不能自理、病情较重的老年人。

【操作目的】

（1）去除皮屑和污垢，保持皮肤清洁、干燥，促进舒适。

（2）促进皮肤血液循环和代谢功能，预防皮肤感染及压疮等并发症。

（3）活动肢体，使肌肉放松，预防肌肉挛缩和关节僵硬等并发症。

【操作程序】

1. 评估

（1）辨识老年人，与老年人沟通。

（2）评估老年人情绪、身体状况、意识状态、自理能力、沐浴习惯及合作程度。

（3）评估老年人皮肤清洁度及皮肤健康状况。

2. 计划

（1）环境准备：安静整洁，关闭门窗，拉上围帘，室温调至 24～26 ℃。

（2）老年人准备：了解操作流程，能够配合操作。

（3）照护人员准备：着装整洁，修剪指甲，洗手，戴口罩。

（4）用物准备：洗手液、记录单、脸盆 3 个（身体、足部、会阴部）、小方巾 3 条（身体、足部、会阴部）、毛巾 2 条（足部、会阴部）、大浴巾、护理垫 2 块、橡胶手套 2 副、沐浴液、清洁衣裤、带把量杯、干净水桶（内盛 40～45 ℃的温水）、污水桶。

3. 实施　具体实施内容见表 4.18。

表 4.18　床上擦浴

操作流程	操作步骤	要点说明
1. 评估沟通	（1）核对老年人信息 （2）评估老年人意识状态、皮肤情况、自理能力及心理需求，协助排便排尿 （3）照护人员向老年人解释操作目的及方法，取得老年人配合	◇ 关注老年人的心理状况
2. 备齐用物	（1）备齐用物携至床旁（若多人共住一室，用屏风遮挡） （2）脸盆内倒入温水，浸湿小方巾 （3）协助老年人脱去衣裤，盖好被子	◇ 保护老年人隐私 ◇ 水温 40～45 ℃ ◇ 以防受凉
3. 擦拭面颈部	将浴巾覆盖在枕巾及胸前被子上。擦拭顺序为：眼睛、额头、鼻、鼻翼两侧至唇周、面颊、耳及耳后、颈部，清水擦拭两遍	◇ 擦拭时动作要迅速、轻柔

操作流程	操作步骤	要点说明
3. 擦拭面颈部	（1）眼睛：将小方巾拧干，横向对折，再纵向对折。用小方巾的四个角分别擦拭双眼的内眼角和外眼角 （2）额头：由额中间先向左、再向右擦洗额部 （3）鼻至唇周：由鼻根向鼻尖擦洗，由鼻翼一侧向下至鼻唇部横向擦，沿一侧唇角向下，再横向擦拭下颌 （4）面颊：由唇角向鬓角方向擦拭一侧面颊，同法擦拭另一侧 （5）耳及耳后：由上向下擦拭耳及耳后 （6）颈部：由中间先向左、再向右擦洗 （7）洗净小方毛巾，同法擦拭第二遍，再用浴巾蘸干脸上水渍	✧ 耳廓、耳后及颈部皮肤褶皱处要仔细擦拭 ✧ 每擦拭一个部位，要洗净小方巾
4. 擦拭手臂	（1）暴露老年人近侧手臂，大浴巾半铺半盖于手臂 （2）洗净小方毛巾，拧干后裹成手套状，涂上沐浴液，打开浴巾由前臂向上臂擦拭，再擦拭手心手背，擦拭后用浴巾遮盖 （3）洗净小方毛巾，同法擦净上臂沐浴液，再用浴巾包裹蘸干手臂上的水渍。同法擦拭另一侧手臂	✧ 擦浴过程中，身体暴露部位要及时遮盖，以防受凉 ✧ 由远心端向近心端擦洗 ✧ 擦洗时动作快捷，可适当用力，但不宜过重
5. 擦拭胸部	（1）将老年人盖被向下折叠，暴露其胸部，用浴巾遮盖胸部 （2）洗净小方巾，拧干后裹成手套状，涂上沐浴液，打开浴巾上部，"8"字形擦拭老年人胸部，擦拭后用浴巾遮盖 （3）洗净小方巾，同法擦净胸部沐浴液，再用浴巾蘸干胸部水渍	✧ 注意擦净皮肤褶皱处（腋窝、女性乳房下垂部位）
6. 擦拭腹部	（1）将盖被向下折至大腿根部，用浴巾遮盖胸腹部 （2）洗净小方巾，拧干后裹成手套状，涂上沐浴液，掀开浴巾下角向老年人胸部反折，暴露老年人腹部，顺时针螺旋形擦拭腹部，由上向下擦拭腹部两侧，擦拭后用浴巾遮盖 （3）洗净小方巾，同法擦净腹部沐浴液，再用浴巾蘸干腹部水渍 （4）盖好被子，从被子内撤下浴巾	
7. 擦拭背臀部	（1）协助老年人翻身侧卧，面部朝向照护人员 （2）将被子向上折起暴露老年人背臀部。将浴巾一侧边缘铺于老年人背臀下，另一侧向上反折遮盖背部和臀部 （3）洗净小方巾，拧干后裹成手套状，涂上沐浴液，打开浴巾，由老年人腰骶部沿脊柱一侧向上擦至肩颈部，再螺旋向下擦洗背部一侧，同法擦洗另一侧，分别环形擦洗臀部，擦拭后用浴巾遮盖	✧ 保护老年人，防止坠床 ✧ 及时遮盖，防止着凉

操作流程	操作步骤	要点说明
7. 擦拭背臀部	（4）洗净小方巾，同法擦净背臀部沐浴液，再用浴巾蘸干背臀部水渍 （5）协助老年人取平卧位，穿上清洁上衣，盖好被子	✧ 酌情在骨隆突处用50%乙醇进行按摩，预防压疮
8. 擦拭腿部	（1）暴露老年人近侧下肢，浴巾半铺半盖 （2）洗净小方巾，拧干后裹成手套状，涂上沐浴液，打开浴巾，一手固定老年人下肢踝部呈屈膝状，另一手由小腿向大腿方向擦拭，擦拭后用浴巾遮盖 （3）洗净小方巾，同法擦净下肢沐浴液，再用浴巾蘸干下肢水渍。同法擦洗另一侧下肢	✧ 防止受凉 ✧ 由远心端向近心端擦拭 ✧ 注意擦净皮肤褶皱处（膝盖、腘窝等）
9. 清洗足部	（1）更换水盆和小方巾，盛装1/2盆温水 （2）将被尾向一侧打开，暴露双足，取软枕（或将浴巾卷起）垫在老年人膝下支撑，足下铺护理垫，将水盆放在上面 （3）将老年人的一只脚浸没在水中搓洗，搓洗完抬起这只脚，将专用小方巾浸湿后拧干并涂沐浴液，揉搓脚掌、足背、足跟、趾缝、脚踝，将老年人的脚再次浸没在水中，洗净沐浴液，用专用擦脚毛巾擦干足部，放入被子中。同法清洗另一只脚 （4）撤去水盆、护理垫和膝下软枕（浴巾），盖好被子	✧ 清洗足部的水盆和毛巾要单独使用 ✧ 促进老年人舒适 ✧ 必要时在足跟、内外踝用50%乙醇进行按摩
10. 擦洗会阴	（1）更换水盆和小方巾，盛装1/3盆温水 （2）协助老年人侧卧，臀下垫护理垫后呈平卧位。暴露近侧下肢及会阴部，展开浴巾盖在近侧下肢上 （3）戴好橡胶手套，将专用小方巾浸湿后拧干进行擦拭。随时清洗毛巾，直至局部清洁无异味。清洗干净后，用专用擦会阴的毛巾擦干会阴部 （4）盖好被子，从被子内撤下护理垫和浴巾 （5）协助老年人穿上清洁裤子，盖好被子	✧ 清洗会阴部的水盆和毛巾要单独使用 ✧ 有自理能力的老年人，鼓励其自行擦洗 ✧ 防止受凉
11. 整理用物	（1）撤去屏风，擦干房间地面，根据天气和老年人情况开窗通风 （2）用物放回原处，倾倒污水桶，清洗毛巾、浴巾、老年人换下的衣裤，刷洗水盆、污水桶	✧ 用物按规定分类处理
12. 洗手记录	（1）按七步洗手法洗手 （2）记录操作时间、老年人皮肤情况、老年人反应等	✧ 预防交叉感染

4. 评价

（1）老年人床上擦浴后感觉清洁、舒适、身心愉快，安全、无意外发生。

（2）照护人员操作轻稳、节力，老年人满意。

（3）老年人积极配合操作，和老年人有效沟通。

【注意事项】

（1）操作时，动作要轻柔、敏捷，及时遮盖老年人暴露部位，保护老年人隐私，以防受凉。

（2）及时调整水温，并更换污水，促进老年人舒适。

（3）擦洗过程中，与老年人保持有效交流，观察老年人反应，如出现寒战、面色苍白等情况，立即停止擦浴并报告医护人员。

（4）尽量减少对老年人的翻动，注意保护老年人安全，防止坠床。

（5）操作过程中应遵循节力原则，两脚分开，降低身体重心。端水盆时，水盆尽量靠近身体，以减少体力消耗。

知识链接

洗澡床

对于需要照护的老年人和照护者来说，洗澡都是一件非常耗费体力，同时也是风险较高的事，跌倒、溺水、感冒等都有可能发生。因此，选择恰当的方法、合适的辅具营造适宜的沐浴环境，不仅能够提高老年人的生活活动能力与生活自信，还能有效减轻照护者的照护负担。

沐浴推床（图4.9）可借助推床的可移动功能，轻松实现从睡床到沐浴床的过渡。老年人可直接在推床上沐浴，不仅避免了在不同器具间的转换，也减少了照护者的劳动强度，避免二次伤害。淋浴推床适于全身瘫痪的老年人、残疾人或术后不便起身等人群使用。

躺卧式浴槽（图4.10）一般适用于卧床老年人，除了主体浴槽外，还配备了两款移位器，一款躺卧式，一款长靠背式，可以自由选择。

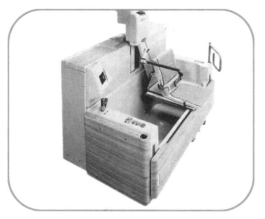

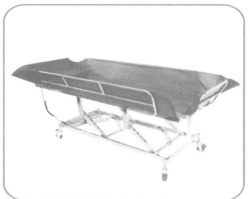

图 4.9　沐浴推床　　　　　　　图 4.10　躺卧式浴槽

三、压疮的预防及照护

压疮是卧床老年人皮肤易出现的最严重问题，具有发病率高、发展快、难以治愈及治愈后易复发的特点。老年人一旦发生压疮，不但他们自己痛苦，易加重病情，严重时还可引起继发感染，导致败血症而危及生命。因此，老年人压疮的预防是照护人员工作中的一项重要任务，照护人员必须加强对老年人的皮肤照护，掌握预防老年人压疮的要点和方法，预防和减少老年人压疮的发生。

（一）压疮的概念

压疮也称压力性溃疡，是指身体局部组织因长时间受压，发生血液循环障碍，局部组织持续缺血、缺氧、营养不良，致使皮肤失去正常功能而引起的组织溃烂和坏死。

（二）老年人压疮发生的原因

老年人压疮形成是一个复杂的病理过程，是局部和全身因素综合作用所引起的皮肤组织的变性和坏死。

1. 力学因素　压疮不仅可由垂直压力引起，还可由摩擦力和剪切力引起，通常是2～3种力联合作用所导致的（图4.11）。

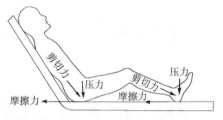

图4.11　老年人压疮产生的力学因素

（1）垂直压力：对局部组织的持续性垂直压力是引起压疮的最重要原因。当持续性垂直压力超过毛细血管压（正常为16～32 mmHg）时，即可阻断毛细血管对组织的灌注，致使氧和营养物质供应不足，代谢废物排泄受阻，导致组织发生缺血缺氧、溃烂或坏死。压疮形成与压力的强度和持续时间有密切关系。组织单位面积承受的压力越大，持续时间越长，老年人发生压疮的概率就越高。此外，老年人压疮发生与组织耐受性有关，肌肉和脂肪组织因代谢活跃，较皮肤对压力更为敏感，因此最先受累且较早出现变性和坏死。垂直压力常见于长时间采用某种体位如卧位、坐位者。

（2）摩擦力：由两层相互接触的表面发生相对移动而产生。摩擦力作用于皮肤时，易损害皮肤的保护性角质层而使皮肤屏障作用受损，致使病原微生物易于入侵皮肤。在组织受压缺血的情况下，增加了压疮发生的风险。摩擦力主要来源于皮肤与衣、裤或床单表面逆行的阻力摩擦，尤其当床面不平整（如床单或衣裤有褶皱或床单有渣屑）时，皮肤受到的摩擦力会增加。当老年人卧床或坐轮椅时，皮肤随时都可受到床单或轮椅垫表面的逆行阻力摩擦，导致皮肤擦伤。擦伤的皮肤一旦受到汗、尿、粪的浸渍，更易发生压疮。

（3）剪切力：由两层组织相邻表面间的滑行产生的进行性相对移位所引起，由压力和摩擦力相加而成，与体位有密切关系。例如，老年人靠坐在轮椅上时，身体会向下滑，与髋骨紧邻的组织随骨骼向下移动，但皮肤与椅面间存在摩擦力，皮肤和皮下组织无法移动，加上皮肤垂直方向的压力，从而导致剪切力的产生。此时，组织毛细血管被牵拉、扭曲、撕裂，阻断血液供应，引起血液循环障碍而发生深层组织坏死。由剪切力造成的严重伤害早期不易被发现，且多表现为口小底大的潜行伤口。

2. 局部潮湿或排泄物刺激　皮肤经常受到汗液、尿液及各种渗出引流液等物质的刺激而变得潮湿，皮肤因被软化而抵抗力下降，这削弱了皮肤的屏障作用；此外，尿液和粪便中化学物质的刺激使皮肤酸碱度发生改变，致使表皮角质层的保护能力下降，皮肤组织破溃，且容易继发感染。此外，皮肤潮湿会增加摩擦力，进而加重皮肤损伤。在潮湿环境下老年人发生压疮的危险性会增加 5 倍。

3. 营养状况　营养状况是影响压疮形成的重要因素。当老年人全身出现营养障碍时，营养摄入不足，蛋白质合成减少，体内出现负氮平衡，皮下脂肪减少，肌肉萎缩。一旦受压，骨隆突处皮肤要承受外界压力和骨隆突本身对皮肤的挤压力，受压处因缺乏肌肉和脂肪组织保护而容易引起血液循环障碍，出现压疮。

4. 活动受限　活动受限是指老年人自主改变体位的能力受损。活动或移动受限使老年人局部受压时间延长，增加压疮发生概率。脊髓损伤、年老体弱、外科手术后制动的老年人都是压疮发生的高危人群。使用石膏、夹板或牵引时，夹板内衬垫放置不当、石膏内不平整或有渣屑、矫形器械固定过紧或肢体有水肿，都会使肢体血液循环受阻，从而导致压疮发生。

5. 其他　年龄、体温升高、机体活动和 / 或感觉障碍及急性应激因素都可引发压疮。

（三）老年人压疮的评估

及时、动态、客观、综合、有效地进行结构化风险评估，判断危险因素、识别老年人压疮发生的概率及好发部位，从而采取有针对性的照护措施是有效预防压疮发生的关键。

1. 危险因素　照护人员可通过评分方式对老年人发生压疮的危险因素进行定性和定量的综合分析，由此判断其发生压疮的危险程度。目前常用的危险因素评估表包括Braden 压疮危险因素评估表、Norton 压疮风险评估量表、Waterlow 压疮风险评估量表及Andersen 危险指标记分法等。应用危险因素评估表时须根据老年人的具体情况进行动态评估，并及时修正措施，实施重点预防。

（1）Braden 压疮危险因素评估表：目前国内外用来预测压疮发生的较为常用的方法之一（表 4.19），且评估简便、易行。Braden 压疮危险因素评估表的评估内容包括感觉、潮湿、活动力、移动力、营养及摩擦力和剪切力 6 个部分。总分值范围为 6～23 分，分值越少，提示发生压疮的危险性越高。评分 ≤ 18 分，提示老年人有发生压疮的危险，建议采取预防措施。

表 4.19　Braden 压疮危险因素评估表

项目	分值			
	1	2	3	4
感觉	完全受限	非常受限	轻度受限	未受损
潮湿	持续潮湿	潮湿	有时潮湿	很少潮湿
活动力	限制卧床	坐位	偶尔行走	经常行走
移动力	完全无法移动	严重受限	轻度受限	未受限
营养	非常差	可能缺乏	充足	丰富
摩擦力和剪切力	有问题	有潜在问题	无明显问题	—

（2）Norton 压疮风险评估量表：也是目前公认用于预测压疮发生的有效评分量表（表 4.20），特别适用于老年人的评估。Norton 压疮风险评估量表评估 5 个方面的压疮危险因素：身体状况、精神状态、活动能力、灵活程度及失禁情况。总分值范围为 5～20 分，分值越少，表明发生压疮的危险性越高。评分 ≤ 14 分，提示易发生压疮，建议采取预防措施。由于此评估表缺乏营养状态的评估，故临床使用时需要补充相关内容。

表 4.20　Norton 压疮风险评估量表

项目	分值			
	4	3	2	1
身体状况	良好	一般	不好	极差
精神状态	思维敏捷	无动于衷	不合逻辑	昏迷
活动能力	可以走动	需要协助	坐轮椅	卧床
灵活程度	行动自如	轻微受限	非常受限	不能活动
失禁情况	无失禁	偶有失禁	经常失禁	二便失禁

2．高危老年人

（1）有神经系统疾病的老年人：如昏迷、瘫痪者，其自主活动能力丧失及感觉障碍，长期卧床导致身体局部组织长期受压。

（2）肥胖的老年人：过重的机体使承重部位压力增加。

（3）身体衰弱、营养不良的老年人：受压处缺乏肌肉、脂肪组织保护。

（4）水肿的老年人：水肿降低皮肤抵抗力，并增加承重部位压力。

（5）疼痛的老年人：为避免疼痛而处于强迫体位，机体活动减少。

（6）使用矫形器械的老年人：如应用石膏、牵引器及夹板固定肢体的老年人，翻身、活动受限。

（7）大、小便失禁的老年人：皮肤经常受到污物、潮湿的刺激。

（8）发热的老年人：体温升高致排汗增多，汗液可刺激皮肤。

（9）使用镇静剂的老年人：自主活动减少。

（10）手术时间长的老年人：手术持续时间 > 2 h。

3．部位　压疮多发生于长期受压及缺乏脂肪组织保护、无肌肉包裹或肌层较薄的骨隆突处。卧位不同，受压点不同，好发部位亦不同（图 4.12）。

（1）仰卧位：好发于枕骨粗隆、肩胛部、肘部、脊椎体隆突处、骶尾部及足跟部。

（2）侧卧位：好发于耳廓、肩峰、肋部、肘部、髋部、膝关节内外侧及内外踝处。

（3）俯卧位：好发于面颊部、耳廓、肩峰、女性乳房、男性生殖器、髂嵴、膝部及足尖处。

（4）坐位：好发于坐骨结节处。

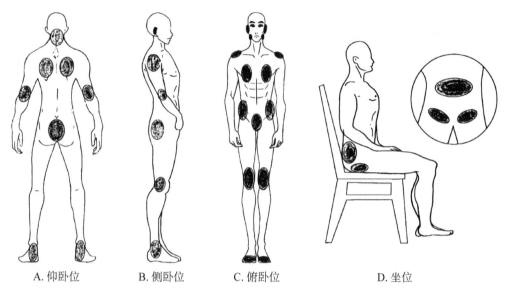

| A.仰卧位 | B.侧卧位 | C.俯卧位 | D.坐位 |

图 4.12　老年人压疮的好发部位

（四）老年人压疮的预防

控制老年人压疮发生的关键是预防，预防压疮的关键是加强管理，消除危险因素，经常观察老年人受压部位皮肤情况，以有效的照护措施预防和减少老年人压疮的发生。因此，照护人员在工作中应做到"七勤"：勤观察、勤翻身、勤擦洗、勤按摩、勤更换、勤整理和勤交班。

1. 评估　积极评估是预防压疮的关键。评估内容包括压疮发生的危险因素（如老年人病情、意识状态、营养状况、肢体活动能力、自理能力、排泄情况及合作程度等）和易患部位。

2. 避免局部组织长期受压

（1）经常变换卧位：经常翻身是长期卧床老年人最简单而有效地解除压力的方法，可使骨隆突部位轮流承受身体重量，从而减少对组织的压力。翻身的时间间隔视老年人病情及局部受压处皮肤状况而定，一般每 2 h 翻身一次，必要时每 30 min 翻身一次。变换体位的同时，应观察受压部位的皮肤情况，适当给予按摩。建立床头翻身记录卡（表4.21），记录翻身时间、卧位变化及皮肤情况。可使用电动翻转床协助老年人变换多种体位。长期坐轮椅的老年人应至少每 1 h 更换姿势一次，或至少每 15 min 改变一次重力支撑点，以缓解坐骨结节处压力。

表 4.21　翻身记录卡

姓名		床号	
日期 / 时间	卧位	皮肤情况及备注	执行者

（2）保护骨隆突处和支持身体空隙处：协助老年人变换卧位后，可采用软枕或表面支撑性产品垫于身体空隙处，使支撑面积加大，压力分散并受力均匀，从而减少骨隆突处所承受的压力，保护骨隆突处皮肤。市面上可供选择的表面支撑性产品包括泡沫垫、凝胶垫、气垫、水垫、羊皮垫等，可用于减少或舒缓局部压力。

（3）正确使用石膏、绷带及夹板：对使用石膏、绷带及夹板或牵引器等固定肢体的老年人，应随时观察局部皮肤状况及肢端血运情况，如指/趾甲颜色、皮肤温度的变化。衬垫应平整、柔软，如发现石膏绷带过紧或凹凸不平，应立即通知医生，及时予以调整。

3. 避免或减少摩擦力和剪切力的作用　为避免剪切力的产生，老年人须采取有效体位。半卧位时，如无特殊禁忌，床头抬高≤30°；为防止身体下滑，可在足底部放置一木垫，并屈髋30°，于腘窝下垫软枕。长期坐轮椅的老年人，应保持正确坐姿，尽量坐直并紧靠椅背，必要时垫软枕；两膝关节屈曲90°，双足平放于踏板，可适当给予约束，防止身体下滑。在协助老年人翻身或搬运老年人时，将老年人身体抬离床面，避免拖、拉、推等动作。使用便器时，便器不应有损坏；使用时应协助老年人抬高臀部，不可硬塞、硬拉，必要时在便器边缘垫软纸、布垫或撒滑石粉，以防擦伤皮肤。此外，保持床单和被褥清洁、平整、无碎屑，避免皮肤与床单、衣服褶皱、碎屑产生摩擦而损伤皮肤。

4. 保护老年人皮肤，避免局部不良刺激　保持老年人皮肤和床单的清洁干燥、避免不良刺激是预防压疮的重要措施。加强基础照护，根据需要用温水或中性溶液清洁老年人皮肤。避免使用肥皂或含乙醇的清洁用品，以免引起皮肤干燥或使皮肤残留碱性残余物而刺激皮肤。擦洗动作应轻柔，不可用力过度，防止损伤皮肤。皮肤干燥者可适当使用润肤品以保持皮肤湿润。对皮肤易出汗的部位如腋窝、腘窝及腹股沟等，应及时擦干汗液。对大、小便失禁者，应及时擦洗皮肤和更换床单、衣物，并根据老年人皮肤情况采取隔离防护措施，如局部使用皮肤保护剂、水胶体类敷料或伤口保护膜等，以保护局部皮肤免受刺激。

5. 促进皮肤血液循环

（1）关节活动度（range of motion, ROM）练习：简称ROM练习，是指根据每一特定关节可活动的范围来对此关节进行屈曲和伸展运动，是维持关节可动性的有效锻炼方法。对长期卧床老年人，应每日进行主动或被动的全范围关节运动练习，以维持关节活动性和肌肉张力，促进肢体血液循环，减少压疮发生。

（2）施行温水浴：在清洁皮肤的同时可刺激皮肤血液循环，但水温不宜过高，以免损伤皮肤。

（3）适当按摩局部受压部位：老年人变换体位后，可对局部受压部位进行适当按摩，改善该部位血液循环，预防压疮发生。但需要注意的是，对于因受压而出现反应性充血的皮肤组织则不主张按摩，因此时软组织已受到损伤，实施按摩可造成深部组织损伤。

6. 改善机体营养状况　营养不良既是导致压疮发生的原因之一，也是直接影响压疮进展和愈合的因素。合理膳食是改善老年人营养状况、促进创面愈合的重要措施。因此，在病情允许的情况下，可给予压疮高危老年人高热量、高蛋白及高维生素饮食。维生素

C 及锌对伤口愈合具有重要作用，对于易发生压疮的老年人应适当给予补充。另外，水肿老年人应限制水和盐的摄入，脱水老年人应及时补充水和电解质。

7. 鼓励老年人活动　尽可能避免给老年人使用约束带和镇静剂。在病情许可的情况下，协助老年人进行肢体功能练习，鼓励老年人离床活动，预防压疮发生。

8. 实施健康教育　确保老年人和家属的知情权，使其了解自身皮肤状态及压疮的危害，指导其掌握预防压疮的知识和技能，如营养知识、减压装置的选择、翻身技巧及皮肤清洁技巧等，从而鼓励老年人及家属有效采取预防压疮的措施。

（五）老年人压疮的分期及临床表现

老年人压疮的发生为渐进性过程，目前常用的分类系统依据损伤程度将压疮分为四期（图 4.13）。

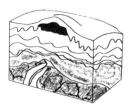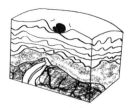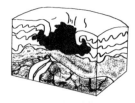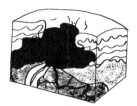

A. 淤血红润期　　　　B. 炎性浸润期　　　　C. 浅度溃疡期　　　　D. 坏死溃疡期

图 4.13　老年人压疮的病理分期

1. Ⅰ期　淤血红润期，此期为压疮初期。身体局部组织受压，血液循环障碍，皮肤出现红、肿、热、痛或麻木，解除压力 30 min 后，皮肤颜色不能恢复正常。此期皮肤完整性未被破坏、为可逆性改变，如及时去除诱因，加强预防措施，可阻止压疮的发展。

2. Ⅱ期　炎性浸润期，红肿部位继续受压，血液循环仍得不到改善，静脉回流受阻，局部静脉淤血，皮肤的表皮和真皮层之间发生损伤或坏死。受压部位呈紫红色，皮下产生硬结。皮肤因水肿而变薄，常有水疱形成，极易破溃，水疱破溃后表皮脱落显露潮湿、红润的创面，老年人有疼痛感。此期若及时解除压力，改善血液循环，清洁创面，仍可防止压疮进一步发展。

3. Ⅲ期　浅度溃疡期，全层皮肤破坏，损伤可达皮下组织和深层组织，但肌肉、肌腱和骨骼尚未暴露。表皮水疱逐渐扩大、破溃，真皮层创面有黄色渗出液，感染后表面有脓液覆盖，浅层组织坏死，形成溃疡，老年人疼痛感加重。

4. Ⅳ期　坏死溃疡期，为压疮严重期。坏死组织侵入真皮下层和肌肉层，感染向周围及深部组织扩展，可深达骨骼。脓性分泌物增多，坏死组织发黑，有臭味。严重者细菌及毒素侵入血液循环，可引起脓毒败血症，危及生命。

（六）老年人压疮的照护

老年人压疮的照护采取以局部治疗为主、全身治疗为辅的综合性治疗措施。

1. 全身照护　积极治疗原发病，补充营养和进行全身抗感染治疗等。良好的营养是创面愈合的重要条件，因此应给予平衡饮食，增加蛋白质、维生素及微量元素的摄入。同时加强心理照护，消除不良心境，促进身体早日康复。

2. 局部照护　评估、测量并记录压疮的部位、大小（长、宽、深）、创面组织的形态、渗出液、有无潜行或窦道、伤口边缘及周围皮肤状况等，对压疮的发展进行动态监测，根据压疮分期的不同和伤口情况，采取针对性的照护措施。

（1）淤血红润期：此期照护的重点是去除致病因素，保护局部皮肤，防止局部继续受压，促进局部血液循环，以防止压疮继续发展。除加强压疮预防措施外，可协助医护人员对老年人局部使用半透膜敷料或水胶体敷料加以保护。由于此时皮肤已受损，故不提倡局部皮肤按摩，防止造成进一步伤害。

（2）炎性浸润期：此期照护的重点是保护皮肤，预防感染。除继续加强预防压疮的各项措施外，协助医护人员加强创面水疱内渗液的保护和处理。对未破的小水疱减少和避免摩擦，防止破裂感染，让其自行吸收，协助医护人员按伤口消毒标准消毒后，粘贴透气性薄膜敷料，待水疱吸收后将敷料撕掉。大水疱须在无菌操作下处理，照护人员协助医护人员先消毒局部皮肤，在水疱的边缘用注射器抽出疱内液体或用针头刺破水疱，用无菌棉签挤压干净水疱内的液体或用无菌纱布吸干水疱内渗液，不必剪去表皮，粘贴透气性薄膜敷料，水疱吸收后再将敷料撕掉。每日观察，如水疱又出现，重复上述处理。若水疱已破溃并露出创面，需要消毒创面及创周皮肤，并根据创面类型选择合适的伤口敷料。

（3）浅度溃疡期：此期照护的重点是协助清洁创面，消除坏死组织，处理伤口渗出液，促进肉芽组织生长，并预防和控制感染。创面无感染时协助医护人员用生理盐水冲洗伤口及周围皮肤，去除残留在伤口上的表皮破损组织；创面有感染或疑似感染时立刻报告医生，并协助进行清洗。清洗时需要避免交叉感染，并注意窦道、潜行或瘘管的处理。

（4）坏死溃疡期：此期照护的重点是去腐生新。继续加强浅度溃疡期的照护措施，配合医护人员采用清创术清除压疮创面或创缘无活力的坏死组织，处理伤口潜行和窦道以减少无效腔，同时保护暴露的骨骼、肌腱和肌肉。

对无法判断的压疮和怀疑深层组织损伤的压疮须进一步全面评估，根据组织损伤程度选择相应的照护方法。此外，压疮会产生痛感，因而，需要做好老年人压疮相关性疼痛的评估、预防和管理，减少因照护所致的疼痛。

压疮是全身、局部因素综合作用所引起的皮肤组织变性、坏死的病理过程。照护人员只有认识到压疮的危害性，了解其病因和发生发展规律，掌握其防治技术，才能有效地做好压疮的预防与照护工作。

（七）为老年人翻身预防压疮

【操作目的】

（1）避免老年人局部组织长时间受压，预防压疮等并发症的发生。

（2）便于和老年人沟通，观察老年人皮肤状况，了解老年人需求。

（3）促进舒适。

【操作程序】

1. 评估

（1）辨识老年人，与老年人沟通。

（2）评估老年人营养状态、局部皮肤情况、躯体活动能力、情绪、意识状态、自理能力及合作程度。

（3）评估老年人有无水肿、二便失禁等。

2. 计划

（1）环境准备：安静整洁，温湿度适宜，光线充足，关闭门窗，必要时拉上围帘或用屏风遮挡。

（2）老年人准备：了解操作流程，能够配合操作。

（3）照护人员准备：着装整洁，修剪指甲，洗净并温暖双手，戴口罩。

（4）用物准备：洗手液、软枕数个、楔形垫、脸盆（盛 2/3 盆温水，水温 40～45 ℃）、毛巾、翻身记录单、笔，必要时备床档、浴巾，酌情准备按摩油。

3. 实施　具体实施内容见表 4.22。

表 4.22　为老年人翻身预防压疮

操作流程	操作步骤	要点说明
1. 评估沟通	（1）核对老年人信息 （2）评估老年人营养状态、局部皮肤情况、躯体活动能力、情绪、意识状态、自理能力，协助排便排尿 （3）照护人员向老年人解释操作目的及方法，取得老年人配合	◇ 关注老年人的心理状况
2. 摆放体位	（1）协助老年人仰卧，屈膝（若一侧腿为患肢，只屈曲健侧腿） （2）照护人员温暖双手后将老年人头部移向对侧，后将手伸入盖被内，首先用双手托住老年人肩颈部移向对侧，再用双手托住老年人臀部移向对侧，最后托住老年人腿部移向对侧 （3）协助老年人用健侧手握住患侧手放于胸腹部，协助老年人双腿屈曲（若近侧腿为患肢，只屈曲对侧腿；若对侧腿为患肢，协助老年人用近侧腿钩住对侧腿的脚踝） （4）照护人员双手分别扶住老年人的肩部和髋部向近侧翻转，将老年人调整为侧卧位	◇ 防止受凉 ◇ 移动时应将老年人抬起，避免拖、拉、拽等动作，以免挫伤皮肤 ◇ 保护老年人，防止坠床 ◇ 嘱老年人用健侧肢体带动患侧肢体翻转
3. 放置软枕	老年人胸前放置软枕，上侧手臂搁于软枕上，上侧小腿中部垫软枕以降低膝盖和脚踝的压力。保持体位稳定	◇ 及时询问老年人感受
4. 检查背部皮肤	掀开老年人背部盖被，检查背部、骶尾部等受压部位皮肤是否完好	◇ 根据不同卧位观察老年人压疮的易发部位
5. 背臀部擦洗	（1）将浴巾一侧边缘铺于背臀下，向上反折遮盖背臀部 （2）洗净小方巾，拧干后裹成手套状，打开浴巾暴露背臀部，由老年人腰骶部沿脊柱一侧向上擦至肩颈部，再螺旋向下擦洗背部一侧，同法擦洗另一侧，分别环形擦洗臀部，再用浴巾蘸干背臀部水分	◇ 防止受凉 ◇ 擦洗时动作轻快，减少老年人不适

操作流程	操作步骤	要点说明
5. 背臀部擦洗	（3）酌情选择按摩油（霜）或50%乙醇为老年人背部、骶尾部进行按摩，每次3～5 min，整理好上衣 （4）后背用软枕或楔形垫支撑，颈后用小枕支撑，保持体位稳定舒适	◇ 力度适中
6. 整理用物	撤去用物，协助老年人取舒适体位，整理床单位	◇ 用物按规定分类处理
7. 洗手记录	（1）按七步洗手法洗手 （2）记录翻身时间、体位、老年人皮肤情况、老年人反应等	

4. 评价

（1）老年人感觉安全、舒适，安全无意外发生。

（2）照护人员操作轻稳、节力，老年人满意。

（3）老年人积极配合操作，和老年人有效沟通。

【注意事项】

（1）操作过程中，与老年人保持有效交流，观察老年人反应，如发现面色、脉搏、呼吸异常时应立即停止操作，并报告医护人员。

（2）擦洗背臀部时，动作要轻柔、敏捷，及时遮盖老年人暴露部位，保护老年人隐私，以防受凉。

（3）鼓励老年人力所能及地参与到翻身过程中，增强老年人的自信心。

（4）操作过程中保护老年人安全，防止坠床。

（5）照护人员应遵循节力原则，两脚分开，降低身体重心。

 思政案例

小邓就像我的四儿子

湖南省永州市新田县社会福利中心护理部部长邓利军今年刚满25岁，却在养老护理员岗位上干了5年，被同事亲切地称为年轻的"老资格"。养老护理常被一些人误认为是简单地照顾老年人，其实它是一门专业性很强的技术。住在新田县福利院512房间的侯奶奶属于一级护理人员，体型高大偏胖，以往两名护理员照顾都难以让她满意。侯奶奶患有严重压疮，小邓自从独自承担照护工作以来，每次都小心翼翼地为她擦洗，每日在患处涂抹软膏，进行红外线照射，保持皮肤干燥，并每半小时帮她翻一次身。在邓利军日复一日的贴心照护下，侯奶奶病情得到缓解，她逢人便说："我有三个儿子，小邓待我如同亲人，他就像我的四儿子一样。"

邓立军说："让年迈的爷爷奶奶过得愉悦、轻松，是我感到最幸福的事！"

思考题

王奶奶，85岁，失能失智老年人，不能较好地表达自己的需求和意愿。早晨查房时，照护人员小金发现王奶奶面色痛苦，拒绝吃饭，于是上报给医生，医生来查看发现王奶奶口腔内有多处溃疡，且有臭味。医嘱予以口腔清洁。

请问：（1）照护人员应该采取哪种方法为王奶奶进行口腔清洁？

（2）口腔清洁过程中有哪些注意事项？

2. 李爷爷，72岁，既往脑梗死后左侧肢体偏瘫，生活基本不能自理。今日下午，李爷爷的孩子来机构探望，李爷爷说想精精神神地和孩子见面。照护人员为李爷爷进行仪容仪表的修饰并更换衣物。

请问：（1）为李爷爷进行仪容仪表的修饰有什么要求？

（2）照护人员为李爷爷更换衣物时，穿脱的顺序是什么？

老年人饮食照护

 学习目标

1. 素质目标

对老年人关心体贴、敬老、爱老、孝老，确保饮食照护安全。

2. 知识目标

（1）掌握老年人的饮食原则、一般老年人饮食的照护、饮食的适用范围和确认胃管在胃内的方法；

（2）熟悉吞咽困难、过食和拒食老年人的照护；

（3）了解老年人营养需求和老年人营养摄取的影响因素。

3. 能力目标

能够协助老年人进食、进水，协助老年人鼻饲饮食。

饮食是人类最基本的需要之一，是为机体提供营养、维持机体各种正常生理功能、促进组织修复、提高机体免疫力等方面的基本手段。老年人身体器官功能减退，口腔黏膜萎缩和角化，牙齿咀嚼功能下降，消化系统功能降低，食物中的营养物质吸收利用率下降，容易出现食欲减退、消化不良、营养不良等问题。另外，进食、进水困难易引起老年人误吸、窒息等危险情况的发生，不良饮食习惯会影响老年人健康。因此，照护人员应给予老年人全面周到的饮食照护，达到预防疾病和促进健康的目的。

 情景导入

王奶奶，女，78岁，高血压20年，脑梗后1年，左侧肢体活动不便，以卧床为主。喝水偶尔呛咳，最近便秘。王奶奶可以在轮椅上坐位进餐，右手能拿食物，平时爱吃红烧肉、咸菜，需要协助喂菜、喂汤。今天午餐是清蒸鱼、清炒小油菜、番茄鸡蛋汤、杂粮饭，王奶奶吃了一口就不想吃了，嫌肉少，味道太淡。

 请问

1. 如何劝说王奶奶形成正确的饮食习惯？

2. 如何为王奶奶进行饮食照护？

任务一 老年人饮食与营养

科学的饮食与营养是维持生命活动的基本需要，是维持和恢复健康的基本手段。老年人随着各器官功能的退行性变化，对食物的消化和吸收也发生着改变。老年人多年养成的饮食习惯，以及因基础疾病而需要遵循的一定的饮食要求，使老年人在饮食方面呈现出自身独特的特点。如果老年人在日常饮食中不遵循健康饮食原则，可能会造成营养不良，或加重原有的基础疾病，特别是心脑血管疾病等。因此，照护人员要根据老年人自身的生理、病理特点及对营养的需求，指导其形成健康的饮食观念和良好的饮食习惯。

一、老年人营养需求

1. **热能**　热能是一切生物维持生命和生长发育及从事各种活动所必需的能量，由食物内的化学能转化而来。首先，老年人的饮食营养要合理，荤素、粗细、干稀搭配符合营养要求，老年人的全天热能供给量约为 2 400 kcal（1 cal=4.19 J），蛋白质、脂肪、碳水化合物比例适当，三者的热能比分别是 10%～15%、20%～25%、60%～70%，早、中、晚餐的能量分配分别占总能量的 30%、40%、30%，老年人尤其是高龄老年人，消化吸收功能下降，其糖耐量也有程度不一的减退，提倡少食多餐。其次，老年人饮食热能供给量是否合适可通过观察体重变化来衡量。一般可以通过以下公式来粗略衡量老年人饮食热能供给量是否合适：

男性老年人体重标准值（kg）=[身高（cm）－100]×0.9
女性老年人体重标准值（kg）=[身高（cm）－105]×0.92

2. **蛋白质**　蛋白质是构成人体组织细胞的重要成分，具有维持血浆渗透压、提供热能等重要功能。老年人的体内代谢以分解代谢为主，对蛋白质的吸收利用率降低，体内蛋白质储备量减少，故老年人需要摄入优质的蛋白质。其摄入标准应略高于成年人，但老年人膳食中蛋白质含量也不能过高，以免对肾脏造成负担。蛋白质每日的摄入量为 1.2 g/kg，蛋白质供给能量占总热量的 10%～15%。应选择瘦肉、奶、蛋、鱼、虾、大豆制品等优质蛋白质，因其容易被人体消化吸收。但对于肝肾功能不全者，豆类蛋白质的摄入应控制在蛋白质摄入总量的 1/3 以下。

3. **脂肪**　脂肪具有为人体提供与储存热能、构成身体组织、供给必需脂肪酸、促进脂溶性维生素吸收、维持体温、保护脏器和增加饱腹感的作用，主要存在于动物性食品、食用油、坚果类食物中。老年人胆汁酸的分泌减少，脂酶活性降低，对脂肪的消化功能下降，所以要限制老年人的脂肪摄入量，脂肪供给能量不超过总热量的 25%。高血脂是高血压、冠心病等慢性疾病的危险因素之一，应尽量选用含不饱和脂肪酸较多的植物油，减少摄入脂肪含量高的食物如肥肉、油炸食物、奶油等。

4. **碳水化合物**　碳水化合物是人类热能最主要的来源之一，也是构成神经组织与细胞的主要成分，并参与许多生命活动。碳水化合物分为可以被人体吸收利用的糖类和不能被人体消化吸收但对人体有益的膳食纤维。碳水化合物供给能量应占总热量的

60%～70%，老年人糖耐量降低，胰岛素分泌对血糖的调节作用减弱，因而可发生血糖增高。动脉粥样硬化等心血管疾病及糖尿病的发病可能与摄入过多的葡萄糖、果糖、乳糖、蔗糖等单糖、双糖有关，因此老年人摄入的糖类应以多糖为宜，如谷类（全谷米、小麦、燕麦等）、薯类（芋头、马铃薯、白薯、山药等）均含较为丰富的淀粉，同时能获取其他营养素及膳食纤维等。

5. 无机盐　无机盐又称矿物质，是构成人体组织、维持生理功能、新陈代谢所必需的元素，人体内不能合成，必须从食物中摄取。人体中含有多种无机盐，如钙、镁、磷、锰、锌、铜、钾、钠、氯、铁等。老年人由于胃肠功能减弱，肝肾功能衰退及活化维生素D的功能下降，加上户外活动减少和缺乏日照，对钙的吸收利用能力下降。钙摄入不足使老年人出现钙的负平衡，体力活动的减少又可增加骨钙的流失，以致骨质疏松症较常见，尤其是女性。另外，无机盐摄取不足会影响代谢活动，摄入过多则容易引起中毒。

6. 维生素　维生素在调节生理功能、延缓衰老过程中起着极其重要的作用，包括脂溶性维生素（维生素A、维生素D、维生素E、维生素K）和水溶性维生素（维生素B_1、维生素B_2、维生素B_6、维生素B_{12}、维生素C等）。

7. 水　水是维持生命最重要的营养物质。水能够维持消化液的正常分泌量，促进食物消化和营养吸收，可保持肾脏对代谢产物的清除功能，老年人摄入足够量的水可预防泌尿系统感染和便秘，水还有防止皮肤干燥，调节体温的作用。在温和的气候下，低身体活动水平的老年人每日饮水量一般以1 500～1 700 mL为宜，饮食中适当地增加汤类食品，既能补充营养，又能补充相应的水分。

二、老年人营养摄取影响因素

饮食是提供营养的最主要途径，当人进入老年期后，随着人体生理功能的衰退，新陈代谢变慢及心理、社会等因素会影响老年人的营养摄取。

（一）生理因素

多数老年人有牙齿脱落，从而影响食物的咀嚼和消化，老年人因味蕾和神经末梢功能退化，嗅觉和味觉迟钝而致食欲降低，部分老年人由于关节或脑血管等疾病引起关节挛缩变形、肢体麻痹震颤加重，无法自行进食；老年人吞咽反射能力下降，进食时容易引起呛咳、噎食，甚至发生窒息；老年人对食物的消化吸收功能下降，导致所摄取的食物不能有效地被机体所利用；消化液、消化酶及胃酸分泌减少，降低了机体对食物的消化和吸收；胃扩张能力减弱，肠蠕动及排空速度减慢，易发生便秘，而便秘又可引起腹部的饱胀感，造成负性影响。

（二）心理因素

老年人的焦虑、忧郁、恐惧等不良情绪可引起交感神经兴奋，抑制胃肠道蠕动及消化液的分泌，故而可降低食欲。因丧偶、独居、入住养老机构而感到不适应的老年人，往往会因负性情绪而导致饮食摄入异常。若老年人保持愉快、轻松的心理状态，则会促进食欲；不能自理而又失禁的老年人有时会考虑到照护者的感受，自己控制饮食的摄入量；失智老年人可能会出现饮食过少、过量或异食行为。

（三）疾病因素

许多疾病可影响老年人对食物和营养的摄取、消化、吸收及代谢。口腔、胃肠道疾患可直接影响食物的摄取、消化和吸收；发热、烧伤、甲状腺功能亢进等高代谢疾病患者，对热量的需求量较正常增加；老年人在伤口愈合或感染期间对蛋白质的需求较大。

疾病后的用药也会影响老年人的营养摄入。有的药物可增进食欲，如胰岛素、类固醇类药物；有的药物可杀灭肠道菌群，使一些维生素的来源减少，如磺胺类药物可使维生素B和维生素K在合成时发生障碍；有的药物可降低食欲，如非肠溶性红霉素、氯贝丁酯等。

（四）社会因素

1. 饮食习惯　老年人的饮食习惯包括食物的选择、烹饪方法、饮食方式、饮食嗜好、进食时间等。有些老年人出现偏食、吃零食等不良的饮食习惯，这可造成某些营养素因摄取量过多或过少而不平衡；嗜好饮酒的老年人，长期大量饮酒可使食欲减退导致营养不良；独居老年人或高龄老年人，可能因为不方便采购或烹饪而影响营养的摄入。

2. 饮食环境　老年人进食时周围的环境、餐具的清洁程度、食物的颜色和味道、有无家人陪同等都可能会影响其对食物的选择及摄入。

3. 营养知识　老年人正确地理解和掌握营养知识有助于营养均衡，如果老年人或其家属存在关于营养知识方面的误区可能对其造成不同程度的营养失调。

4. 经济状况　经济状况会直接影响老年人对食物的选择，从而影响其营养状况。照护人员应注意经济状况良好的老年人有无营养过剩，经济状况较差的老年人有无营养不良。

三、老年人饮食原则

1. 食物选择要合理　食物的选择应适合老年人的特点，种类应多样化，营养要丰富，注意四个"搭配"：荤素搭配，以素为主；粗细搭配，多吃粗粮；干稀搭配，混合使用；生熟搭配，多进生食。做到"三高、一低、四少"：高蛋白质、高维生素、高纤维素，低脂肪，少盐、少油、少糖、少辛辣。

2. 饮食易消化吸收　老年人由于消化功能减弱，咀嚼功能也因牙齿松动或脱落而受到一定影响，因此食物加工要做到细、软、松，既给牙齿咀嚼的机会又便于消化，如选择纤维短、肉质细嫩的鱼肉等食物。少吃油炸、油腻或过黏的食品。

3. 饮食应合理分配　老年人保持合理的体重很重要，应适当限制热量的摄入，食量分配上提倡早晨吃好、中午吃饱、晚上吃少的原则。根据老年人的生理特点，少食多餐较为合适，避免暴饮暴食或过饥过饱；膳食内容的改变不宜过快，要照顾到个人爱好。老年人由于肝脏中储存肝糖原的能力较差，对低血糖的耐受能力不强，容易饥饿，可在两餐之间适当增加点心；由于夜间的热量消耗较少，多吃富含热量的蛋白质和脂肪类食物会影响睡眠，晚餐可吃一些蔬菜和含糖类较多而又容易消化的食物。

4. 食物温度应适宜　老年人消化道对食物的温度较为敏感，饮食宜温偏热，两餐之间或入睡前可加饮温热饮料，以解除疲劳、温暖身体而利于睡眠。

四、老年人饮食种类

（一）基本饮食

基本饮食适用范围较广，根据老年人的咀嚼、消化能力及身体状况分为普通饮食、软质饮食、半流质饮食、流质饮食四种（表5.1）。

表 5.1 基本饮食

饮食种类	适用范围	饮食原则及用法
普通饮食	病情较轻，疾病恢复期，无发热、无消化道疾患及不需要限制饮食的老年人	营养均衡；选择可口、易消化、无刺激的食物；饮食种类多样化；每日三餐，按比例分配
软质饮食	轻度发热，消化不良，咀嚼不便，患胃肠疾病，进行肛门、结肠及直肠手术后的老年人	营养均衡；易咀嚼，易消化；食物以软、烂、碎为主，如软米饭、面条，菜肉应切碎煮烂；少油炸、少油腻、少粗纤维素及刺激性较强的食物；每日三至四餐
半流质饮食	口腔及消化道疾病、中等发热、体弱、手术后的老年人，咀嚼能力较差和吞咽困难的老年人	食物呈半流质状态，尽量做到色、香、味俱全；易咀嚼、吞咽、消化，少粗纤维，营养丰富；宜少食多餐，每日五至六餐 患腹泻、伤寒等胃肠道功能紊乱的老年人不宜进食含纤维素或易引起胀气的食物，患有痢疾的老年人禁用豆浆、牛奶及过甜食物 常用的半流质食物有肉松粥、汤面、馄饨、肉末、菜泥、蒸蛋羹、芝麻糊等
流质饮食	进食困难或采用鼻饲的老年人，极度衰弱无力咀嚼食物的老年人	食物呈液状、易消化、易吞咽、无刺激性，如牛奶、豆浆、米汤、果汁等 流质所供营养素不足，只能短期使用，通常辅以肠外营养，每 2～3 h 一餐

（二）治疗饮食

在基本饮食的基础上，根据病情需要，适当调整热量和营养素，达到治疗或辅助治疗的目的，从而延缓疾病的进展，避免或减少并发症的发生，促进老年人疾病的康复。常见的治疗饮食见表 5.2。

表 5.2 治疗饮食

饮食种类	适用范围	饮食原则及用法
高热量饮食	适用于有甲状腺功能亢进、高热、肝胆疾患、结核等热量消耗较高的老年人	在基本饮食基础上加餐 2 次，可提供含有热量的饮料或点心，如牛奶、豆浆、鸡蛋、藕粉、巧克力、甜食等，总热量为 3 000 kcal/d
高蛋白饮食	适用于有甲状腺功能亢进、结核、严重贫血、肾病综合征、恶性肿瘤等高代谢疾病的老年人	在基本饮食基础上增加含蛋白质丰富的食物，如肉类、鱼类、蛋类、乳类、豆类等，蛋白质供给量为 1.5～2.0 g/（kg·d），但总量不超过 120 g/d，总热量为 2 500～3 000 kcal/d
低蛋白饮食	适用于有急性肾炎、尿毒症、肝性脑病等限制蛋白质摄入的老年人	应多补充蔬菜和含糖高的食物，维持正常热量，每日饮食中的蛋白质不超过 40 g
高纤维素饮食	适用于有便秘、肥胖症、高脂血症、糖尿病、心血管疾病的老年人	选择富含纤维素的食物，如韭菜、芹菜、卷心菜、新鲜水果、豆类、粗粮等
少渣饮食	适用于有腹泻、肠炎、伤寒、痢疾、吞咽困难、食管静脉曲张、咽喉部及消化道手术的老年人	选择少纤维素、少油的食物，如蒸蛋、菜泥等，不用强刺激调味品及坚硬带碎骨的食物，肠道疾病患者少摄入油脂

饮食种类	适用范围	饮食原则及用法
低盐饮食	适用于有心脏病、急慢性肾炎、肝硬化腹水、重度高血压但水肿较轻等情况的老年人	每日可用食盐不超过2 g，不包括食物内自然含钠量，禁用腌制食品，如咸菜、皮蛋、火腿、腌肉等
无盐低钠饮食	适用范围同低盐饮食，但水肿较重的老年人	除不放食盐烹饪外，还须控制摄入食物中自然存在的钠量，控制钠量<0.7 g/d；禁食腌制食品、含钠的食物和药物，如油条、挂面、汽水、碳酸氢钠药物等
低脂肪饮食	适用于高脂血症、动脉硬化、冠心病、肥胖、肝胆疾患及腹泻的老年人	饮食清淡、少油，禁食肥肉、蛋黄、动物脑。高脂血症及动脉硬化的老年人，不必限制植物油（椰子油除外），脂肪摄入量≤50 g/d，患有肝胆胰疾病者脂肪摄入量≤40 g/d，尤其应限制动物脂肪的摄入
低胆固醇饮食	适用于有动脉硬化、高胆固醇血症、冠心病、高血压等疾病的老年人	饮食中胆固醇含量<300 mg/d，禁食或少食含胆固醇高的食物，如动物内脏、脑、肥肉、鱼子、蛋黄、动物油等

（三）试验饮食

试验饮食是指在特定的时间内，通过对饮食内容的调整来协助诊断疾病和确保实验室检查结果正确性的一种饮食。应在医护人员指导下进行，常见老年人试验饮食见表5.3。

表5.3 试验饮食

饮食种类	适用范围	饮食原则及用法
隐血试验饮食	适用于大便隐血试验前的准备，协助诊断有无消化道出血	试验前3 d起及试验期间禁食肉类、动物肝、血制品、含铁丰富的药物和食物、绿色蔬菜等，避免出现假阳性。可进食马铃薯、牛奶、非绿色蔬菜、馒头、米饭等，第4天开始留取粪便做隐血试验
葡萄糖耐量试验饮食	适用于诊断糖尿病	试验前采用碳水化合物≥300 g的饮食共3 d，同时停用一切能升降血糖的药物。试验前晚餐后禁食10～12 h，直至第2天早晨采血后，将葡萄糖75 g溶于300 mL水中，顿服糖水后0.5 h、1 h、2 h和3 h分别采血测定血糖值
肌酐试验饮食	适用于协助检查、测定肾小球的滤过功能	试验期为3 d，禁食鱼类、肉类、禽类，忌饮茶和咖啡，全天主食在300 g以内，蛋白质的摄入量<40 g/d，排除外源性肌酐的影响；蔬菜、水果、植物油不限，热量不足可添加藕粉或含糖的点心等，第3天测内生肌酐清除率及血肌酐含量
尿浓缩功能试验饮食	适用于检查肾小管的浓缩功能	试验期为1 d，禁饮水并控制全天饮食中的水分总量为500～600 mL，可进食含水分少的食物，如馒头、米饭、马铃薯等，烹调时尽量不加水或少加水，避免食物过甜、过咸，蛋白质供给量为1 g/（kg·d）
甲状腺摄[131]I试验饮食	适用于协助测定甲状腺功能	试验期为14 d，试验期间禁食含碘的食物，如海带、海蜇、紫菜、海参、虾、鱼、加碘食盐等；禁用碘做局部消毒；14 d后做[131]I功能测定

任务二　老年人一般饮食照护

老年人身体器官功能减退，咀嚼、吞咽、消化能力降低，食物中的营养物质吸收利用能力下降，为了保障老年人营养和热量的摄入，维持老年人生命活动正常运行。在饮食照护过程中，照护人员不但要保证食物的色、香、味符合老年人的饮食习惯，还要为老年人做好进食、进水的评估，协助老年人进食、进水，做好安全防护，给予老年人全面周到的饮食照护。

一、一般老年人饮食照护

照护人员应为老年人提供合理的饮食照护，满足老年人食欲和对营养素的需求，从而维持老年人的健康。

1. 遵循老年人饮食原则　遵循中国居民平衡膳食宝塔（图 5.1）为老年人提供日常饮食，提供种类多样化、易消化吸收的食物，少食多餐，保证老年人的营养均衡。

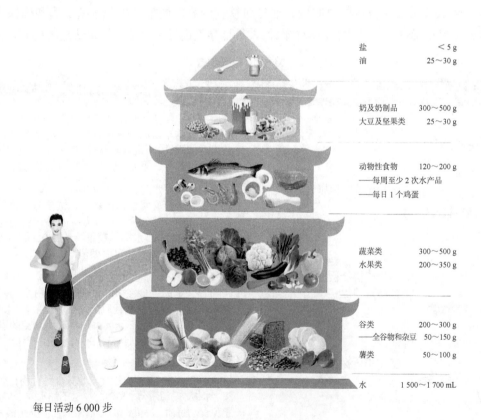

盐	＜5 g
油	25～30 g
奶及奶制品	300～500 g
大豆及坚果类	25～30 g
动物性食物	120～200 g
——每周至少2次水产品	
——每日1个鸡蛋	
蔬菜类	300～500 g
水果类	200～350 g
谷类	200～300 g
——全谷物和杂豆	50～150 g
薯类	50～100 g
水	1 500～1 700 mL

每日活动 6 000 步

图 5.1　中国居民平衡膳食宝塔（2022）
（资料来源：中国营养学会《中国居民膳食指南》）

2. 创造舒适就餐环境　照护人员应在老年人进餐前 30 min 停止室内清洁卫生工作，卧床老年人完成排尿排便，开窗通风，以保持室内空气清新、无异味。

3. 选择合适食物种类　照护人员应根据老年人的牙齿功能、吞咽功能、治疗要求、饮食习惯，选择合适的食物种类。

4. 选择合适进食体位和方式　老年人可根据身体情况选择合适的进食体位和进食方式。情况允许时，应尽量取坐位进食、饮水，卧床老年人抬高床头并侧卧进食，避免食物误入气管；可为卧床老年人提供床上餐桌，为进食不便的老年人提供长柄、粗柄餐具，餐桌上有固定碗、盆；照护人员应尽量创造条件，让老年人自行进食，预防功能失用性退化。

5. 观察老年人进食情况

（1）进食的时间：根据老年人生活习惯，合理安排进餐时间。一般早餐时间为 6：30～8：30，午餐时间为 11：30～12：30，晚餐时间为 17：30～19：00。老年人消化吸收能力减弱，可适当在晨起、餐间、睡前补充一些糕点、牛奶等。少食多餐，有利于消化吸收。

（2）进食的量：应根据老年人每日的进食量和活动量将进食量均衡地分配到一日三餐中。主食"宜粗不宜细"，老年人每日进食谷类 200 g 左右，并适当地增加粗粮的比例。蛋白质宜"精"，每日由蛋白质供给的热量，应占总热量的 10%～15%，可按每千克体重 1～1.5 g 供给。脂肪宜"少"，老年人应将由脂肪供给的热量控制在 20%～25%。烹调以植物油为主。蔬菜水果宜"多"，每日不少于 300 g。当老年人的饮食量有明显增多或减少的变化时，要观察并询问老年人，查找原因。

（3）进食的温度：老年人进食的温度应为 38～40 ℃，以温而不烫为宜。在协助老年人进食时，须先测温后喂食，避免过热造成烫伤，过冷造成腹泻。

（4）进食的速度：老年人应细嚼慢咽，进食时不看电视，照护人员不与老年人谈笑，不催促老年人加快进食速度以防误吸、噎食。当老年人出现明显的进食速度过快或减慢的情况，照护人员应加强观察并告知医生或家属，及时就诊，检查有无精神或器质性病变。

6. 健康教育　为老年人及家属进行饮食健康教育，帮助老年人选择健康的饮食，形成健康的饮食习惯。

二、吞咽障碍老年人的照护

吞咽障碍的老年人可由于食物误吸进入气管而发生继发性肺炎，反复出现肺部感染，严重者可发生呼吸衰竭或急性呼吸窘迫综合征，最终导致死亡；或者直接由于大块不易分解食物被吸入气管而发生机械性窒息，继而出现呼吸、心搏停止；此外，老年人可因食物摄入不足，发生水和电解质紊乱及其他营养成分缺乏而严重消瘦。吞咽障碍还可导致肌肉萎缩，进一步加重吞咽障碍的程度，造成不良循环。

（一）吞咽障碍

吞咽障碍是指由于口腔、咽喉、食管等器官结构或功能受损，食物不能被安全有效地由口输送到胃内以取得足够营养和水分的进食困难。其表现为进食后即刻或 8～10 s 内，在咽部、胸骨后或剑突后的黏着、停滞感，严重时甚至不能咽下食物。

（二）老年人常见吞咽障碍的相关因素

1. 年龄 随着年龄的增长，老年人的生理功能会相应地减退。口腔敏感性减退、牙齿缺失、味觉和嗅觉改变、视力减退、目光注视与手的协调动作减退等都可能引起吞咽障碍。

2. 食物形态 老年人是否发生吞咽障碍还与食物的质地、黏度有关。摄入稀薄液体食物比黏稠液体和均匀膏状食物更容易引起吞咽障碍。

3. 体位 体位也是导致吞咽障碍的常见因素之一。平卧位时，胃内容物容易反流至口咽部经气管入肺。90°坐姿（即躯干垂直、头正中、颈轻度向前屈曲）对于有吞咽障碍的老年人来说是最佳的进食体位。侧卧位采用健侧卧位，利用重力的作用使食物主要集中在健侧口腔，减少了食物在偏瘫侧的残留。

4. 疾病 合并多系统疾病的老年人，尤其是患有脑血管疾病的老年人，其合并吞咽功能障碍的风险明显增加。有脑卒中病史的老年人，常有舌头活动不灵活、咀嚼能力不足、咽期反应延迟、喉上抬减弱等影响吞咽功能的问题；患帕金森病的老年人常由于口唇和喉部肌肉失控，出现食物吞咽困难；大部分失智老年人意识损害程度越重，认知功能越差，吞咽障碍发生率越高。

5. 药物因素 镇静安眠、抗抑郁等药物都能抑制中枢神经系统，可能会使服药者出现肌张力障碍而导致语言和吞咽功能失调。服药时间越长，剂量越大，症状出现越早。

（三）老年人吞咽障碍的表现

1. 吞咽时的表现

（1）饮水时常有呛咳，严重时少量饮水即有反应，吞咽时或吞咽后出现咳嗽。

（2）进食时常常胸口有食物堵塞感，感觉喉咙中有块状物，或食物黏着于食管内，有异物感。

（3）常有流涎、鼻反流。

2. 吞咽后的表现

（1）进食后常有声音嘶哑、混浊，发声低沉等表现。

（2）可在进食后突发咳嗽、呼吸困难、气喘，严重时出现颜面发绀等表现。

（3）进食后常有食物残留在舌面上或口腔缝隙中。

3. 其他表现 有些吞咽困难的老年人可表现为食欲减退、营养不良、体重下降（6个月内可下降 10%）、抵抗力下降、原因不明的发热或吸入性肺炎且反复发生。

（四）吞咽功能评定

老年人吞咽困难的评估包括一般医学评估、相关试验及检查和吞咽功能的量表评估。常用的方法有吞咽障碍临床检查法、反复唾液吞咽试验、洼田饮水试验等。洼田饮水试验操作简单，分级明确清楚，适于照护人员对老年人的吞咽功能进行评估。

1. 洼田饮水试验 该试验要求老年人意识清楚并能按照指令完成试验，老年人于端坐位喝下 30 mL 温水，测定从开始喝水至吞咽结束（以喉头运动为标准）所需时间和呛咳情况，测试两次，取最短时间（表 5.4）。

表5.4　洼田饮水试验

分级	评定标准
1级（优）	能顺利地一次咽下
2级（良）	分两次以上，能不呛咳地咽下
3级（中）	能一次咽下，但有呛咳
4级（可）	分两次以上咽下，但有呛咳
5级（差）	频繁呛咳，不能全部咽下

2. 洼田饮水试验评估结果

（1）根据吞咽功能的分级和从口腔含水开始到咽下30 mL温开水结束（以喉头运动为标准）所需的时间，吞咽功能分为正常、异常、可疑三种情况。正常：1级，5 s之内；异常：3、4、5级；可疑：1级，5 s以上或2级。

（2）通过洼田饮水试验还可评价老年人吞咽功能治疗的效果，即治愈、有效、无效。治愈：吞咽障碍消失，饮水试验评定1级；有效：吞咽障碍明显改善，饮水试验评定2级；无效：吞咽障碍改善不明显，饮水试验评定3级以上。

（五）吞咽障碍老年人的照护

1. 选择合适的食物性质　照护人员应根据老年人吞咽障碍的程度及阶段来选择食物的形态，遵循先易后难的原则。容易吞咽的食物特点是密度均匀、黏性适当、不易松散、通过咽喉与食管时易变形且很少残留于黏膜上。吞咽功能1~2级的老年人能经口进食，可给予普通饮食；吞咽功能3~4级的老年人能经口进食部分食物，可给予流质饮食，必要时可给予静脉辅助营养；吞咽功能5级的老年人完全不能经口进食，须采用鼻饲和静脉辅助营养。

2. 选择合适的进食一口量和速度　一口量即最适于吞咽的每次摄入量，正常人约为20 mL。协助老年人进食时，一口量过少会因刺激强度不足，难以诱发吞咽反射；一口量过多则会使食物从口中漏出或引起咽喉部残留食物导致误咽。一般先从少量（3~4 mL）开始，然后酌情增加。在进食时，照护人员应先嘱老年人吸足气，吞咽前及吞咽时憋气，这样可使声带闭合封闭咽喉部再吞咽，吞咽后咳嗽一下，以喷出残留在咽喉部的食物残渣，防止吞咽时食物被误吸。每口进食量为20 mL左右，每次间隔30 s左右，等老年人完全咽下后再喂下一口，避免食物重叠入口的现象。

3. 选择恰当的食物入口位置　协助老年人进食时，照护人员应将食物放在口腔中对食物最敏感且最适宜食物在口腔中保持及输送的位置。为偏瘫老年人放入食物的最佳位置是健侧舌后部或健侧颊部。此位置适用于部分或全部舌、颊、口、面部有感觉障碍的老年人及所有面、舌肌力量减弱的老年人。

4. 选择安全的进食体位　协助老年人进食时，应选择既有代偿作用又安全的体位。对身体控制良好的老年人，可采用坐位进食，躯干挺直，头正中、颈轻度向前屈曲，双膝关节屈曲成90°角，双足底平稳接触地面；偏瘫老年人，可采用健侧卧位，即健侧在下，患侧在上，该体位可使食物不易从口中漏出，并可利用重力使食团在健侧吞咽，有利于食物向舌根运送，减少逆流及误吸的危险。

5. 帮助重建进食习惯　尽量养成定时、定量的进食习惯。进食时，照护人员应叮嘱老年人集中注意力，细嚼慢咽，保持吞咽反射协调进行，避免发生呛咳。若出现呛咳现象，照护人员应立即停止喂食，协助老年人取侧位，鼓励其咳嗽，协助轻叩胸背部将食物颗粒咳出。

6. 心理疏导　有吞咽障碍的老年人多同时伴有不同程度的肢体偏瘫、失语、语言不清等，容易出现烦躁、易怒和抑郁情绪，有的甚至拒绝进食，进而导致营养不良而加重病情。照护人员要给予其安慰和关心，耐心地向老年人讲明疾病发生、发展的规律和康复过程，消除不良情绪。

7. 康复训练　做好老年人及其家属的思想工作，协助康复师指导老年人进行康复训练。

三、过食和拒食老年人的照护

1. 过食老年人的照护　部分失智老年人没有饱腹感，不记得已经吃完饭，或在非就餐时间要吃食物。照护人员可让老年人少食多餐，多吃蔬菜水果，多吃鱼和鸡肉，少吃猪肉等，以此控制老年人摄入的食物总热量，还可以通过让老年人做自己喜欢的小游戏等转移老年人注意力，避免反复进食。

2. 拒食老年人的照护　失能失智老年人有时会出现牙关紧闭、拒绝进食的情况，照护人员可更换其他食物，如果老年人坚持拒绝，可稍等片刻再做尝试，或带老年人做一些其喜欢的活动，然后慢慢过渡到吃饭这件事。若老年人坚持不吃，须详细记录，在两餐之间增加点心或其他食物，并且明确是否因为身体不适而拒食。

四、协助老年人进食、进水技术

（一）协助老年人进食

【操作目的】

协助老年人进食，保证老年人从食物中摄入足量的营养和水分，维持生命的基本需要。

【操作程序】

1. 评估

（1）辨识老年人，与老年人沟通。

（2）评估老年人性别、年龄、体重、病情、肢体活动情况。

（3）评估老年人意识状态，合作程度。

（4）评估老年人口腔情况、吞咽能力、有无餐前或随餐药。

2. 计划

（1）环境准备：整洁、安静、舒适、安全、无异味。

（2）老年人准备：根据老年人需求协助其排便、佩戴义齿、清洁双手。

（3）照护人员准备：着装整洁，按七步洗手法洗手，戴口罩。

（4）用物准备：洗手液、餐前或随餐口服药、食物、餐具、餐桌、毛巾、漱口杯、吸管、温开水（38～40℃）、记录单、软枕、靠垫等。

3. 实施　具体实施内容见表5.5。

表 5.5　协助老年人进食

操作流程	操作步骤	要点说明
1. 核对	（1）核对老年人信息 （2）照护人员说明进餐时间和本次进餐的食物，取得老年人配合 （3）协助老年人清洁双手、漱口，必要时清洁口腔	
2. 摆放体位	协助老年人摆放舒适、安全的进食体位 （1）床上坐位：适用于基本自理、体弱、不需要辅助设备可保持坐姿的老年人 　　摇起床尾或将软枕垫于膝下，使膝关节屈曲，防止下滑，摇高床头至脊柱直立位，将枕头置于后背支撑，肩关节处垫软枕，上肢垫软枕或置于移动餐桌上，肘关节放松伸直 （2）轮椅坐位：适用于体弱、下肢功能障碍或行走无力但能坐轮椅的老年人 　　轮椅与床尾成30°角，固定车轮，抬起脚踏板，照护人员帮助老年人坐起，双腿垂于床下，双脚踏稳地面，用膝部抵住老年人的膝部，老年人双手环抱照护人员头颈部，照护人员带动老年人站立并旋转身体，使老年人坐在轮椅中间，后背贴紧椅背，腰部系安全带，双脚放于脚踏板上，双腿盖好毛毯 （3）半坐卧位：适用于完全不能自理或不能保持直立坐位的老年人 　　协助老年人平卧，先摇起床头支架使上半身抬高，与床成30°～50°角，老年人膝关节处垫软枕，防止下滑，床尾放置一软枕，垫于足底，防止足底触及床尾栏杆 （4）侧卧位：适用于完全不能自理的老年人 　　协助老年人向照护人员方向侧卧，臀部稍后移，两臂屈肘，一手放在枕旁，一手放在胸前，下腿稍伸直，上腿弯曲。必要时在两膝之间、胸腹部、后背部放置软枕，以扩大支撑面，增加稳定性，保证老年人的舒适和安全	
3. 协助进食	（1）协助老年人进食：将毛巾垫于老年人颌下或胸前，检查食物温度合适后，协助老年人进食 ① 能自行进食的老年人：鼓励老年人自行进餐，照护人员准备好餐具，将食物摆放于餐桌上，指导老年人上身坐直并稍向前倾，头稍微下垂 ② 不能自行进食的老年人：测试食物温度（前臂掌侧下缘测量），以温而不烫为宜，使用汤匙帮助进食，每次一口，食	✧ 避免食物过热引起烫伤 ✧ 对于咀嚼、吞咽困难的老年人，可将食物加工成糊状，便于吞咽

操作流程	操作步骤	要点说明
3. 协助进食	物量以汤匙的 1/3 为宜，等老年人完全吞下后，再喂食下一口 ③ 有视力障碍能自行进食的老年人：照护人员将盛有温热食物的餐碗放入老年人手中，再将汤匙递到老年人手中，告知食物的种类，嘱老年人缓慢进食；如果老年人要求自行进食，可按照时钟平面图放置食物（12 点钟放汤、6 点钟放饭、3 点钟和 9 点钟放菜），并告知指定方向食物的名称，让老年人按顺序摄取。有骨头的食物，备餐时将骨头剔除，鱼肉需要先剔除鱼刺 （2）进食结束后协助老年人漱口，擦净老年人口角水痕，保持进食体位 30 min 后，取舒适体位 （3）用餐后观察老年人有无不适	◇ 如果吞咽过程中出现呛咳、噎食等现象，应立即停止进食，进行急救并通知医护人员
4. 整理用物	清理食物残渣，清洗餐具	
5. 洗手记录	（1）按七步洗手法洗手 （2）记录老年人进食时间、进食种类、进食量、有无异常反应等	◇ 老年人未进食时，应及时报告并做好记录

4. 评价

（1）老年人了解进食时间、进食种类、进食量，能够主动配合，沟通顺畅。

（2）照护人员协助老年人安全进食，避免烫伤、呛咳等不良情况的发生。

【注意事项】

（1）食物温度适宜，温度过高会引起烫伤，温度过低会引起胃部不适。

（2）协助老年人使用汤匙喂食，每次以汤匙的 1/3 为宜，等老年人咽下一口后，再喂下一口。

（3）以饭、菜、汤交替的方式进餐，固液交替，避免老年人连续进食一种食物，防止噎食。

（4）对于咀嚼、吞咽困难的老年人，可将食物加工成糊状，便于吞咽。

（5）老年人吞咽过程中若出现呛咳、噎食等现象，应立即停止进食，进行急救并通知医护人员。

（二）协助老年人进水

【操作目的】

协助老年人进水，保证老年人补充足量的水分。

【操作程序】

1. 评估

（1）辨识老年人，与老年人沟通。

（2）评估老年人性别、年龄、体重、病情、肢体活动情况。

（3）评估老年人意识状态，合作程度。

（4）评估老年人口腔情况、吞咽能力。

2．计划

（1）环境准备：整洁、安静、舒适、安全、无异味。

（2）老年人准备：根据老年人需求帮助排便、取合适体位、清洁双手。

（3）照护人员准备：着装整洁，按七步洗手法洗手，戴口罩。

（4）用物准备：洗手液、水杯（盛有1/2～2/3杯温开水）、吸管、汤匙、小毛巾、记录单等。

3．实施　　具体实施内容见表5.6。

表5.6　协助老年人进水

操作流程	操作步骤	要点说明
1.核对	（1）核对老年人信息 （2）照护人员说明饮水的量和时间，取得老年人配合 （3）协助老年人清洁双手、漱口，必要时清洁口腔	
2.协助进水	（1）根据老年人的身体情况，协助摆放舒适、安全的进水体位，面部侧向照护人员 （2）将小毛巾围在老年人颌下，照护人员用手腕内侧测水温，以温而不烫为宜 （3）协助老年人进水 ①能够自己饮水的老年人：鼓励其手持水杯或借助吸管饮水，指导老年人上身坐直并稍向前倾，小口饮用，如果出现呛咳，应休息片刻后再饮用 ②不能自己饮水的老年人：喂水时可借助吸管饮水；使用汤匙时，水量以汤匙的1/2～2/3为宜，等老年人咽下一口后，再喂下一口 （4）进水结束后协助老年人撤下小毛巾，保持进水体位30 min后，取舒适的体位 （5）观察老年人有无不适	✧ 避免水温过热引起烫伤 ✧ 如果吞咽过程中出现呛咳等现象，应立即停止，情况严重者应进行急救并通知医护人员
3.整理用物	整理用物，将物品放回原处	
4.洗手记录	（1）按七步洗手法洗手 （2）记录老年人进水时间、进水量、有无异常反应等	✧ 老年人长时间未进水时，应及时报告并做好记录

4．评价

（1）照护人员与老年人沟通顺畅，老年人能够主动配合。

（2）照护人员协助老年人安全进水，避免烫伤、呛咳等不良情况的发生。

【注意事项】

（1）水温适宜，特别是使用吸管时，防止发生烫伤。

（2）协助老年人使用汤匙饮水时，每次以汤匙的1/2～2/3为宜，等老年人咽下一口后，再喂下一口，防止发生呛咳。

（3）老年人每日所需水量为 2 000～2 500 mL，除去食物中的水，摄入纯水量以 1 500～1 700 mL 为宜。

（4）对于失能失智的老年人，照护人员应定时分次喂水。

（5）根据老年人身体情况指导每日摄入充足的水分。晚上须控制饮水，少喝茶水、咖啡等，避免夜尿过多影响老年人睡眠。

任务三 老年人特殊饮食照护

对于由病情危重、昏迷、消化道功能障碍、脑血管意外或其他疾病导致的吞咽困难、不能或不愿经口进食的老年人，为了保证营养素的摄取、消化、吸收，维持细胞代谢，保持组织器官结构与功能，维持并改善老年人的营养状态，常采用鼻饲饮食的方式提供能量及营养素。

一、鼻饲概述

（一）鼻饲

鼻饲是指对不能经口进食者，将胃管自一侧鼻腔插入胃内，灌入流质饮食、水和药物的方法。其目的是为昏迷、不能经口和张口进食的老年人提供食物、药物，以满足营养和治疗的需要。由护士给予鼻胃管插入，照护人员进行管饲饮食。

（二）常用鼻饲饮食种类

1. 混合奶 适用于身体虚弱、消化功能差的鼻饲老年人。混合奶是以牛奶为主的流质食物，其主要成分有：牛奶、豆浆、鸡蛋、藕粉、米粉、豆粉、浓肉汤、鸡汤、奶粉、菜汁等。新鲜果汁不宜与奶类混合，防止产生凝块，可在菜汁、肉汤中加入适量食盐。混合奶具有营养丰富，易消化、吸收的特点。

2. 匀浆混合奶 适用于消化功能好的鼻饲老年人。匀浆混合奶是将混合食物用搅拌机或破壁机打碎成均匀的混合浆液，其主要成分有：牛奶、豆浆、豆腐、煮鸡蛋、瘦肉末、煮蔬菜、煮水果、烂饭、稠粥、去皮馒头、植物油、白糖、盐等。匀浆混合奶具有营养平衡、富含膳食纤维、口感好、易消化、配制方便的特点。

3. 要素饮食 适用于由非感染性严重腹泻、消化吸收不良、肿瘤或其他消耗性疾病导致营养不良的老年人。要素饮食是一种人工合成的化学精制食物，含有人体所需的易于消化吸收的营养素，其主要成分为游离氨基酸、单糖、重要脂肪酸、维生素、无机盐、微量元素等，主要特点是进入人体消化道后，即使没有消化液的作用也可直接被肠道吸收和利用，营养成分明确，营养价值高。

（三）鼻饲喂养前的观察

胃管插入的长度为老年人前额发际至胸骨剑突或鼻尖经耳垂至胸骨剑突的距离，一般为45～55 cm。照护人员每次经胃管灌入食物前，应查看胃管是否在胃内，可通过查看插入深度与胃管外标记的长度是否一致、抽取胃液等来判断，如胃管脱出或有胃管盘旋，应由护士重新留置胃管。还应检查胃管固定处周围皮肤有无破损，检查鼻饲饮食的种类和量，保证鼻饲食物新鲜无污染。

二、为老年人鼻饲饮食

【操作目的】

为不能经口进食的老年人经胃管注入流质食物，保证老年人摄入足够的营养、水分和药物，以维持生命。

【操作程序】

1. 评估

（1）辨识老年人，与老年人沟通交流。

（2）评估老年人性别、年龄、体重、病情、肢体活动情况。

（3）评估老年人意识状态，合作程度。

（4）评估老年人胃管固定情况，胃管固定处周围皮肤的情况，口腔内有无胃管盘旋，鼻饲期间有无腹泻、便秘情况。

2. 计划

（1）环境准备：整洁、安静、舒适、安全。

（2）老年人准备：安全舒适的进食体位。

（3）照护人员准备：着装整洁，按七步洗手法清洗双手，戴口罩。

（4）用物准备：鼻饲食物（温度 38～40 ℃）200 mL、水杯（内有温水）、无菌纱布一块、灌注器、毛巾、纸巾、一次性手套、胶布、软枕、听诊器、笔和记录单。

3. 实施　具体实施内容见表 5.7。

表 5.7　为老年人鼻饲饮食

操作流程	操作步骤	要点说明
1. 核对	（1）核对老年人信息、鼻饲食物的种类和量 （2）查看上次鼻饲时间和量 （3）照护人员向老年人解释鼻饲的目的、方法、注意事项，鼻饲食物的种类、量和温度，取得配合	
2. 协助进食	（1）帮助老年人取安全舒适的进餐体位 ① 坐位：摇高床头至脊柱直立位，将枕头置于后背支撑，肩关节处垫软枕，上肢垫软枕或置于移动餐桌上，肘关节放松伸直，膝关节下垫一软枕保持膝关节屈曲 ② 半坐卧位：协助老年人平卧，先摇起床头支架使上半身抬高，与床成 30°～50°角，膝关节处垫软枕，防止下滑，床尾放置一软枕，垫于足底，防止足底触及床尾栏杆 （2）为老年人在前胸和右侧肩部铺毛巾，颌下放弯盘 （3）照护人员戴一次性手套，检查胃管是否在胃内，选取一种方法确定胃管在胃内即可 ① 在胃管末端连接注射器抽吸，能抽出胃液 ② 听诊器置于老年人胃部，快速经胃管向胃内注入 10 mL 空气，听有气过水声 ③ 将胃管末端置于盛水的碗中，无气泡逸出	◇ 根据老年人身体状况及意愿采取合适的体位

操作流程	操作步骤	要点说明
2. 协助进食	（4）进食 ① 测试鼻饲液的温度，一般为 38～40 ℃，照护人员取少量鼻饲液滴在自己前臂掌侧下缘，感觉温而不烫为宜 ② 照护人员用灌注器从水杯中抽取 20 mL 温开水，连接胃管末端缓慢注入，润滑胃管，盖好盖帽 ③ 照护人员用灌注器抽取 50 mL 的鼻饲液，在水杯中冲洗灌注器乳头，打开胃管末端并连接，缓慢推注，推注后立即盖好盖帽，再次抽吸鼻饲液，同法至鼻饲液推注结束 ④ 鼻饲过程中，观察老年人表现，若发现有恶心、呕吐、胃液中混有咖啡样物等异常，立即停止操作并报告医护人员 ⑤ 鼻饲推注结束后，再次抽吸 30～50 mL 温水注入胃管内，冲净管道内食物残渣 （5）盖好胃管盖帽，胃管末端反折，用无菌纱布包好，固定于老年人枕边或衣领上 （6）照护人员脱手套，帮助老年人撤去颌下毛巾，保持坐位或半坐卧位 30 min	◇ 速度以 10～13 mL/min 为宜，速度过快会引起食物反流 ◇ 有利于食物的消化和吸收，以防食物反流引发误吸
3. 整理用物	灌注器及餐具清洗、消毒、晾干备用	
4. 洗手记录	（1）按七步洗手法洗手 （2）记录老年人鼻饲时间、鼻饲食物的种类和量、有无异常反应等	◇ 观察老年人鼻饲后有无腹胀、腹泻等不适症状并记录

4. 评价

（1）老年人及其家属了解鼻饲饮食相关知识。

（2）照护人员与老年人沟通顺畅，老年人能够主动配合。

（3）照护人员安全、正确地为老年人鼻饲进食。

【注意事项】

（1）鼻饲前、后 30 min 内禁止吸痰，避免引起老年人胃液或食物反流及误吸。

（2）每次鼻饲前应确认胃管在胃内且通畅，并用少量温水冲管后再进行喂食，鼻饲完毕后再次注入少量温开水，防止管内鼻饲液凝结、变质。

（3）照护人员抽吸胃液时，发现胃液中混有深棕色等异常物质，应立即停止鼻饲并通知医护人员。

（4）已配制好的鼻饲饮食应放在 4 ℃以下的冰箱内保存，保证 24 h 内用完，防止放置时间过长而变质。

（5）鼻饲液温度应保持在 38～40 ℃，避免过冷或过热；新鲜果汁与奶液应分别注入，防止产生凝块；药片应研碎溶解后注入。

（6）注入鼻饲液的速度不宜过快或过慢，速度以 10～13 mL/min 为宜，速度过快会引起呛咳、食物反流等。

（7）长期鼻饲的老年人应每日早晚进行口腔护理，并定期更换胃管，普通胃管每周更换一次，硅胶胃管每月更换一次。

 思考题

1. 王奶奶，76 岁，在某养老院居住，8 年前发生脑梗死。现状为右侧中枢性面舌瘫，牙齿缺如，进食易发生呛咳，洼田饮水试验 3 级，左侧肢体肌力 Ⅱ 级。

请问：（1）照护人员应为王奶奶选择什么样的食物？

（2）如何对王奶奶这种吞咽障碍老年人进行饮食照护？

2. 刘爷爷，80 岁，在某养老院居住，3 年前确诊阿尔茨海默病。最近，老人脾气越来越暴躁，伴有行为改变，呈进行性加重，有时会把自己最喜欢的书、衣服等从窗户扔出或丢弃，偶尔出现幻听、被害妄想，不能自行洗脸、刷牙、如厕、穿衣，拒绝进食 3 日，遂插入胃管给予鼻饲饮食。

请问：（1）照护人员应如何为刘爷爷鼻饲饮食？

（2）为刘爷爷鼻饲饮食时有哪些注意事项？

项目六

老年人排泄照护

 学习目标

1. 素质目标

能够倾听老年人的需求，应用耐心、爱心、责任心为老年人实施排泄照护。

2. 知识目标

（1）掌握排尿、排便异常老年人的照护要点；

（2）熟悉排尿、排便活动评估的内容；

（3）了解老年人胃肠活动和排泄功能特点，以及肠造口相关照护措施。

3. 能力目标

能够协助老年人正常如厕、使用便器、使用开塞露、人工取便、更换尿垫及纸尿裤、更换一次性集尿袋及造口袋。

排泄是机体将新陈代谢所产生的终产物排出体外的生理过程，消化系统和泌尿系统是最主要的排泄途径，老年人因机体调节功能减弱、自理能力下降或疾病，会出现排泄功能异常。照护人员应仔细观察并评估老年人的身体状况，协助老年人采取合适的排泄体位和方法，满足其排泄的需要，提高老年人生活质量。

 情景导入

王奶奶，70岁，轻度认知功能障碍，能自行走路。王奶奶刚刚入住某养老院，最近有排便失禁的现象，心情较低落，不愿参加集体活动。

请问

1. 作为照护人员，应该如何缓解王奶奶的心理压力？

2. 如何帮助王奶奶改善排便失禁的情况？

任务一　老年人排尿照护

　　排尿活动是受大脑皮质控制的反射活动，能够调节水、电解质及酸碱平衡，维持内环境的相对稳定。泌尿系统由肾脏、输尿管、膀胱和尿道组成，血液通过肾小球的滤过作用生成原尿，通过肾小管的重吸收和分泌作用生成终尿，经肾盂排向输尿管，输尿管将尿液运送到膀胱储存。肾脏生成尿液是一个连续不断的过程，而膀胱的排尿则是间歇进行的，只有当尿液储存到一定量的时候，才会引起反射性排尿，使尿液经尿道排出体外。

一、影响老年人正常排尿的因素

　　正常情况下，排尿受意识控制，无痛苦，无障碍，但下列因素可影响老年人的排尿。

　　1. 生理因素　老年人肾脏浓缩尿液功能降低，盆底部肌肉松弛，膀胱括约肌萎缩，膀胱容积减小。男性老年人常因前列腺增生出现尿频，女性老年人常因尿道括约肌松弛出现尿失禁。

　　2. 心理因素　老年人出现焦虑、紧张、恐惧等情绪时，可出现尿频、尿急，有时也会出现尿潴留。另外，排尿还受暗示的影响，如听到流水声就想排尿。

　　3. 个人习惯　大多数老年人在日常生活中会建立起自己的排尿习惯，如清晨起床后及睡前排尿。排尿的环境不适宜、排尿的姿势更换或时间不够充裕，也会影响老年人正常排尿。

　　4. 气候变化　夏季炎热，身体出汗较多，体内水分减少，血浆晶体渗透压升高，引起抗利尿激素分泌增多，从而促进肾脏的重吸收，导致尿液浓缩和尿量减少；冬季寒冷，身体外周血管收缩，循环血量增加，体内水分相对增多，反射性地抑制抗利尿激素的分泌，而使尿量增加。

　　5. 饮食的摄入　液体摄入量可以直接影响尿量，液体摄入量多，尿量随之增多。咖啡、茶、酒类等饮品有利尿作用，可使老年人尿量增加，排尿次数增多。有些食物的摄入也会影响排尿，如进食含水量多的水果、蔬菜等，可增加液体摄入量，使尿量增多；摄入含盐较高的饮料或食物则会造成水钠潴留，使尿量减少。

　　6. 疾病与治疗　泌尿系统感染常会引起尿频、尿急、尿痛；神经系统的损伤和病变常可引起尿失禁；肾脏病变可引起尿液生成障碍，出现少尿或无尿；泌尿系统的肿瘤、结石或狭窄也可导致排尿障碍，出现尿潴留。某些药物可直接影响排尿，如利尿剂可使尿量增加，而止痛剂、镇静剂与麻醉剂等可影响神经传导，对排尿造成干扰。

二、老年人排尿活动评估

（一）尿液的观察

　　1. 尿量和次数　尿量是反映肾脏功能的重要指标之一。一般成年人白天排尿3～5次，夜间排尿0～1次，每次尿量200～400 mL，24 h尿量为1 000～2 000 mL，平均为1 500 mL。

　　2. 颜色　正常新鲜尿液呈淡黄色或深黄色。当尿液浓缩时，量少则色深。此外，食物和药物也会影响尿液的颜色,如进食大量胡萝卜、长期服用含有维生素 B_2 的复合维生素片时,尿液呈深黄色;食用红色火龙果或利福平类药物,尿液呈红色或橘红色。

病理情况下,尿液的颜色有以下变化。

(1)血尿:血尿颜色的深浅与尿液中所含红细胞量多少有关。红细胞含量多时,尿液呈洗肉水色或红色,为肉眼血尿;尿色正常,仅显微镜下红细胞增多,为镜下血尿。血尿常见于急性肾小球肾炎、输尿管结石、泌尿系统肿瘤、结核及感染等。

(2)血红蛋白尿:各种原因造成的大量红细胞在血管内被破坏,血红蛋白经肾脏排出形成血红蛋白尿,呈浓茶色、酱油色,隐血试验阳性。血红蛋白尿常见于溶血、阵发睡眠性血红蛋白尿、恶性疟疾。

(3)胆红素尿:尿液含有胆红素,呈深黄色或黄褐色,振荡尿液后泡沫也呈黄色,常见于肝细胞性黄疸和阻塞性黄疸。

(4)乳糜尿:尿液中含有淋巴液,呈乳白色,常见于丝虫病。当泌尿系统感染时,尿液也可呈白色,常见于肾盂肾炎、膀胱炎、尿道炎等。

3. 透明度 正常新鲜尿液澄清透明,放置后可出现微量絮状沉淀物。泌尿系统感染时尿液中含脓细胞、红细胞、上皮细胞、细菌或炎性渗出物,排出的新鲜尿液即呈白色絮状混浊,在加热、加酸或加碱后,浑浊度不变。尿液中含蛋白时不影响透明度,但振荡时可产生较多且不易消失的泡沫。

4. 气味 正常尿液的气味来自尿液内的挥发性酸,尿液久置后会出现氨臭味。如新鲜尿液有氨臭味,常提示泌尿系统感染;糖尿病酮症酸中毒时,因尿中含有丙酮,故有烂苹果气味;有机磷中毒时,尿液有蒜臭味。

5. 尿比重 正常情况下成年人的尿比重波动于 1.015～1.025,尿比重的高低主要取决于肾脏的浓缩功能,一般情况尿比重与尿量成反比。老年人因肾脏浓缩功能减弱,尿量多时尿比重偏低。尿比重可因饮食、出汗和排尿情况有所改变。若尿比重经常在 1.010 左右,提示肾功能严重障碍。

6. 酸碱度 正常成年人尿液呈弱酸性,pH 为 4.5～7.5,平均为 6。尿液的酸碱度受饮食、疾病、药物等因素影响。老年人进食大量肉类时,尿液呈酸性;进食大量蔬菜、水果时,尿液呈碱性。有酸中毒、痛风的老年人尿液呈酸性,出现严重呕吐、碱中毒、膀胱炎的老年人尿液呈碱性。

(二)异常排尿活动评估

1. 多尿 24 h 尿量超过 2 500 mL。正常情况下饮用大量液体可出现多尿;病理情况常见于肾小管浓缩功能不全或内分泌代谢障碍,如糖尿病、尿崩症、急性肾功能不全的多尿期等。

2. 少尿 24 h 尿量少于 400 mL 或每小时尿量少于 17 mL。液体摄入过少、发热、休克等原因引起体内血液循环不足可导致少尿,心脏、肾脏、肝脏功能衰竭等疾病也可出现少尿。

3. 无尿或尿闭 24 h 尿量少于 100 mL 或 12 h 内无尿液产生。无尿或尿闭主要由血液循环严重不足、肾小球滤过率明显降低所引起,见于严重休克、急性肾衰及药物中毒等。

4. 膀胱刺激征 主要表现为尿频、尿急、尿痛,有膀胱刺激征时常伴有血尿,常见于膀胱及尿道感染或机械性刺激。

（1）尿频：单位时间内排尿次数增多，严重时几分钟排尿一次，每次尿量仅几毫升。尿频主要由膀胱、尿道炎症或机械性刺激引起。

（2）尿急：突然有强烈尿意，不能控制，须立即排尿，但尿量很少。尿急主要是由于膀胱三角或后尿道的刺激造成排尿反射活动异常强烈，常同时发生尿频。

（3）尿痛：排尿时膀胱区及尿道感到疼痛，可以发生在排尿初、中、末期或排尿后。疼痛呈烧灼感，与膀胱、尿道或前列腺感染有关。男性老年人多发生于尿道远端，女性老年人多发生于整个尿道。

5. 尿潴留　尿液大量存留在膀胱内而不能自主排出。当尿潴留发生时，膀胱容积可增至 3 000～4 000 mL，膀胱高度膨胀，可达脐部。老年人主诉下腹胀痛，排尿困难。体检可见耻骨上膨隆，扪及囊样包块，叩诊呈实音，有压痛。尿潴留的常见原因如下。

（1）机械性梗阻：在膀胱颈部至尿道外口的某一部位存在梗阻性病变，如前列腺增生、膀胱内结石、尿道结石、肿瘤等，造成排尿受阻。

（2）动力性梗阻：由各种原因如外伤、疾病、使用麻醉剂、服用抗抑郁药等造成的控制排尿的中枢或周围神经受损害，导致膀胱逼尿肌无力或尿道括约肌痉挛而引起排尿困难。

（3）其他因素：环境、心理或排尿姿势的变化等因素使排尿不能及时进行，导致尿液存留过多，膀胱过度充盈，致使膀胱收缩无力，造成尿潴留。

6. 尿失禁　排尿失去或不受意识控制，尿液不自主地流出。根据临床表现，尿失禁分为以下几种类型。

（1）完全性尿失禁：又称真性尿失禁，尿液持续流出，膀胱始终处于空虚状态。

原因：①脊髓初级排尿中枢与大脑皮质之间的联系受损，如昏迷、截瘫，因排尿反射活动失去大脑皮质的控制，膀胱逼尿肌出现无抑制性收缩；②手术、分娩造成膀胱括约肌损伤或支配括约肌的神经损伤，致膀胱括约肌功能障碍；③膀胱与阴道之间存在瘘管；④先天性尿路畸形导致的尿失禁。

（2）充溢性尿失禁：又称假性尿失禁，当膀胱内尿液充盈达到一定压力时，即可有少量尿液不自主地溢出；当膀胱内压力降低时，排尿停止，但膀胱仍呈胀满状态，尿液不能排空。

原因：脊髓初级排尿中枢活动受抑制，使膀胱充满尿液，压力增高，引起少量尿液溢出；创伤、感染、脊髓肿瘤等致神经性排尿功能障碍；前列腺增生、膀胱颈梗阻及尿道狭窄等致下尿路梗阻。

（3）压力性尿失禁：又称不完全性尿失禁，当咳嗽、打喷嚏或运动时腹肌收缩，腹内压增高，致少量尿液不自主地溢出。这类尿失禁多在老年人直立体位时发生。

原因：膀胱逼尿肌功能正常，而尿道括约肌张力降低、骨盆底部尿道周围肌肉及韧带松弛，当腹压突然增高时，膀胱内压超过尿道阻力致尿液流出。压力性尿失禁可见于根治性前列腺切除术的男性老年人，因该手术可能会损伤尿道外括约肌，也常见于多次分娩或绝经后的女性老年人。

（4）急迫性尿失禁：由于膀胱炎症、出口梗阻的刺激，老年人反复地出现低容量不自主排尿，常伴有尿频和尿急；或由于大脑皮质对脊髓排尿中枢抑制减弱，膀胱逼尿肌不自主收缩或反射亢进，使膀胱收缩不受控制。

原因：下尿路感染、前列腺增生症及子宫脱垂等导致膀胱功能失调，脑血管意外、脑肿瘤及帕金森病等中枢神经系统疾病。

三、异常排尿活动的照护

1. 尿失禁老年人的照护

（1）心理安慰与支持：尿失禁会给老年人心理造成很大的负面影响，如感到困窘、自卑，甚至自我厌恶等反应，同时尿失禁也会给老年人的社交和生活带来许多不便。照护人员应尊重和理解老年人，给予安慰和鼓励，使其树立信心，尽快康复。

（2）皮肤照护：尿失禁老年人常因尿液的浸渍而在臀部、会阴部的皮肤出现湿疹、压疮等。须经常用温水清洗会阴部、臀部皮肤，可根据老年人情况使用一次性尿垫、纸尿裤等，勤换尿垫、衣裤、床单，保持局部皮肤清洁干燥。根据皮肤状况，定时按摩受压部位，防止压疮的产生。

（3）重建正常的排尿功能：

① 摄入适量液体：如病情允许（除肾衰、心脏疾患禁忌外），指导老年人每日白天摄入 2 000～3 000 mL 液体，以增加对膀胱的刺激，促进排尿反射的恢复，同时还可预防泌尿系统的感染。老年人入睡前应限制饮水，以减少夜间尿量，以免影响休息。

② 膀胱功能训练：观察老年人的排尿反应，定时使用便器，建立起规律的排尿习惯。开始白天每隔 1～2 h、夜间每隔 4 h 使用便器一次，以后逐渐延长间隔时间，持续训练促进排尿功能的恢复。使用便器时，照护人员可用手按压老年人膀胱，力度适宜，以促进排尿。

③ 盆底肌锻炼：指导老年人进行盆底肌肉锻炼，以增强控制排尿的能力。老年人取立位、坐位或卧位，试做排尿动作，先慢慢收紧盆底肌肉，再缓缓放松，每次 10 s 左右，连续 10 次为 1 组，每日进行 5～10 组，以不感觉疲乏为宜。如病情允许，可做抬腿运动或下床活动，以增强腹部肌肉的力量。

（4）留置导尿照护：对长期尿失禁的老年人，可协助护理人员采用留置导尿，避免尿液浸渍皮肤，发生破溃。可根据老年人的情况定时夹闭或排放尿液，以锻炼膀胱壁肌肉张力，重建膀胱储存尿液的功能。

2. 尿潴留老年人的照护

（1）心理照护：及时发现老年人的心理变化并给予安慰，消除其焦虑和紧张情绪，以减轻心理压力。

（2）提供适当的排尿环境：为老年人提供有利于排尿的环境，关闭门窗，用围帘或屏风遮挡，请无关人员回避，使其安心排尿。

（3）调整体位和姿势：协助老年人取适当体位，如帮助卧床的老年人抬高上身或坐起，使其尽量用习惯的姿势排尿。对需要绝对卧床休息或某些需要手术的老年人，照护人员应事先有计划地训练老年人床上排尿，以免因不适应排尿姿势的改变而发生尿潴留。

（4）诱导排尿：利用某些条件反射，如听流水声或用温水冲洗会阴部，可诱导排尿反射。亦可采用艾灸关元穴、中极穴等方法，刺激排尿。

（5）热敷、按摩：热敷、按摩下腹部可放松肌肉，促进排尿。如病情允许，可配合用手掌自膀胱底部向尿道方向推移按压，逐渐加力，协助排尿，但不可强力按压，以防膀胱破裂。

（6）健康教育：指导老年人养成定时排尿的习惯，学会正确的自我放松方法。

（7）其他：如经上述处理仍不能解除尿潴留，可遵医嘱协助护理人员采用适宜的治疗措施，如导尿术等。

四、老年人排尿照护技术

（一）协助老年人更换尿垫、纸尿裤

【操作目的】

协助老年人更换尿垫、纸尿裤，避免因尿失禁引起压疮。

【操作程序】

1. 评估

（1）辨识老年人，与老年人沟通。

（2）评估老年人病情、自理能力、肢体活动度。

（3）评估老年人意识状态、心理需求、合作程度。

（4）评估老年人尿失禁情况，臀部、会阴部皮肤情况。

2. 计划

（1）环境准备：整洁、安静、舒适、安全、温湿度适宜、用屏风遮挡。

（2）老年人准备：能够配合操作，了解尿垫、纸尿裤的更换过程。

（3）照护人员准备：着装整洁，修剪指甲，洗手，戴口罩。

（4）用物准备：一次性尿垫、纸尿裤、卫生纸、屏风、水盆、温水（水温40～45℃）、洗手液、一次性手套。

3. 实施　具体实施内容见表6.1、表6.2。

表6.1　协助老年人更换尿垫

操作流程	操作步骤	要点说明
1. 核对	（1）核对老年人信息 （2）照护人员向老年人解释更换尿垫的目的，取得老年人配合	
2. 更换尿垫	（1）关闭门窗，用屏风遮挡 （2）拉下床档，打开老年人下身盖被，上身盖好盖被保暖 （3）用温热毛巾擦拭会阴部，按照从会阴到肛门的顺序擦洗 （4）协助老年人对侧侧卧，同法擦拭老年人臀部，将污染的尿垫内面对折卷于臀下 （5）将清洁的尿垫一半平铺，一半卷折于臀下，协助老年人平卧，从另一侧撤下污染的尿垫，放入污物桶。整理拉平清洁的尿垫 （6）为老年人取舒适卧位，盖好盖被，拉上床档	◇ 观察有无皮肤湿疹、压疮等情况 ◇ 注意防止老年人坠床
3. 整理用物	整理用物，开窗通风	

操作流程	操作步骤	要点说明
4.洗手记录	（1）按七步洗手法洗手 （2）记录操作时间，老年人皮肤情况，有无异常反应，排泄物的量、颜色、性状	

表 6.2 协助老年人更换纸尿裤

操作流程	操作步骤	要点说明
1.核对	（1）核对老年人信息 （2）照护人员向老年人解释更换纸尿裤的目的，取得老年人配合	
2.更换纸尿裤	（1）关闭门窗，用屏风遮挡，放下近侧床档 （2）协助老年人取平卧位，解开纸尿裤粘扣，展开两翼至老年人身体两侧，将前片折叠于臀下 （3）用温热毛巾擦拭会阴部 （4）协助老年人向近侧侧卧，同法擦拭老年人臀部，将污染纸尿裤内面对折卷于臀下 （5）将清洁的纸尿裤（贴皮肤面朝内）由近侧向对侧铺于老年人臀下，协助老年人翻身至另一侧，撤下污染的纸尿裤放入污物桶 （6）打开身下清洁纸尿裤铺平，协助老年人取平卧位 （7）从两腿间向前向上兜起尿裤前端，整理大腿内、外侧边缘，将两翼粘扣粘好，将纸尿裤大腿内、外侧边缘展平，防止侧漏 （8）为老年人取舒适卧位，盖好盖被，拉上床档	◇ 观察皮肤有无湿疹、压疮等情况 ◇ 询问老年人松紧是否合适
3.整理用物	整理用物，开窗通风	
4.洗手记录	（1）按七步洗手法洗手 （2）记录操作时间，老年人皮肤情况，有无异常反应，排泄物的量、颜色、性状	

【注意事项】

（1）更换尿垫和纸尿裤时，应注意保暖和保护老年人隐私。

（2）观察老年人局部皮肤情况并保持清洁干燥，避免出现湿疹、压疮。

（3）为老年人擦洗前注意测试水温，防止烫伤，擦洗应由会阴部到肛门，防止逆行引起感染。

（4）操作过程中注意保护老年人安全，及时拉起床档，防止坠床。

（5）操作过程中应动作轻柔，注意与老年人沟通，如有不适应立刻停止并给予处理。

（6）操作过程中，观察排泄物的性质、量、颜色，如有异常，及时报告医护人员。

（二）协助卧床老年人使用尿壶

【操作目的】

帮助卧床老年人床上排尿，保持老年人清洁舒适，满足其需要。

【操作程序】

1．评估

（1）辨识老年人，询问老年人是否有尿意，提醒老年人定时排尿。

（2）评估老年人病情、自理能力、肢体活动度。

（3）评估老年人意识状态、心理需求、合作程度。

（4）评估老年人有无异常排尿情况，臀部、会阴部皮肤情况。

（5）评估尿壶有无破损。

2．计划

（1）环境准备：整洁、安静、舒适、安全、温湿度适宜、用屏风遮挡。

（2）老年人准备：状态良好，能配合照护人员。

（3）照护人员准备：着装整洁，洗净并温暖双手，戴好口罩。

（4）物品准备：清洁尿壶（男用、女用）、一次性尿垫、卫生纸、一次性手套、记录单、洗手液，必要时备温水、水盆、毛巾。

3．实施　具体实施内容见表6.3。

表6.3　协助卧床老年人使用尿壶

操作流程	操作步骤	要点说明
1.核对	（1）核对老年人信息 （2）照护人员向老年人解释操作目的及注意事项，征得老年人同意	
2.使用尿壶	（1）关闭门窗，用屏风遮挡，放下近侧床档 （2）照护人员戴手套，根据老年人的性别采取合适的方法 ◆协助女性老年人放置尿壶 掀开下身盖被，协助老年人取仰卧位，褪下裤子至膝部。嘱老年人屈膝抬高臀部，一手托起老年人的臀部，另一手将一次性护理垫垫于老年人臀下。嘱老年人屈膝，双腿呈八字分开，手持尿壶，将开口边缘贴紧会阴部固定，盖好盖被 ◆协助男性老年人放置尿壶 ①老年人呈仰卧位，照护人员掀开下身盖被折向远侧，解开裤扣，暴露阴茎。将阴茎对准尿壶接尿口，手握尿壶把手固定，接取尿液 ②老年人呈侧卧位，照护人员掀开下身盖被折向远侧，解开裤扣，暴露阴茎。嘱老年人双膝并拢，将阴茎对准尿壶接尿口，手握尿壶把手固定，接取尿液	◇注意保护隐私 ◇尿壶在使用前应检查是否完好无破损 ◇女性老年人使用尿壶时应紧贴会阴部，以免漏尿打湿床单

操作流程	操作步骤	要点说明
2. 使用尿壶	（3）老年人排尿后，撤下尿壶，用卫生纸擦干老年人会阴部，为女性老年人撤下一次性护理垫 （4）协助老年人穿好裤子，取舒适体位，拉上床档，整理床单位	✧ 必要时使用温热毛巾为老年人擦洗会阴部
3. 整理用物	（1）倾倒尿液，冲洗、消毒尿壶，晾干备用，脱手套 （2）开窗通风	
4. 洗手记录	（1）按七步洗手法洗手 （2）记录操作时间，老年人皮肤情况、尿液的颜色、性状、量，老年人有无异常反应	✧ 观察尿液有无异常，并做好记录。如有异常，及时向医护人员汇报

【注意事项】

（1）女性老年人使用尿壶时应贴紧会阴部，以免漏尿打湿床单。

（2）接尿时避免长时间暴露老年人身体，以免受凉。

（3）应及时倾倒尿壶并冲洗消毒，减少异味及尿渍附着。

（三）为老年人更换一次性集尿袋

【操作目的】

为留置导尿老年人更换一次性集尿袋，预防泌尿系统感染。

【操作程序】

1. 评估

（1）辨识老年人，与老年人沟通。

（2）评估老年人病情、自理能力、肢体活动度。

（3）评估老年人意识状态、心理需求、合作程度。

（4）评估老年人导尿管留置时间，导尿管有无滑脱，会阴部皮肤有无破损。

2. 计划

（1）环境准备：整洁、安静、舒适、安全、温湿度适宜、用屏风遮挡。

（2）老年人准备：能够配合操作，了解留置导尿管的照护措施。

（3）照护人员准备：着装整洁，修剪指甲，洗手，戴口罩。

（4）用物准备：一次性手套、一次性集尿袋、治疗巾、弯盘、碘伏、无菌棉签、止血钳、别针、污物碗、便盆、洗手液。

3. 实施　具体实施内容见表 6.4。

表 6.4　为老年人更换一次性集尿袋

操作流程	操作步骤	要点说明
1. 核对	（1）核对老年人信息 （2）照护人员向老年人解释更换一次性集尿袋的目的，取得老年人配合	

操作流程	操作步骤	要点说明
2. 更换集尿袋	（1）关闭门窗，遮挡屏风，放下近侧床档 （2）协助老年人取平卧位，打开老年人下身盖被，戴手套。观察尿道口是否发红、有无分泌物；观察尿管有无滑脱，是否通畅；观察尿液的量、颜色、性状 （3）打开集尿袋排尿端口，排空集尿袋内余尿于便盆内，关闭排尿端口，夹闭集尿袋引流管开关 （4）在尿管和引流管接口处铺治疗巾，置弯盘，检查新集尿袋有效期，打开外包装，平铺于治疗巾上 （5）用止血钳夹住留置导尿管开口上端 3～5 cm 处，断开尿管和引流管接口，尿管末端向上 （6）取棉签蘸碘伏，从尿管外口由内向外螺旋消毒 2 次，将新引流管端口盖帽取下，将新引流管与尿管连接，旋紧 （7）松开止血钳，观察尿液引流情况，引流通畅后，夹闭集尿袋引流管开关，将集尿袋固定于床旁 （8）为老年人取舒适卧位，盖好盖被，拉上床档	◇ 观察尿量时，照护人员视线应与刻度线保持水平 ◇ 注意无菌操作，防止尿路感染 ◇ 顺时针从内向外螺旋状消毒 ◇ 固定集尿袋后引流管的高度要始终低于会阴部，避免尿液逆流
3. 整理用物	（1）整理用物，用过的治疗巾、棉签、集尿袋按医疗垃圾处理，脱手套 （2）开窗通风	
4. 洗手记录	（1）按七步洗手法洗手 （2）记录操作时间，尿液的量、颜色、性状等情况	◇ 如有异常情况及时报告医护人员

【注意事项】

（1）严格遵守无菌操作原则。

（2）防止泌尿系统感染。

① 保持尿道口清洁，每日用消毒液棉球消毒会阴部 1～2 次。

② 保持引流管通畅，防止管道受压、扭曲、反折。

③ 固定一次性集尿袋时，集尿袋与引流管高度不应超过膀胱高度，避免尿液反流造成感染。

④ 及时排空集尿袋，并记录尿量。一次性集尿袋每日更换 1 次。

（3）在病情允许的情况下，鼓励老年人多饮水，保持每日尿量在 2 000 mL 以上。勤变换卧位，通过增加尿量，达到自然冲洗尿道的目的，预防尿路感染和结石形成。

（4）膀胱功能训练采用间歇性夹管方式，阻断引流，一般每 3～4 h 开放 1 次，使膀胱定时充盈和排空，促进膀胱功能的恢复。

（5）观察尿液的量、颜色、性状，如有异常，及时报告医护人员。

（6）妥善固定，防止导尿管脱出。

任务二　老年人排便照护

　　排便是反射动作，粪便充满直肠时会刺激肠壁感受器，冲动传入初级排便中枢，同时上传至大脑皮质而产生便意。如环境允许，大脑皮质即发出冲动使排便中枢兴奋增强，产生排便反射，使乙状结肠和直肠收缩，肛门括约肌舒张；此外，支配腹肌和膈肌的神经兴奋，膈肌下降、腹肌收缩，增加腹内压力，共同促使粪便排出体外。

一、影响老年人正常排便的因素

　　1. 生理因素　随着年龄增加，老年人食量和体力活动明显减少，胃肠道分泌消化液减少，腹壁肌肉张力下降，胃肠蠕动减慢，易发生便秘；老年人肛门括约肌松弛，使肠道控制能力下降，易发生排便失禁。此外，高龄老年人常因认知障碍失去排便反射。

　　2. 心理因素　老年人精神抑郁时，身体活动减少，肠蠕动减少，易造成便秘。老年人情绪紧张、焦虑，可导致迷走神经兴奋，肠蠕动增加，从而导致吸收不良、腹泻。

　　3. 个人习惯　通常老年人在排便时间、环境、姿势等方面都有自己的习惯，如果这些发生改变，则可能影响正常排便。通常排便的姿势是坐位或蹲位，老年人卧床时，会因不适应使用便盆而排便困难；老年人在出于身体原因需要协助排便时，也可能会因为缺乏隐蔽的环境而压抑排便的需求，从而导致排便功能异常。另外，老年人每日定时排便有助于养成规律的排便习惯。

　　4. 饮食　摄取富含膳食纤维的食物能促进肠蠕动，减少水分的重吸收，使粪便柔软能够顺利排出。老年人牙齿脱落，喜食低渣精细的食物，这会导致粪便体积缩小、黏滞度增加、在肠内运动减慢、过度吸收水分而致便秘。进食量少、液体摄入不足，也可导致粪便干硬不易排出。

　　5. 活动　适当的活动可维持肌肉的张力，刺激肠道蠕动，以维持正常的排便功能。如老年人长期卧床，可因缺乏活动导致排便困难。

　　6. 疾病与药物　肠道本身的疾病或其他系统疾病均可影响正常排便。例如，腹部和肛门处伤口疼痛可抑制便意，结肠炎可使肠蠕动增加而导致腹泻，神经系统损伤可导致大便失禁。

　　有些药物可以治疗或缓解排便异常，有些会影响正常排便。例如，缓泻剂可刺激肠蠕动，促进排便，但是长期服用泻剂，尤其是刺激性泻剂，会使结肠、直肠肌肉和肠道黏膜受损，肠道肌肉张力降低，从而导致严重便秘；麻醉剂、止痛药物可使胃肠蠕动减弱，导致便秘；长期应用抗生素可干扰肠道内正常菌群的功能，导致腹泻。

二、老年人排便活动评估

（一）粪便的观察

　　1. 次数与量　成年人正常的排便频率是每日 1～3 次。每日排便超过 3 次或每周少于 3 次，应视为排便异常。每日排便量与食物的种类和数量、摄入的液体量、大便次数及消化系统的功能有关。老年人每日排便量 100～300 g，进食粗粮和大量蔬菜、水果等高纤维素食物的老年人，粪便量较多；进食肉类和蛋白质等少纤维、精细食物的老年人，粪便少而细腻。

2. 颜色   正常粪便颜色呈黄褐色或棕黄色。粪便颜色可因摄入食物或药物的种类不同而发生变化。消化系统有病理变化也会导致粪便的颜色发生变化。例如，柏油样便提示上消化道出血，暗红色便提示下消化道出血，粪便表面有鲜血或排便后有鲜血滴出提示肛裂或痔疮出血，果酱样便提示阿米巴痢疾或肠套叠，陶土色便提示胆道阻塞，白色"米泔水"样便见于霍乱、副霍乱。

3. 气味   粪便的气味是由于食物中的蛋白质被细菌分解发酵而产生的，与食物种类有关。老年人摄入蛋白质含量高的食物如肉类时，粪便的臭味重，摄入素食较多时，粪便的臭味轻；消化不良的老年人，粪便呈酸臭味；上消化道出血的老年人，粪便呈柏油样，有腥臭味；患有直肠溃疡或肠道恶性肿瘤的老年人，粪便呈腐败臭。

4. 形状和软硬度   正常粪便为成形软便且不粘连。粪便坚硬呈栗子样，见于便秘；粪便为稀便或水样便，见于消化不良或急性肠炎；粪便呈扁条形或带状，见于肠道部分梗阻或直肠、肛门狭窄。

5. 内容物   粪便内容物主要为食物残渣、脱落的肠上皮细胞、细菌、机体代谢后的废物。粪便中混有大量的黏液常见于肠道炎症；伴有脓血者常见于痢疾和直肠癌；肠道寄生虫感染时，粪便内可见蛔虫、绦虫节片等。

（二）老年人排便活动评估

1. 便秘   便秘指正常的排便形态改变，排便次数减少，排出过干过硬的粪便，且排便困难。

（1）原因：中枢神经系统功能障碍、各类直肠肛门手术、强烈的情绪反应、排便习惯的改变、某些药物的不合理使用、饮食结构不合理、长期卧床或活动减少等，均可抑制肠道功能而导致便秘的发生。

（2）症状和体征：腹胀、腹痛、消化不良、食欲不佳、乏力等。另外，便秘者粪便干硬，触诊腹部较硬实且紧张，有时可触及包块，肛诊可触及粪块。

2. 粪便嵌塞   粪便嵌塞指粪便持久滞留堆积在直肠内，坚硬不能排出，常发生于慢性便秘的老年人。

（1）原因：便秘未能及时解除，粪便长时间滞留在直肠内，水分被持续吸收，粪便变得坚硬，而从乙状结肠推进的粪便又不断加入，最终使粪块变得又大又硬不能排出，发生粪便嵌塞。

（2）症状和体征：老年人有排便的冲动，但不能排出粪便。腹部胀痛，直肠肛门疼痛，肛门处有少量液化的粪便渗出。

3. 腹泻   腹泻指正常排便形态改变，频繁排出松散稀薄的粪便甚至水样便，排便次数明显超过平日习惯的频率，每日排便量超过 200 g，或含未消化食物、脓血、黏液等。腹泻常伴有排便急迫感、肛门不适、失禁等症状。根据病程的长短，腹泻分急性和慢性两类。急性腹泻发病急剧，病程在 2～3 周，大多由感染引起。慢性腹泻指病程在 2 个月以上或间歇期在 2～4 周内的复发性腹泻，发病原因复杂，可由感染性或非感染性因素所致。

（1）原因：感染性因素主要考虑细菌、真菌、病毒感染。非感染性因素主要考虑饮食、气候变化、腹部受凉、情绪紧张、焦虑等原因。

（2）症状和体征：腹泻可有腹痛、肠痉挛、肠鸣、疲乏等症状，症状轻时可伴恶心、呕吐，症状重时可伴有脱水、烦躁甚至昏迷、休克等。

4. 排便失禁　排便失禁指肛门括约肌不受意识控制而出现不自主的排便。

（1）原因：神经系统疾患，如脑血管意外损伤、脑外伤、脊髓损伤、脊髓瘤、脊柱裂等；结肠和直肠的疾患，如溃疡性结肠炎、结肠癌、直肠癌、直肠脱肛等；直肠手术损伤，如肛瘘、肛裂、痔疮手术等。

（2）症状和体征：排便失禁的症状有轻有重。轻度排便失禁是在老年人粪便很稀的时候小部分粪便溢出肛门污染内裤；重度排便失禁老年人对固体性粪便也无控制能力，粪便会在老年人不注意或是疲劳时溢出肛门；排便失禁非常严重的老年人会在站立或走动时，粪便随时掉落于肛门外。

5. 肠胀气　肠胀气是由多种原因引起的，胃肠道不通畅或梗阻引起胃肠道的气体不能随胃肠蠕动排出体外。气体集聚于胃肠道就会有胀气感，常伴有恶心、呃逆、嗳气、腹胀、腹痛、肛门排气增多等症状。

（1）原因：食入产气性食物过多、吞入大量空气、肠蠕动减少、肠道梗阻及肠道手术。

（2）症状和体征：表现为腹胀、痉挛性疼痛、呃逆、肛门排气过多，腹部膨隆，叩诊呈鼓音。当肠胀气压迫膈肌和胸腔时，可出现气急和呼吸困难。

三、老年人异常排便活动照护

（一）便秘老年人的照护措施

1. 心理照护　照护人员应做好对老年人的心理照护，缓解因曾经有过排便不畅经历而引发的心理顾虑。

2. 提供适当的排便环境　为老年人提供单独隐蔽的环境及充裕的排便时间，如拉上围帘或用屏风遮挡，避开查房、护理、治疗和进餐时间，以消除紧张情绪，保持心情舒畅，利于排便。

3. 选取适宜的排便姿势　床上使用便盆时，采取坐姿或抬高床头，利用重力作用增加腹内压促进排便。病情允许时让老年人上卫生间排便。对要做手术的老年人，在手术前应有计划地训练其在床上使用便盆。

4. 腹部环形按摩　排便时用手沿结肠解剖位置自右向左进行环形按摩，可促使降结肠的内容物向下移动，并可增加腹内压，促进排便。指端轻压肛门后端也可促进排便。

5. 健康教育　帮助老年人及其家属认识维持正常排便习惯的意义和获得有关排便的知识。健康教育的内容包括：

（1）合理安排膳食：鼓励老年人多摄取含膳食纤维多的食物，如芹菜、菠菜、香蕉、豆类等；摄入适量油脂类食物；少食辛辣、刺激性食物；多饮水，在老年人病情允许时，每日液体摄入量应不少于 2 000 mL，尤其每日晨起和餐前饮一杯温开水，可促进肠蠕动，刺激排便反射。

（2）适当运动：鼓励老年人参加力所能及的运动，按个人需要制订规律的活动计划并协助老年人进行活动。

（3）帮助老年人重建正常的排便习惯：选择一个适合老年人自身排便的时间，理想的排便时间是晨起或餐后 2 h 内，每日固定时间排便，即使无便意，也要坐于坐便器上稍等，以形成条件反射；排便时应全心全意，不宜玩手机、看书分散注意力；不随意使用缓泻剂及灌肠等方法。

6. 遵医嘱治疗　照护人员遵医嘱给老年人服用缓泻剂、使用简易通便剂或协助护理人员使用灌肠法，必要时采用人工取便法。

知识链接

合理使用缓泻剂

应根据老年人的特点及病情选择作用缓和的泻剂。缓泻剂可使粪便中的水分含量增加，加快肠蠕动，加速肠内容物的运行而起到导泻的作用。使用缓泻剂可暂时解除便秘，但长期使用或滥用缓泻剂均可导致慢性便秘。其机制是服用缓泻剂后结肠内容物被彻底排空，随后几天无足量粪便刺激，不能正常排便，没有排便又再次使用缓泻剂，如此反复，最后使结肠的正常排便反射失去作用，反射减少造成结肠扩张弛缓，这样结肠就只对缓泻剂、栓剂、灌肠等强烈刺激做出反应，产生对缓泻剂的生理依赖，失去正常排便的功能，导致慢性便秘。

（二）粪便嵌塞老年人的照护措施

1. 心理照护　粪便嵌塞的老年人会因为排便困难、肛周及小腹疼痛难忍出现烦躁不安、焦虑和紧张的情绪，照护人员应及时安抚老年人，缓解其不良情绪。

2. 润肠　早期可遵医嘱为老年人使用栓剂、口服缓泻剂来润肠通便。

3. 协助护理人员灌肠　必要时先行油类保留灌肠，2～3 h 后再做清洁灌肠。

4. 人工取便　人工取便通常在清洁灌肠无效后遵医嘱执行。照护人员戴上手套，将涂润滑剂的示指慢慢插入老年人直肠内，触到硬物时注意大小、硬度，然后机械地破碎粪块取出。操作时应注意动作轻柔，避免损伤直肠黏膜。人工取便易刺激迷走神经，故有心脏病、脊椎受损者须慎重使用。操作中如老年人出现心悸、头晕时须立刻停止。

5. 健康教育　照护人员向老年人及其家属讲解有关排便的知识，指导老年人合理膳食，协助老年人建立并维持正常的排便习惯，预防便秘的发生。

（三）腹泻老年人的照护措施

1. 心理照护　照护人员要主动关心老年人，给予精神安慰。

2. 去除原因　停止进食可能被污染的饮食，如为肠道感染应遵医嘱给予抗生素治疗。

3. 卧床休息　卧床休息可减少肠蠕动，注意腹部保暖，对不能自理的老年人应及时给予便盆。保持室内空气清新，经常通风。

4. 饮食照护　鼓励老年人饮水，可少量多次。根据病情给予流质或半流质饮食，避免油腻、辛辣、高纤维食物。严重腹泻时可遵医嘱暂禁食。

5. 皮肤护理 保持肛门周围和臀部皮肤的清洁，减少刺激。一旦发现有粪便污染，用柔软卫生纸轻擦后再用温水清洗局部皮肤，并在肛门周围涂抹油膏，保护皮肤，防止发生皮疹或压疮。使用柔软透气性好的尿垫铺在老年人臀下，一旦污染要立即更换，要随时更换被污染的衣物和被单。

6. 防止水、电解质紊乱 遵医嘱协助护理人员给予止泻药、口服补液盐等照护措施。

7. 健康教育 向老年人及其家属讲解有关腹泻的知识，指导老年人注意饮食卫生，养成良好的习惯。

（四）排便失禁老年人的照护措施

1. 心理照护 排便失禁的老年人很容易产生心理压力，照护人员应该理解和尊重老年人，提供必要的帮助，消除紧张、焦虑、自卑的情绪，给予心理安慰和支持，帮助老年人树立信心，配合治疗和照护。

2. 保持室内空气清新 定时开窗通风，以除去不良气味，保持室内空气清新。

3. 皮肤护理 保持肛门周围和臀部皮肤清洁、干燥，每次便后用温水清洗，必要时在肛门周围涂擦油膏以保护皮肤，避免破损感染。照护人员应注意观察老年人骶尾部皮肤情况，定期按摩受压部位，预防压疮。保持床褥和衣服的清洁，可以使用一次性尿垫或纸尿裤，一旦污染，应立即更换。

4. 排便功能训练 照护人员应了解老年人的排便时间，掌握规律，适时给予便器，促进老年人自己按时排便。对于排便无规律的老年人，可定时给予便器，帮助其建立排便反射。教会老年人进行肛门括约肌和盆底肌收缩锻炼，照护人员指导老年人取立位、坐位或卧位，试做排便动作，先慢慢收缩肌肉，然后慢慢放松，每次 10 s 左右，连续 10 次为 1 组，每日数组，以老年人不感到疲乏为宜。

（五）肠胀气老年人的照护措施

1. 去除原因 去除引起肠胀气的原因，如勿食产气食物和饮料，积极治疗肠道疾患等。

2. 适当运动 鼓励和协助老年人下床运动；卧床老年人可做床上活动或变换体位，以促进肠蠕动，减轻肠胀气。

3. 腹部按摩 老年人轻微胀气时，照护人员可为老年人进行腹部热敷或腹部按摩。

4. 健康教育 向老年人解释引起肠胀气的原因及护理措施，缓解其紧张情绪，指导老年人养成细嚼慢咽的良好饮食习惯。

 知识链接

便秘对老年人的影响

60岁以上人群的便秘发生率为15%～20%，80岁以上人群的便秘发生率为20%～37%，接受长期照护的老年人便秘发生率高达80%。长期便秘会给老年人的身心健康带来极大的影响，尤其是对身体比较虚弱的老年人。

1. 诱发心脑血管意外。便秘的老年人用力排便时可导致心率加快，心肌耗氧量增加，从而导致冠状动脉供血不足，引起心绞痛，严重时会诱发心肌梗死；用力排便还可使血压升高，容易诱发高血压急症，当血压超过了血管壁的承受能力时，机体可能会发生脑出血等疾病。

2. 诱发或加重肠道疾病。若粪便过于干硬，难以排出，则可导致肛门疼痛、肛裂、脱肛；粪便长期累积于肠道，可形成"粪石"，"粪石"过多则会引起老年人肠梗阻；憩室腔内的粪块可致憩室炎，甚至憩室穿孔；老年人腹壁肌肉较薄，长期便秘会导致腹内压增高，引起腹外疝。

3. 影响心理健康。老年人严重、长期的便秘会导致焦虑、疲劳、心情烦躁、睡眠质量不佳或失眠。

四、老年人排便照护技术

（一）协助老年人如厕

【操作目的】

协助老年人排便。

【操作程序】

1. 评估

（1）辨识老年人，与老年人沟通。

（2）评估老年人病情、自理能力、肢体活动度、行走能力。

（3）评估老年人意识状态、心理需求、合作程度。

（4）评估老年人排便情况。

（5）评估环境是否安全、温湿度是否适宜、地面是否湿滑、马桶圈表面是否光滑、扶手是否稳固、有无紧急呼叫器。

2. 计划

（1）环境准备：整洁、安静、舒适、安全、温湿度适宜。

（2）老年人准备：状态良好，能配合照护人员。

（3）照护人员准备：着装整洁，修剪指甲，洗净双手。

（4）物品准备：卫生间有坐便器及扶手设施、卫生纸、洗手液、一次性手套、记录单，必要时备床边坐便器。

3. 实施　具体实施内容见表6.5。

表6.5　协助老年人如厕

操作流程	操作步骤	要点说明
1.核对	（1）核对老年人信息 （2）照护人员向老年人解释操作目的及注意事项，征得老年人同意	

操作流程	操作步骤	要点说明
2. 如厕照护	（1）能行走的老年人自己行走或由照护人员搀扶进卫生间；不能行走或行走能力差的老年人，在照护人员的协助下，使用床旁坐便椅或使用轮椅推行如厕 （2）照护人员协助老年人转身，背向坐便器上，嘱老年人扶住坐便器扶手。照护人员一手搂抱老年人的腋下（或腰部），另一手协助老年人或老年人自己脱下裤子，嘱老年人站稳 （3）双手环抱老年人腋下，协助老年人坐在坐便器上，嘱老年人坐稳，双手扶稳扶手进行排便，关好卫生间的门，注意保护隐私 （4）对上肢功能良好的老年人，鼓励其便后自行擦净肛门。对无法自行完成的老年人，由照护人员戴一次性手套，嘱老年人扶住扶手、身体前倾，协助其擦净肛门 （5）老年人自己借助扶手支撑身体或照护人员协助老年人起身，老年人自己或照护人员协助穿好裤子 （6）询问老年人排便是否通畅，观察老年人排泄物情况，按压坐便器开关冲水，照护人员脱手套，协助老年人洗手 （7）搀扶老年人或使用轮椅推行老年人回房间休息	◇ 门外挂标识牌，不锁门 ◇ 将卫生纸绕在手上，把手绕至臀后，由前至后擦肛门 ◇ 老年人起身速度要慢，以免跌倒，嘱老年人站稳，询问有无头晕、腿麻等
3. 整理用物	（1）卫生间开窗通风或用排气扇清除异味后关闭 （2）使用坐便椅排便后，倾倒污物，清洗消毒便盆，晾干备用	
4. 洗手记录	（1）按七步洗手法洗手 （2）记录操作时间，排便颜色、性状及量	

4. 评价

（1）照护人员与老年人沟通顺畅，老年人能够主动配合。

（2）老年人了解如厕安全知识，如厕过程中没有发生危险。

（3）照护人员做到协助老年人安全如厕。

【注意事项】

（1）老年人的居室应尽量靠近卫生间，方便老年人如厕。房间至卫生间通道应保持通畅，无杂物。保持卫生间地面整洁、无水渍，以防滑倒。

（2）卫生间应设有坐便器并安装扶手，方便老年人坐下和站起。卫生用品应放在老年人伸手可以拿取的位置。

（3）如果老年人能短距离或在他人搀扶下行走，应尽量鼓励老年人到卫生间如厕。如果老年人能坐稳但行走不便，可选择在床边使用坐便椅排便。

（二）协助卧床老年人床上使用便器

【操作目的】

帮助不能下床如厕的老年人在床上排便，保持老年人清洁舒适，满足排便需要。

【操作程序】

1．评估

（1）辨识老年人，询问老年人是否有便意，提醒老年人定时排便。

（2）评估老年人病情、自理能力、肢体活动度、腰部力量。

（3）评估老年人意识状态、心理需求、合作程度。

（4）评估老年人有无异常排便情况，臀部、会阴部皮肤情况。

（5）评估便盆表面是否光滑。

2．计划

（1）环境准备：整洁、安静、舒适、安全、温湿度适宜、用屏风遮挡。

（2）老年人准备：状态良好，能配合照护人员。

（3）照护人员准备：着装整洁，洗净并温暖双手，戴好口罩。

（4）物品准备：便盆（加温或加垫子）、便盆里放卫生纸、一次性尿垫、卫生纸、尿壶（男性）、洗手液、一次性手套、记录单，必要时备水盆、毛巾。

3．实施　具体实施内容见表6.6。

表6.6　协助老年人床上使用便器

操作流程	操作步骤	要点说明
1. 核对	（1）核对老年人信息 （2）照护人员向老年人解释操作目的及注意事项，征得老年人同意	
2. 使用便器	（1）关闭门窗，用屏风遮挡，放下近侧床档 （2）根据老年人的肢体活动能力采取合适的方法 ◆ 仰卧位放置便盆法：适用于下肢活动能力较好、能配合且腰部力量较好的老年人 ① 掀开下身盖被，协助老年人取仰卧位，一手托起老年人臀部，一手将一次性尿垫垫于老年人腰部及臀下 ② 照护人员协助老年人将裤子褪至膝部，嘱老年人屈膝抬臀，同时一手托起老年人臀部，另一手将便盆放于老年人臀下（便盆窄口朝向足部） ◆ 侧卧位放置便盆法：适用于下肢活动能力差且不能配合的老年人 ① 协助老年人将裤子褪至膝部，双手分别扶住老年人对侧的肩部及髋部，老年人面向照护人员翻身侧卧 ② 掀开下身盖被，暴露臀部，将一次性尿垫垫于老年人臀下 ③ 将便盆紧贴老年人臀部竖扣（便盆窄	✧ 注意保护隐私 ✧ 便盆在使用前应检查是否安全无破损，冬天应适当加温 ✧ 观察皮肤有无湿疹、压疮等情况

操作流程	操作步骤	要点说明
2. 使用便器	口朝向足部）并扶稳，将老年人及便盆同时恢复为平卧位 （3）询问老年人便盆放置是否合适。为防止尿液飞溅，在女性老年人会阴部上方覆盖一次性的尿垫或卫生纸，男性老年人放上尿壶，膝盖并拢，并为老年人盖好盖被 （4）老年人排便后，照护人员戴一次性手套，一手扶稳便盆一侧，另一手协助老年人侧卧，取出便盆 （5）取卫生纸为老年人擦净肛门，从会阴部向肛门的方向擦拭，必要时用温热湿毛巾擦洗会阴部及肛门 （6）协助老年人穿上裤子，撤下一次性尿垫，取舒适卧位，盖好盖被，拉上床档	✧ 取便盆时不可拖、拉、拽，以免损伤皮肤
3. 整理用物	（1）倾倒污物，清洗消毒便盆，晾干备用，脱手套 （2）开窗通风	
4. 洗手记录	（1）按七步洗手法洗手 （2）记录操作时间、老年人皮肤情况，排便颜色、性状及量	

4. 评价

（1）照护人员与老年人沟通顺畅，老年人能够主动配合。

（2）老年人了解床上使用便盆的注意事项。

（3）照护人员做到协助老年人正确排便。

【注意事项】

（1）使用便盆前检查便盆是否洁净完好，冬季便器较凉时，可将温水倒入便盆，温暖便盆并倒出水后，给老年人使用。

（2）协助老年人排便，避免长时间暴露老年人身体导致受凉。

（3）放置便盆时不可硬塞，以免损伤老年人皮肤。

（三）为老年人简易通便

【操作目的】

帮助老年人解除便秘。

【操作程序】

1. 评估

（1）辨识老年人，与老年人沟通。

（2）评估老年人意识状态、心理需求、合作程度。

（3）评估老年人身体状况、肢体活动度、排便习惯、便秘程度等。

2. 计划

（1）环境准备：整洁、安静、舒适、安全、温湿度适宜、用屏风遮挡。

（2）老年人准备：了解操作目的，能配合照护人员。

（3）照护人员准备：着装整洁，洗净并温暖双手，戴好口罩。

（4）物品准备：开塞露（每支 20 mL）、一次性手套、便盆、卫生纸、一次性尿垫、洗手液、记录单，必要时准备剪刀。

3. 实施　具体实施内容见表 6.7。

表 6.7　为老年人简易通便

操作流程	操作步骤	要点说明
1. 核对	（1）核对老年人信息 （2）照护人员向老年人解释操作目的及注意事项，征得老年人同意	
2. 使用开塞露	（1）关闭门窗，遮挡屏风，放下近侧床档 （2）协助老年人将裤子褪至膝部，取左侧卧位，臀部靠近床边，臀下垫一次性尿垫 （3）照护人员戴好手套，打开开塞露的盖帽（图 6.1A），左手分开老年人臀部，右手持开塞露球部，挤出少量药液润滑开塞露前端及肛门周围皮肤 （4）嘱老年人深吸气，将开塞露前端缓缓插入肛门深部，将药液全部挤入肛门（图 6.1B） （5）一手拔出开塞露细管，另一手用卫生纸按压肛门 5 min，嘱老年人保持左侧卧位 10 min 左右再排便，脱去手套 （6）协助老年人排便，穿上裤子，撤下一次性尿垫，取舒适卧位，盖好盖被，拉上床档	◇ 对患有痔疮的老年人，使用开塞露时应动作轻柔，充分润滑 ◇ 老年人主诉有便意，指导其深呼吸，收紧肛门提肛，并协助按摩肛门处 ◇ 观察老年人排便是否正常
3. 整理用物	（1）倾倒污物，清洗消毒便盆，脱手套 （2）开窗通风	
4. 洗手记录	（1）按七步洗手法洗手 （2）记录操作时间、老年人有无异常反应，排便颜色、性状及量	

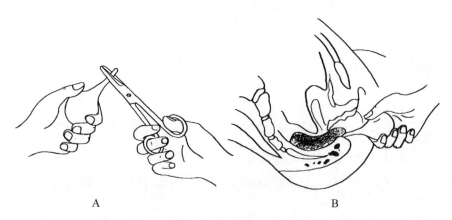

A　　　　　　　　　　　　　B

图 6.1　开塞露简易通便法

4. 评价

（1）照护人员与老年人沟通顺畅，老年人能够主动配合。

（2）老年人了解使用开塞露的方法和注意事项。

（3）照护人员正确协助老年人使用开塞露。

【注意事项】

（1）照护人员应注意对便秘的老年人进行心理疏导，安抚其焦躁情绪。

（2）对开塞露过敏的老年人禁用此法，过敏体质者慎用此法。

（3）使用开塞露前，检查开塞露前端是否圆滑，避免插入时损伤直肠黏膜。

（4）为患有痔疮的老年人使用开塞露时，操作应轻缓，并充分润滑。

（5）开塞露不可长期使用，以免引起耐受而失去作用。

（6）发现老年人出现面色苍白、出汗等不适时，应暂停操作，并报告医护人员处理。

（四）为老年人人工取便

【操作目的】

帮助老年人解除粪便嵌塞。

【操作程序】

1. 评估

（1）辨识老年人，与老年人沟通。

（2）评估老年人意识状态、心理需求、合作程度。

（3）评估老年人身体状况、肢体活动度、便秘程度、排便习惯等。

2. 计划

（1）环境准备：整洁、安静、舒适、安全、温湿度适宜、用屏风遮挡。

（2）老年人准备：了解操作目的，能配合照护人员。

（3）照护人员准备：着装整洁，洗净并温暖双手，戴好口罩。

（4）物品准备：一次性手套、一次性尿垫、润滑液（肥皂液或开塞露）、便盆、卫生纸、水盆（内盛温水）、毛巾、记录单、洗手液。

3. 实施　具体实施内容见表6.8。

表6.8　为老年人人工取便

操作流程	操作步骤	要点说明
1. 核对	（1）核对老年人信息 （2）照护人员向老年人说明操作目的，告诉老年人在取便时会有异物感，消除老年人紧张、恐惧心理，以取得老年人的配合	◇ 关注老年人的心理问题
2. 人工取便	（1）关闭门窗，用屏风遮挡，放下近侧床档 （2）协助老年人将裤子褪至大腿处，照护人员两手分别扶住老年人近侧肩部和髋部，协助老年人翻身侧卧，取左侧卧位 （3）老年人臀部靠近床边，臀下垫一次性尿垫 （4）照护人员戴好手套，左手分开老年人臀部，右手示指涂肥皂液润滑后，嘱老年	◇ 取便时应动作轻柔，避免肛门周围水肿或损伤肠黏膜

续表

操作流程	操作步骤	要点说明
2. 人工取便	人做深呼吸以放松腹肌，待肛门松弛时，示指沿直肠一侧轻轻插入直肠内，慢慢由浅入深将粪便一块块地掏出，放于便盆内。取便完毕后，用卫生纸擦净肛门 （5）更换手套，湿热敷老年人肛门处，并轻轻按摩，促进血液循环，减轻肛门疼痛和不适感 （6）撤下一次性尿垫，协助老年人穿上裤子，取舒适卧位，盖好盖被，拉上床档	✧ 勿使用器械，避免损伤肠黏膜
3. 整理用物	（1）倾倒污物，清洗消毒便盆，脱手套 （2）开窗通风	
4. 洗手记录	（1）按七步洗手法洗手 （2）记录操作时间，排便颜色、性状及量	

4. 评价

（1）照护人员与老年人沟通顺畅，老年人能够主动配合。

（2）老年人了解人工取便的方法和注意事项。

（3）照护人员正确协助老年人人工取便。

【注意事项】

（1）人工取便时勿使用器械，避免损伤肠黏膜。

（2）操作过程中，注意观察老年人的情况，如出现面色苍白、呼吸急促、全身大汗等症状时，立即停止操作，必要时及时报告医护人员。

（3）人工取便易刺激迷走神经，故患心脏病、脊椎受损的老年人须慎重使用。

 思政案例

以爱传递温暖

张爷爷因为骨折后家里没有人照料，被送到了某医养机构，当天晚上睡不着觉，第二天早上又说胃不舒服，不想吃早饭。起初，照护员小李以为是老人换了新的环境不适应，后来仔细观察后发现张爷爷可能是便秘了。张爷爷也说自己7天没大便了。小李便为张爷爷用开塞露通便，但由于便秘时间太长，大便还是不畅，小李就戴上手套人工取便，一下子抠出好多大便，老人顿时感觉舒服多了。张爷爷和家人都对小李非常感激，小李笑着说："在我心里，早就把每位老人都当成自己的父母去对待，所以也从来没有觉得脏和累，每个人都会老，都需要被照顾。"谈到养老行业，小李说："养老是带有温度的服务行业，用心才能做好。对待老人，就要像对待自己的父母一样去疼爱，像对待自己的孩子一样去包容，我会继续在自己的岗位上为更多老人服务，以爱传递温暖。"

（五）协助老年人更换造口袋

肠造口是通过手术将病变的肠段切除，将一段肠管拉出，翻转缝于腹壁，用于排泄粪便。肠造口是红色的，与口腔黏膜一样，柔软光滑，一般为圆形。实施肠造口术的老年人，术后需要一段时间或终生在腹壁上另造一个人工肛门，将粪便由此排出体外。肠造口的末端常连接于造口袋，用于收集粪便。

造口袋主要用于收集粪便。造口袋根据设计的不同可分为一件式造口袋和两件式造口袋。一件式造口袋通常是一次性的，有剪定的开口，简单易使用。两件式造口袋的袋子与底盘可分开，不用撕开底盘来更换袋子，方便使用，能更好地保护造口周围皮肤，底盘可按造口形状大小剪切。

肠造口术后老年人的主要照护措施如下：

（1）肠造口术后的老年人常有抑郁、自卑等心理问题。照护人员应给予支持、关心和安慰，同时鼓励老年人学会自我护理造口的方法。

（2）指导老年人摄入易消化食物，少食刺激性强、易产气、粗纤维含量高的食物，同时要注意饮食卫生，防止腹泻或便秘。

（3）保持造口周围皮肤清洁干燥，当内容物超过 1/3 时应及时更换造口袋。

（4）每日排便后用温开水清洗造口周围皮肤，涂氧化锌软膏保护，以防大便浸渍皮肤出现皮炎。

（5）观察造口有无回缩、出血及坏死等情况，观察周围皮肤有无发红、肿痛、溃烂等情况。

（6）保持老年人床单位清洁、干燥，随时更换污染的衣物、被服。

（7）指导老年人选择宽松、舒适、柔软的衣裤，以免衣裤过紧使造口受摩擦导致出血。

【操作目的】

（1）保持造口皮肤的清洁、干燥，以防造口皮肤感染。

（2）维护老年人的自尊，增强老年人的自信。

【操作程序】

1. 评估

（1）辨识老年人，与老年人沟通。

（2）评估老年人意识状态、心理需求、合作程度。

（3）评估老年人身体状况、肢体活动度。

（4）评估老年人造口类型及造口周围组织情况、造口袋内容物的量、有无异常排便情况等。

2. 计划

（1）环境准备：整洁、安静、舒适、安全、温湿度适宜、用屏风遮挡。

（2）老年人准备：了解操作目的，能配合照护人员。

（3）照护人员准备：着装整洁，洗净并温暖双手，戴好口罩。

（4）物品准备：脸盆内盛温水（35～37 ℃）、毛巾、纸巾、造口尺、肠造口底盘、造口袋、剪刀、防漏膏、造口粉、皮肤保护膜、棉签、手套、记录单、洗手液。

3. 实施　具体实施内容见表6.9。

表6.9　协助老年人更换造口袋

操作流程	操作步骤	要点说明
1. 核对	（1）核对老年人信息 （2）照护人员询问老年人进食时间，解释操作目的，取得配合	✧ 餐后2～3 h内肠蠕动较活跃，更换造口袋时有可能出现排便情况
2. 更换造口袋	（1）关闭门窗，用屏风遮挡 （2）协助老年人取舒适体位，暴露造口部位，将纸巾垫于老年人肠造口下面 （3）打开造口袋连接处的底盘扣环，取下造口袋 ① 更换造口袋时，可一手固定皮肤，一手自上而下轻柔揭去造口袋 ② 二件式造口袋更换底盘时，应先用造口尺测量造口大小，在底盘标注，用造口剪刀进行裁剪 （4）查看造口及周围皮肤，如无异常可用柔软的卫生纸擦拭干净，再用温热毛巾清洗造口及局部皮肤并擦干 （5）将清洁的造口袋与腹部造口底盘扣环连接，扣紧扣环后用手向下牵拉造口袋，确认造口袋固定牢固，将造口袋下口封闭 （6）协助老年人取舒适卧位，盖好盖被	✧ 如造口周围皮肤发红，可在清洁皮肤后涂氧化锌软膏保护皮肤
3. 整理用物	（1）观察大便后倾倒于卫生间，用清水清洗造口袋 （2）开窗通风	✧ 可反复使用的造口袋，可用中性清洁剂清洗或用氯己定浸泡30 min，再用清水清洗后晾干备用
4. 洗手记录	（1）按七步洗手法洗手 （2）记录更换时间，排便颜色、性状及量	

4. 评价

（1）照护人员与老年人沟通顺畅，老年人能够主动配合。

（2）老年人了解更换造口袋的方法和注意事项。

（3）照护人员正确协助老年人更换造口袋。

【注意事项】

（1）评估造口及周围皮肤情况，酌情使用皮肤保护粉、皮肤保护膜、防漏用品等。

（2）清洗造口及造口周围皮肤时，用35～37 ℃温水清洗，清洗时由外到内环状擦洗，禁止使用乙醇等刺激性强的液体清洗。

（3）裁剪造口底盘开口时，应保证开口与造口黏膜之间有1～2 mm的空隙，若大小完全一致，易损伤造口黏膜；若开口过大，排泄物会附着在造口边缘皮肤上。

思考题

刘爷爷，75岁，由于活动少，牙口不好，饮食以精细食物为主，现已有4 d未排便，诉腹胀、腹痛，医嘱给予开塞露通便。

    请问：（1）为刘爷爷使用开塞露通便时，应注意什么？

    （2）应该给予刘爷爷哪些照护措施？

2. 王奶奶，69 岁，性格开朗，平时喜欢跳广场舞。最近，她在大笑、咳嗽、打喷嚏时出现尿裤子的现象，并因此出现自卑的心理，不愿意出门。

    请问：（1）应该如何为王奶奶进行心理疏导？

    （2）如何为王奶奶进行健康指导？

项目七
老年人转运照护

 学习目标

1. 素质目标

能够倾听老年人的需求，具有爱伤观念，为老年人安全地实施转运照护。

2. 知识目标

（1）掌握手杖的使用方法，轮椅运送、平车运送的操作要点及注意事项；

（2）熟悉拐杖、步行器的使用方法，轮椅的结构；

（3）了解助行器的种类、用途，轮椅的选择原则。

3. 能力目标

能够安全正确地协助老年人使用助行器，进行轮椅转运和平车转运。

老年人由于受身体功能下降和疾病等影响，会出现活动受限、行动困难等情况，故需要拐杖、轮椅等协助活动，甚至需要平车进行转运。照护人员应掌握帮助老年人使用手杖、拐杖、步行器进行活动，以及使用轮椅、平车转运老年人的操作流程和注意事项。

 情景导入

秦爷爷，79岁，脑梗死后左侧肢体偏瘫，康复后左侧上肢功能恢复较好，下肢功能仍存在一定障碍，医生建议秦爷爷借用助行器行走。入住养老机构后，秦爷爷因孤独而情绪低落、不愿意外出。今天天气晴朗，照护人员想协助秦爷爷使用拐杖到户外活动。

 请问

1. 秦爷爷活动时可选用哪种助行器？

2. 照护人员协助秦爷爷使用助行器时应注意什么？

任务一　使用助行器老年人的照护

年老体弱或疾病造成老年人离床活动时行走不便，需要助行器辅助行动而增加锻炼机会，扩大老年人的活动和视野范围，有利于其增强肌力，改善心情，提高生活质量。因此照护人员应帮助或指导老年人在力所能及的范围内，充分利用各种助行器辅助行走，减少对他人的依赖，从而改善日常活动能力。

一、助行器概述

助行器是辅助行走的工具，能够起到支撑体重、平衡行走、保护老年人行动安全的作用。常用的助行器主要包括手杖、拐杖和步行器三类。

1. 手杖　手杖是最常用的助行器（图7.1），是以单侧手扶持以助行走的工具。手杖适用于握力好、手腕力量强、上臂及肩的肌力正常的老年人。手杖根据结构和功能可分为单脚手杖、多脚手杖、折叠式手杖、多功能手杖等。

2. 拐杖　拐杖是指靠前臂或肘关节扶持帮助行走的工具（图7.2），根据其功能可分为肘杖、腋杖和平台杖。肘杖又叫洛式杖或前臂杖，可单用也可双用，适用于握力较差、前臂力量较弱，但又不必使用腋杖者。腋杖稳定，适用于截瘫或外伤严重的老年人，包括固定式和可调式。平台杖又称为类风湿杖，使用时将前臂固定在平台式前臂托上，适用于关节严重损害的类风湿老年人或手有严重损伤不能负重者，由前臂负重。

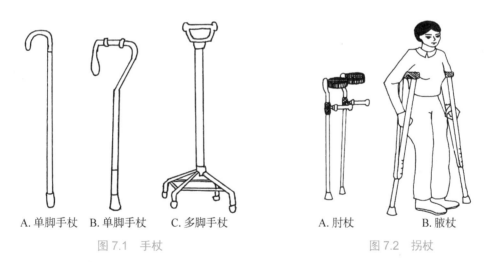

A. 单脚手杖　B. 单脚手杖　C. 多脚手杖

图7.1　手杖

A. 肘杖　　　　　B. 腋杖

图7.2　拐杖

3. 步行器　步行器是用来辅助下肢功能障碍者步行的工具（图7.3）。常见的步行器有框架式步行器、截瘫步行器、交替式步行器等。步行器适用于腰腿力弱和行走摇晃的老年人，可起到保持平衡、支撑身体和增强上肢肌力的作用。

二、使用助行器的观察要点

1. 助行器的选择　以安全适用为原则。使用前对老年人进行评估，根据老年人身体状况和运动目的，合理选择适宜的助行器。

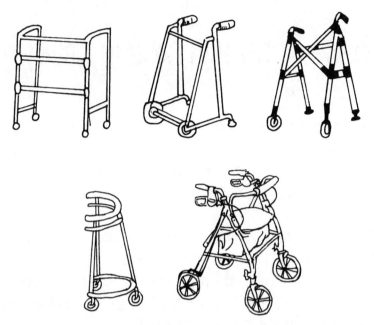

图 7.3　步行器

2. 检查助行器性能　检查助行器是否完好，把手是否松动，助行器与地面接触的橡胶垫是否牢固，可调高度的助行器调节卡扣是否锁紧等。

3. 助行器高度调节

（1）手杖的高度：老年人站立时，肘关节屈曲 15°～30°，腕关节背伸，小趾前外侧 15 cm 处至背伸手掌面的距离即为手杖的适宜高度（图 7.4）。

（2）拐杖的高度：以腋杖为例，身高减去 41 cm 为腋杖的长度，站立时大转子的高度即为把手的位置（图 7.5）。

（3）步行器的高度：以老年人直立，双手握住助行器把手，肘关节屈曲 15°～30° 时的高度为宜（图 7.6）。

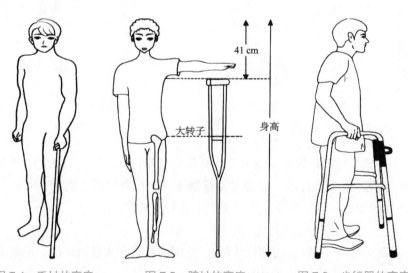

图 7.4　手杖的高度　　　图 7.5　腋杖的高度　　　图 7.6　步行器的高度

三、协助老年人使用助行器

(一)手杖的使用

【操作目的】

(1)协助上肢健康而下肢功能轻度损害的老年人进行行走训练。

(2)维护老年人行动安全,扩大老年人的活动和视野范围。

【操作程序】

1. 评估

(1)辨识老年人,与老年人沟通,向老年人及其家属解释使用手杖的目的、方法及注意事项。

(2)评估老年人体重、意识状态、肢体活动能力,有无跌倒等危险因素,是否使用过手杖及理解合作程度。

(3)评估老年人着装是否合适,鞋是否防滑,裤腿和鞋带长度是否合理。

2. 计划

(1)环境准备:环境宽敞,路面平整,干燥安全,光线充足,温湿度适宜。

(2)老年人准备:着装合理,情绪稳定,了解操作目的及配合要点,能主动配合。

(3)照护人员准备:着装整洁,修剪指甲,洗手,戴口罩。

(4)用物准备:手杖、记录单、笔。

3. 实施　　具体实施内容见表7.1。

表7.1　协助老年人使用手杖

操作流程	操作步骤	要点说明
1. 评估沟通	(1)核对老年人信息 (2)向老年人解释操作目的、过程及注意事项	◇ 取得老年人配合
2. 检查手杖	边演示边讲解检查方法:把手、橡胶垫无松动,高度合适,调节高度的卡扣完好并固定	◇ 确保安全性
3. 演示讲解	照护人员语速缓慢地向老年人讲解手杖放置位置,示范三点步行、两点步行、上下台阶的方法和注意事项 (1)三点步行:健手持杖,先伸出手杖,再迈出患足,然后健足跟上,即"杖-患-健"模式 (2)两点步行:手杖和患足同时伸出,身体重心前移,再迈出健足 (3)上下台阶:上台阶时先上健足,再上手杖,然后患足跟上。下台阶时先下手杖,再下患足,然后下健足	◇ 患足努力做到抬腿迈步,避免拖拉 ◇ 手杖与患足作为一点,健足作为另一点,两者交替 ◇ 也可将手杖放在台阶扶手上,上台阶时先上健足再上患足,下台阶时先下患足再下健足
4. 保护行走	(1)为老年人系好保护性腰带,指导老年人健手持杖,手杖放在小趾前外侧15 cm处 (2)照护人员站在老年人患侧保护,一手托住老年人患侧手臂,另一手从背后抓住老年人的保护性腰带	◇ 指导老年人目视前方,保持身体直立 ◇ 确保老年人行走安全

续表

操作流程	操作步骤	要点说明
4. 保护行走	（3）指令清晰地指导老年人进行三点步行，老年人熟练后，再分别进行两点步行和上下台阶的练习	✧ 观察老年人状况，如出现疲乏，立即就近休息
5. 整理用物	整理用物，安置老年人于安全舒适卧位	
6. 洗手记录	（1）按七步洗手法洗手 （2）记录训练过程、时间和效果	✧ 预防交叉感染

4．评价

（1）助行器高度调节准确，老年人行走平稳、安全、舒适，适合运动。

（2）老年人着装合理，安全舒适，适合运动。

（3）照护人员操作规范、熟练，行走过程中有效保护老年人。

【注意事项】

（1）使用手杖前，应评估老年人的身体状况和着装是否合理。

（2）照护人员应先演示讲解手杖的使用方法，再指导老年人进行行走训练。

（3）手杖应放置在老年人随手可及的固定位置。

（4）行走中避免拉、拽老年人胳膊，以免造成骨折。

（5）行走训练应循序渐进，避免一次训练时间过长。

（二）拐杖的使用

1．四点步法　四点步法为最安全的步法。先向前移动患侧拐杖，而后迈出健肢；再移动健侧拐杖，而后迈出患肢。

2．三点步法　两侧拐杖一同向前伸出，先向前迈出患肢，然后健肢跟上。三点步法一般适用于患肢不能负重的情况。

3．两点步法　向前移动患侧拐杖，同时迈出健肢，向前移动健侧拐杖，同时迈出患肢。

4．上下台阶　上台阶时，将身体靠近台阶，双臂用力撑住双拐，健肢迈到台阶上后用力伸直使身体稍向前倾，同时将患肢和双拐带到台阶上，重复以上动作，迈向上一级台阶；下台阶时，先把双拐平行放在下一级台阶上，将患肢前移至下一级台阶，双臂用力撑起拐杖，健肢屈曲移到下一级台阶后呈站立位。重复以上动作，迈向下一级台阶。

（三）步行器的使用

1．四点步法　步行器一侧向前移动一步（15～30 cm），对侧下肢抬高后迈出，足跟落在步行器后腿的位置，然后将步行器另一侧向前移动一步，再迈出另一侧下肢。起步时足尖抬高，着地时先足跟再足尖，稳步前进。

2．三点步法　抬头挺胸，双手同时将步行器向前方移动一步（15～30 cm），患侧下肢向前迈步，足跟落在步行器后腿的位置，健侧下肢再跟进，两脚并排。

任务二　协助老年人进行轮椅转运

对完全不能行走或行走困难如下肢残疾、偏瘫、胸部以下截瘫的老年人，可协助其使用轮椅来扩大活动范围，增加参与各类活动的机会。

一、轮椅的结构

普通轮椅一般由轮椅架、车轮、刹车装置、椅座等部分组成，小轮在前，驱动轮在后（图 7.7）。老年人坐在轮椅上转动驱动轮，可实现独立转移。

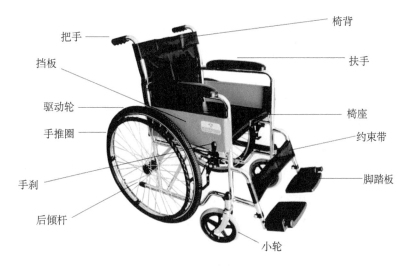

把手
挡板
驱动轮
手推圈
手刹
后倾杆
椅背
扶手
椅座
约束带
脚踏板
小轮

图 7.7　轮椅的结构

电动轮椅在普通轮椅的基础上增加了电力助力系统，能减少使用者的体力消耗。

二、轮椅的选择

选择轮椅的基本原则是：位置稳定、舒适、使用方便、压力分布均匀、安全。如轮椅选择不当，不仅会造成经济上的浪费，还会给老年人身体带来伤害。具体选择应符合以下要求。

（1）椅座宽度：老年人坐上轮椅后双大腿与扶手之间应有 2.5～4 cm 的间隙，如过宽，双臂推动轮椅时伸展过大易疲劳；如过窄，则会磨损老年人臀部及大腿外侧皮肤。

（2）椅座长度：老年人坐上轮椅后，椅座的前缘以距离腘窝约 6.5 cm 为宜。如椅座过长会顶住膝后，压迫血管与神经组织，并且会磨损皮肤；如椅座过短，则会使臀部承受的压力增大，引起不适、疼痛、软组织损伤及压疮。

（3）椅背高度：椅背越高，支撑面越大，坐入后躯体越稳定，但会影响老年人活动范围；椅背越低，坐入后上身及上肢的活动度越大，但支持面会小，从而影响老年人躯体平稳。低椅背：测量轮椅坐面至腋窝的距离（测量时老年人一臂或两臂向前平伸），将此结果减 10 cm。高椅背：测量轮椅坐面至肩部或后枕部的实际高度。照护人员应根据老年人的实际情况选择合适的椅背高度。

（4）椅座高度：椅座的高度应为老年人坐下时足跟（或鞋跟）至腘窝的距离再加4 cm，放置脚踏板时，板面至少离地 5 cm。如椅座太高，轮椅不能进入桌旁；如椅座太低，则坐骨承受重量过大。

（5）扶手高度：老年人坐下时，上臂垂直，前臂平放于扶手上，肘关节正常屈曲约90°，测量椅面至老年人前臂下缘的高度，加 2.5 cm 即为扶手高度。适当的扶手高度有助于保持正确的身体姿势和平衡，并可使上肢放置在舒适的位置上。如扶手过高，双肩易疲劳，推动轮环时容易造成上臂皮肤擦伤；如扶手过低，驱动轮椅易致上臂前倾，造成躯体从轮椅上倾出。

三、轮椅的使用

【操作目的】

（1）护送不能行走但能坐起的老年人入院、出院、检查和治疗。

（2）帮助老年人下床活动，促进血液循环和体力恢复。

【操作程序】

1. 评估

（1）辨识老年人，与老年人沟通交流，向老年人及其家属解释轮椅运送的目的、方法及注意事项。

（2）评估老年人体重、意识状态、病情、躯体活动能力、损伤部位及理解合作程度。

2. 计划

（1）环境准备：移开障碍物，保证环境宽敞。

（2）老年人准备：了解轮椅运送的目的、方法及注意事项，能主动配合。

（3）照护人员准备：衣帽整洁，修剪指甲，洗手，戴口罩。

（4）用物准备：轮椅（各部件性能良好）、毛毯（根据季节酌情准备）、别针、软枕（根据老年人需要）。

3. 实施　具体实施内容见表7.2。

表7.2　协助老年人使用轮椅转运

操作流程	操作步骤	要点说明
1. 核对解释	（1）核对老年人信息 （2）向老年人解释操作目的、过程及注意事项	◇ 取得老年人配合
2. 检查准备	（1）检查轮椅性能 （2）推轮椅至老年人床边，放于老年人健侧，轮椅与床的夹角成30°～45°，刹车制动，翻起脚踏板 （3）辅助老年人坐于床边，双腿下垂，协助老年人穿好衣裤、鞋子	◇ 确保老年人安全 ◇ 注意观察老年人有无心慌、眩晕等不适
3. 上轮椅	（1）照护人员面向老年人，双膝微屈夹紧老年人患膝 （2）将老年人健侧上肢搭在照护人员肩上，双	◇ 防止老年人患侧下肢屈曲或向前方移动

操作流程	操作步骤	要点说明
3. 上轮椅	手环抱老年人腰部或抓紧其背侧裤腰，缓慢用力带动老年人平稳站起 （3）照护人员以自己的身体为轴转动，带动老年人转体，将老年人移至轮椅前，平稳坐下 （4）叮嘱老年人扶好扶手，照护人员绕到轮椅后方，两臂从老年人背后腋下伸入，使老年人身体紧靠椅背坐稳 （5）将老年人双脚放在脚踏板上，系好安全带 （6）天冷时加盖毛毯 （7）整理床单位，铺暂空床	✧ 老年人的身体尽量靠近照护人员 ✧ 老年人如有下肢水肿、溃疡或关节疼痛，可在足下垫一软枕
4. 轮椅转运	（1）观察老年人，确定无不适后，松闸，平稳匀速推送老年人至目的地 （2）在推送过程中注意观察老年人情况，下坡应减速，并嘱老年人抓紧扶手 （3）过门槛时，翘起前轮，避免过大的震动，保证老年人安全	
5. 上下坡道	（1）上坡道：照护人员手握椅背把手均匀用力，两臂保持屈曲，身体前倾，平稳向上推行 （2）下坡道：采用倒退下坡的方法。叮嘱老年人抓紧轮椅扶手，身体靠近椅背，照护人员握住椅背把手，缓慢倒退走	
6. 上下台阶	（1）上台阶：照护人员用脚踩踏轮椅后侧的杠杆，抬起前轮，以两后轮为支点，使前轮翘起移上台阶，再以两前轮为支点，双手抬车把带起后轮，使后轮平稳移上台阶 （2）下台阶：采用倒退下台阶的方法，嘱老年人抓紧扶手，提起车把，缓慢地将后轮移到台阶下，再以两后轮为支点，稍稍翘起前轮，轻拖轮椅，使前轮移到台阶下	
7. 进出电梯	（1）上电梯：照护人员在前，轮椅在后，即轮椅以倒退形式进入电梯，及时原地掉头并刹车制动，老年人和照护人员均背对电梯门 （2）下电梯：确认电梯停稳，松开刹车，仍然以倒退形式退出电梯	✧ 轮椅进出电梯的原则是倒退进出，若电梯空间不足，不能旋转轮椅时，在保障老年人安全的情况下，可以选择合适的方式
8. 下轮椅	（1）推轮椅至老年人床边，床在老年人健侧，轮椅与床成30°～45°夹角，固定刹车，将老年人双脚放于地上，收起脚踏板，松开安全带 （2）照护人员两脚分开，用膝部抵住老年人患膝外侧，后脚靠近床边；老年人双手	 ✧ 注意控制好老年人的患侧下肢

操作流程	操作步骤	要点说明
8. 下轮椅	搭在照护人员肩部，照护人员双手环抱老年人腰部或抓紧其背侧裤腰，将老年人扶起站稳，以自己身体为轴转动，带动老年人转体，将老年人移向床沿，并安置其坐在床上 （3）协助老年人脱去鞋子及衣裤，取舒适卧位，盖好盖被，整理床单位 （4）收起轮椅，放至妥善位置	
9. 整理用物	整理用物，安置老年人于安全舒适卧位	
10. 洗手记录	（1）按七步洗手法洗手 （2）记录轮椅转运过程、时间和效果	✧ 预防交叉感染

4．评价

（1）老年人舒适、安全、无意外损伤。

（2）照护人员操作规范、熟练、节力。

（3）与老年人沟通顺畅、有效。

【注意事项】

（1）轮椅使用前应仔细检查轮胎、椅座、椅背、脚踏板、刹车等各部件的性能，以确保安全。

（2）老年人上下轮椅时固定好车闸。

（3）推轮椅运送老年人时，速度要慢，并随时观察老年人病情变化。

（4）寒冷季节注意保暖。

（5）如推老年人长时间在外活动，应备好水杯、毛巾等用品。

任务三　协助老年人进行平车转运

【操作目的】

运送不能起床的老年人入院、检查、治疗、手术等。

【操作程序】

1. 评估

（1）辨识老年人，与老年人沟通交流，向老年人及其家属解释平车转运的目的、方法及注意事项。

（2）评估老年人体重、意识状态、病情、躯体活动能力、损伤部位及理解合作程度。

2. 计划

（1）环境准备：环境宽敞，便于操作。

（2）老年人准备：了解轮椅运送的目的、方法及注意事项，能主动配合。

（3）照护人员准备：衣帽整洁，修剪指甲，洗手，戴口罩。

（4）用物准备：平车（各部件性能良好，车上放置被单和橡胶单包好的垫子和枕头），毛毯或棉被。如为骨折老年人，应有木板垫于平车上，以固定骨折部位；如为颈椎、腰椎骨折老年人或病情较重者，应备有帆布中单或布中单。

3. 实施　具体实施内容见表7.3。

表 7.3　协助老年人进行平车转运

操作流程	操作步骤	要点说明
1. 核对解释	（1）核对老年人信息 （2）向老年人及其家属解释操作目的、过程及方法	◇ 取得老年人及其家属配合
2. 检查准备	（1）检查平车性能 （2）安置好老年人身上的各种导管	◇ 确保安全性 ◇ 避免导管脱落、折叠、扭曲、受压或液体逆流
3. 搬运老年人	根据老年人病情及体重，确定搬运方法 （1）挪动法（图7.8） 　① 推平车至老年人床附近，移开床旁桌、床旁椅，松开盖被 　② 将平车推至床旁，与床平行对接，大轮靠近床头，固定车闸，照护人员用身体抵住平车 　③ 协助老年人将上身、臀部、下肢依次向平车移动 　④ 协助老年人躺好，用毛毯或棉被包裹，系好安全带，拉好护栏	◇ 适用于病情较轻、能配合的老年人 ◇ 防止停车滑动 ◇ 由平车回床时，先移动下肢，再移动臀部、上身

操作流程	操作步骤	要点说明
3. 搬运老年人	（2）一人搬运法（图7.9） ① 推平车至老年人床旁，大轮端靠近床尾，使平车头端与床尾成钝角，固定车闸 ② 松开盖被，协助老年人穿好衣服 ③ 照护人员一手自老年人近侧腋下伸至对侧肩部，另一手伸至老年人大腿下；老年人双臂交叉握于照护人员颈后；照护人员抱起老年人，稳步移动，将老年人放于平车中央，盖好盖被 （3）二人搬运法（图7.10） ① 同一人搬运法步骤①～② ② 照护人员甲、乙二人站在老年人同侧床旁，协助老年人将上肢交叉于胸前 ③ 照护人员甲一手伸至老年人头、颈、肩下方，另一手伸至老年人腰部下；照护人员乙一手伸至老年人臀部下方，另一手伸至老年人膝部下方；两人同时抬起老年人至近侧床沿，再抬起老年人稳步向平车处移动，将老年人放于平车中央，盖好盖被 （4）三人搬运法（图7.11） ① 同一人搬运法步骤①～② ② 照护人员甲、乙、丙三人站在老年人同侧床旁，协助老年人将上肢交叉于胸前 ③ 照护人员甲双手托住老年人头、颈、肩及背部；照护人员乙双手托住老年人腰部及臀部；照护人员丙双手托住老年人膝部及双足；三人同时抬起老年人至近侧床沿，再抬起老年人稳步移向平车，将老年人放于平车中央，盖好盖被 （5）四人搬运法（图7.12） ① 同挪动法步骤①～② ② 照护人员甲、乙分别于床头和床尾，照护人员丙、丁分别站于病床和平车的两侧 ③ 将帆布中单放于老年人腰部、臀部下方 ④ 照护人员甲抬起老年人的头、颈、肩；照护人员乙抬起老年人的双脚；照护人员丙、丁分别抓住帆布中单四角；四人同时抬起老年人向平车处移动，将老年人放于平车中央，盖好盖被	◇ 适用于上肢活动自如，体重较轻的老年人 ◇ 照护人员双下肢前后分开站立，扩大支撑面；屈膝屈髋，降低重心 ◇ 适用于不能活动，体重较重的老年人 ◇ 搬运时应使老年人头部处于较高位置；抬起老年人时，应尽量使老年人靠近照护人员身体 ◇ 适用于不能活动，体重超重的老年人 ◇ 较高的照护人员站于老年人头侧，较矮者站于老年人脚侧 ◇ 适用于颈椎、腰椎骨折和病情较重的老年人 ◇ 照护人员动作应协调一致，随时观察老年人的病情变化
4. 整理转运	（1）整理床单位，将床改铺为暂空床 （2）松开车闸，推送老年人至目的地	◇ 保持室内整洁、美观
5. 洗手记录	（1）按七步洗手法洗手 （2）记录平车转运过程、时间和效果	◇ 预防交叉感染

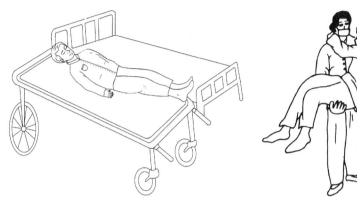

图 7.8　挪动法　　　　　　　　　　图 7.9　一人搬运法

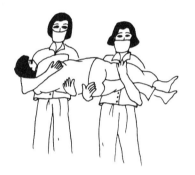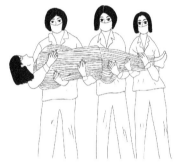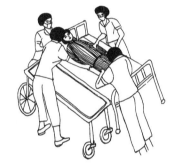

图 7.10　二人搬运法　　　　　图 7.11　三人搬运法　　　　图 7.12　四人搬运法

4．评价

（1）老年人舒适、安全、无意外损伤。

（2）照护人员操作规范、熟练、节力。

（3）与老年人沟通顺畅、有效。

【注意事项】

（1）操作时动作轻稳，协调一致，确保老年人安全、舒适。

（2）老年人的头卧于平车大轮端，以减少颠簸产生的不适；小轮转弯灵活，推动在前。

（3）推送时照护人员应位于老年人头侧，随时观察老年人病情变化。

（4）运送过程中，保证老年人的持续性治疗不受影响，保持各种导管引流通畅。

（5）搬运昏迷老年人时，应将老年人头偏向一侧；搬运颈椎损伤的老年人时，应保持其头部在中立位，身体纵轴成一条直线。

（6）上下坡时，保持老年人头部在高处一端，以免引起不适；进出门时，应先将门打开，不可用车撞门。

　知识链接

担架运送法

担架是一种常用的转运工具，其特点是可以在上下楼梯时使用，且对体位影响较小，方便上下各种交通工具，不受地形、道路等条件限制。常用的担架有帆布担架和硬板担架两种，如现场急用而又缺少担架，可以使用木板等代用品。担架的使用方法同平车运送法，可以采用两人或三人搬运法。担架运送老年人时应注意：

（1）老年人应仰卧于担架中央，四肢不可靠近担架边缘，以免碰撞造成损伤。

（2）胸、颈椎损伤的老年人须使用硬板担架。

（3）疑似颈椎损伤的老年人注意保持头颈中立位，颈下垫软枕或衣物，防止头颈左右移动。

（4）注意观察运送途中老年人的病情变化，保持其呼吸通畅，防止舌后坠阻塞呼吸道，或分泌物、呕吐物被吸入气管引起窒息。

 思考题

1. 罗爷爷，72岁，自理老年人，平时可独自乘电梯到楼下小花园散步和打太极拳。近日他总感觉头晕、乏力，诊断为脑供血不足，医生建议其今后下楼活动时使用助行器并需要有人陪伴。

请问：（1）照护人员应为罗爷爷选择哪类助行器，高度如何调节？

（2）使用助行器时应注意什么？

2. 李爷爷，92岁，生活基本不能自理，因个人年龄较大且行动不便，每日上午均在房间内卧床休息，下午在照护人员的协助下，借助轮椅到楼下的小花园散步。近期他因知道自己的大女儿生病住院，心情焦虑和担忧，不愿意离开房间。

请问：（1）照护人员在协助李爷爷使用轮椅散步时应注意什么？

（2）针对李爷爷当前的心理问题，照护人员该如何实施心理照护？

老年人感染防护

学习目标

1. 素质目标

能够倾听老年人的需求，应用耐心、爱心、责任心为老年人安全实施各项感染防控措施。

2. 知识目标

（1）掌握预防与控制老年人感染的措施，无菌技术操作原则和隔离原则；

（2）熟悉常用的消毒灭菌方法，常见的隔离类型及相应的隔离措施；

（3）了解清洁、消毒、灭菌及隔离的概念。

3. 能力目标

能够正确进行手卫生、手消毒、无菌技术基本操作和隔离技术基本操作。

随着年龄的增加，老年人的身体功能日渐衰弱，抵抗力逐渐下降，在任何环境中都有可能发生感染，各种类型的养老服务机构是常见的易感染环境，如医养结合型机构、安养机构、慢性病病房、护理之家、康复医疗中心、重残养护机构等。尤其是老年人，其免疫功能有不同程度的下降，感染的机会加大，它既加重了老年人的身心痛苦，也会给其家庭、养老服务机构、社会等造成损失。老年人感染的预防与控制是养老服务机构、照护人员、老年人自身及其家庭的共同责任，是保证老年人医养照护质量与安全及老年人身心健康的重要内容。

情景导入

冯爷爷，72岁，1年前入住长期照护中心。近日因右下腹疼痛，入院诊断为急性阑尾炎，行阑尾切除术。术后5d，病情稳定，伤口愈合较好，遂出院返回长期照护中心。今日清晨照护人员协助其翻身时发现伤口出现感染迹象，表面有脓性分泌物。

请问

1. 造成冯爷爷伤口感染的可能原因有哪些？

2. 如何预防和控制感染的发生？

任务一　老年人感染的预防与控制

感染的发生威胁着老年人的健康，也威胁着各类人员的健康，感染已经成为受大众关注的公共卫生问题。目前，预防和控制老年人感染的关键措施是严格按要求进行消毒、灭菌。照护人员要从思想上高度重视老年人感染的预防和控制这一问题，掌握相关知识和技术，控制感染的发生。

一、感染概述

1. 感染的概念　感染是指细菌、病毒、真菌、寄生虫等病原体侵入人体所引起的局部组织或全身性炎症反应。

2. 感染的类型　根据病原体的来源，感染可分为外源性感染和内源性感染。

（1）外源性感染：又称交叉感染，指感染病原体来自体外，通过直接或间接的传播途径使老年人遭受的感染。

（2）内源性感染：又称自身感染，指机体遭受其自身固有菌群的侵袭而发生的感染。在人的口咽、肠道、呼吸道、泌尿生殖道、皮肤等部位寄居的正常菌群或机会致病菌，在正常情况下是不致病的，但当人体的皮肤、黏膜受损失去屏障功能，免疫功能下降或寄居原部位的细菌发生异位时，原有的生态平衡失调，可引起感染。

3. 感染发生的条件　感染的发生必须具备感染源、传播途径和易感宿主三个基本条件，三者同时存在并相互联系，就构成了感染链，可导致感染的发生。切断感染链中任何一个环节，感染就不可能发生。因此，照护人员可以通过各种措施切断感染链，达到预防老年人感染的目的。

（1）感染源：又称病原微生物贮源，指病原体自然生存、繁殖并排出的场所或宿主（人或动物）。主要的感染源类型有以下几种。

① 老年人本人：即发生内源性感染的老年人。老年人某些特定部位，如皮肤、呼吸道、口腔黏膜、胃肠道、泌尿生殖道等处的常驻菌或暂驻菌，或来自外部环境但存在于这些部位的正常菌群，以及自身某些部位感染的病原微生物，在个体的抵抗力下降，菌群失调或菌群移位时，都可成为老年人内源性感染的重要来源，引起自身感染。

② 已感染的老年人及病原携带者：已感染的老年人是最重要的感染源。病原携带者是另一个重要感染源，一方面病原微生物不断生长繁殖并被排出体外，另一方面携带者本身因无自觉症状而常常被忽视，因此其临床意义重大。

③ 动物感染源：各种动物如鼠、蚊、蝇、蟑螂、蜱、螨等，都可能感染或携带病原微生物而成为动物感染源，其中以鼠类危害最大。鼠类不仅是沙门菌的重要宿主，而且是鼠疫、流行性出血热等传染病的感染源。

④ 环境贮源：任何环境都可能成为感染源，环境内空气、水源、各类设施设备、器械、药物、食品、各类垃圾等都容易受到病原微生物的污染，成为环境感染源。如铜绿假单胞菌、沙门菌等，可在潮湿的环境或液体中存活和繁殖。

（2）传播途径：指病原体被排出后从感染源传播到易感宿主的途径。常见的传播途径有接触传播、空气传播、飞沫传播、消化道传播、生物媒介传播等，其中接触传播是各类型养老服务机构感染最常见、最重要的传播方式。

（3）易感宿主：指对某种疾病或传染病缺乏足够免疫力的人，将易感宿主作为一个群体则称为易感人群。病原体传播到宿主后，是否引起感染取决于两个方面，病原体的毒力和宿主的易感性，病原体的毒力取决于其种类和数量，宿主的易感性取决于病原体的定植部位和宿主的防御功能。

与中青年相比，老年人发生感染的危险性明显增高，尤其是存在以下感染危险因素的老年人：有严重基础疾病或同时患有多种疾病的老年人，如糖尿病、高血压、恶性肿瘤、慢性肾病等；高龄、瘫痪及各种原因造成长期卧床的老年人。

二、老年人感染的预防与控制方法

（一）做好各类养老服务机构老年人感染的预防和控制

为保障医养安全，提高老年照护的服务质量，各类养老服务机构都应建立相应健全的感染管理制度。感染的预防和控制是一项系统工程，需要统一协调管理，包括感染管理、感染监控、感染控制。各职能部门的配合支持关系到养老服务机构感染控制系统能否正常运转，专职人员的业务水平决定着感染管理工作的成效，只有以监测为基础，管理为手段，控制为目标，才能达到预防与控制感染的目的，保障养老服务机构内老年人的安全。

（二）积极治疗老年人基础疾病，预防并发症

有部分老年人感觉自己躯体患病时不愿到医院就医，并拒绝一切体检要求，害怕自己不能被治愈，最终导致疾病越拖越严重。照护人员要指导老年人树立正确的疾病观，当发现患病时，应积极就医、积极治疗，做到早发现、早治疗，避免并发症的发生和疾病的恶化。

（三）照护人员协助老年人做好个人卫生

1. 老年人的居室卫生　保持老年人居室的清洁，并定期消毒。自然通风是最有效的空气消毒方法；保持居室内无蚊蝇、鼠、蟑螂等；被服类物品要定期更换并进行清洁和消毒；地面、墙面要保持清洁和干燥；卫生间要保持通风和干燥，定期消毒。

2. 老年人的个人卫生　照护人员应协助老年人，尤其是生活不能自理的老年人完成早晨、晚间的个人清洁。做好老年人个人卫生，让老年人皮肤保持清洁、感觉舒适，能改善老年人的心情，也能预防感染性疾病的发生。

3. 老年人的饮食卫生　养老服务机构要严格执行食堂、餐具、食物等方面的卫生要求，老年人的食物应洁净、无毒、无致病菌、无寄生虫、未腐败变质、无杂质；饭后及时清理消毒餐具；老年人的进食环境应保持清洁、干燥、无灰尘、无异味；对于有传染性疾病的老年人，进食须按照消毒隔离要求进行。

（四）预防老年人意外伤害的发生

照护人员应熟知老年人常见意外伤害如烫伤、跌倒、坠床等发生的原因，学会评估老年人发生意外伤害的常见危险因素，在照护过程中避免危险因素的存在；掌握常见意外伤害的预防措施及照护措施，尽可能杜绝意外伤害的发生；日常照护中，正确地对老

年人进行健康教育。

（五）开展健康教育，增强健康意识，提高机体免疫力

做好健康教育，指导老年人适当进行体育锻炼。坚持适量运动有益于老年人的健康，运动量要适度，时间不宜过长，贵在坚持，循序渐进，可改善老年人的体质，增强脏器功能，延缓细胞功能的退化，增强机体抵抗力。要让老年人养成良好的生活习惯，指导老年人合理饮食、规律作息、戒烟限酒。

（六）做好老年人的心理照护，减少感染性疾病的发生

照护人员要关心、爱护老年人，鼓励老年人主动进行交流，积极面对各类负面事件。在与老年人交流过程中，照护人员要多为老年人提供表达自己意愿的机会，认真倾听，真实掌握老年人的情况；对老年人进行及时的心理疏导，指导老年人培养新的生活兴趣，转移生活重心，鼓励老年人用宣泄、转移注意力等方法进行调节，协助其以乐观的心态面对生活。

（七）侵入性操作严格执行无菌技术

对需要进行侵入性操作的老年人，相关人员必须按标准做好消毒灭菌措施，保持无菌操作，严格执行"三查八对"，不使用过期、污染、包装破损、疑似污染的医疗物品。

三、清洁、消毒、灭菌

清洁、消毒、灭菌是预防与控制各类养老服务机构老年人感染的关键措施之一。照护人员掌握一定的清洁、消毒、灭菌相关知识和技术，可在照护过程中有效避免交叉感染。

（一）概念

1. 清洁　用清水、清洁剂、去污剂等去除物体表面尘埃、污渍及可见污染物等的过程，以达到去除和减少病原微生物的目的，但不能杀灭微生物。

2. 消毒　用物理或化学的方法清除或杀灭除芽孢以外的所有病原微生物，使其数量减少到无害化程度的过程。能杀灭微生物并达到消毒要求的制剂称为消毒剂。

3. 灭菌　用物理或化学的方法，杀灭包括芽孢在内的一切微生物（包括致病和非致病微生物）的过程。

（二）常用消毒灭菌方法

常用的消毒灭菌方法有两大类：物理消毒灭菌法和化学消毒灭菌法。

1. 物理消毒灭菌法　应用物理因素，如热力、辐射、过滤等清除或杀灭病原微生物的方法。养老服务机构常选用的物理消毒灭菌法有以下几种。

（1）自然净化法：利用日晒、雨淋、风吹、干燥、高温等自然因素进行消毒。日光具有一定的杀菌力，将物品放在阳光下，定时翻动，使各面都能被晒到，暴晒 4~6 h 能达到较好的消毒效果。在良好的通风条件下，大多数病菌都很难生存，室内经常通风换气，可以稀释或减少致病因子。最佳的通风时段为上午 8 点到 10 点及下午 2 点到 4 点，在通风良好的情况下，每日开窗 2 次以上，每次 30 min 便可达到较好的消毒效果，如为寒冷的冬季，每次开窗通风 10 min 即可。采用自然通风的空气消毒法，是老年人居室最有效的消毒方法。

（2）燃烧法：一种简单、迅速、彻底的灭菌方法，适用于不需要保留的物品，如废

弃的衣物、纸张、垃圾、受污染的物品、特殊感染（如气性坏疽、铜绿假单胞菌等感染）的敷料等的处理，可在焚烧炉内焚烧或直接点燃。

（3）煮沸消毒法：此法简单、方便、经济、实用，是应用最早的消毒方法之一，适用于金属、陶瓷、玻璃、橡胶或其他耐热耐湿物品的消毒，如抹布、餐巾、毛巾等棉制品和餐具、食具的消毒。煮沸消毒法是将物品清洗干净，全部浸没水中，然后加热煮沸，水沸后开始计时，若中途加入物品，则从第二次水沸后开始计时。一般煮沸 5～10 min 就可以起到消毒的作用，煮沸 15 min 可杀灭多数细菌芽孢，某些耐热力较强的细菌芽孢需要煮沸更长时间，如肉毒芽孢需要煮沸 3 h 才能被杀灭。

（4）紫外线灯消毒法：紫外线属于电磁波辐射，消毒使用的紫外线波长范围为 250～270 nm。紫外线可杀灭多种微生物，包括杆菌、病毒、真菌、细菌繁殖体、部分芽孢等，适用于空气、物品表面和液体的消毒。

消毒方法：每 10 m² 安装 30 W 紫外线灯管 1 支，空气消毒的有效照射距离不超过 2 m，消毒时间为 30～60 min，从紫外线灯亮 5～7 min 后开始计算消毒时间。该法用于物品表面消毒时，有效照射距离为 25～60 cm，物品应摊开或挂起，以便充分暴露各面接受直接照射；用于液体消毒时，水层厚度应小于 2 cm，并根据紫外线辐照的强度确定水流速度。

注意事项：紫外线照射时人应离开房间，人无法离开时应戴防护镜、穿防护衣，以保护眼睛和皮肤；紫外线消毒的适宜温度为 20～40 ℃，湿度为 40%～60%。使用前用乙醇棉球轻轻擦拭以除去灯管表面灰尘和污垢，保持灯管清洁；需要定时检测灯管光强度，照射强度不低于 70 μW/cm²，累计使用时间超过 1 000 h 需要更换灯管，以确保消毒效果。

（5）臭氧灭菌灯消毒法：臭氧灭菌灯内装有臭氧发生管，通电后将空气中的氧气转换成高纯臭氧。臭氧主要依靠其强大的氧化作用杀菌，是一种广谱杀菌剂，主要用于空气、水及物品表面的消毒。臭氧对人有毒，空气消毒时人必须离开，待消毒结束后开窗通风 ≥ 30 min 方可进入。

（6）高压蒸汽灭菌法：高压蒸汽灭菌法是利用高压饱和蒸汽的高热所释放的潜热（1 g 100 ℃的水蒸气变成 1 g 100 ℃的水时，释放出 2 255 J 的热量）灭菌（表 8.1），是效果最为可靠的首选灭菌方法。该法适用于耐高温、耐高压、耐潮湿的物品，如器械、敷料、搪瓷、橡胶、玻璃制品等的灭菌。

表 8.1　高压蒸汽灭菌器灭菌参数

类别	物品类型	压力 /kPa	温度 /℃	所需最短时间 / min
下排气式	敷料	102.9	121	30
	器械	102.9	121	20
预真空式	敷料、器械	205.8	132～134	4

2. 化学消毒灭菌法　利用化学药物杀灭微生物的方法。能杀灭微生物，达到消毒和灭菌要求的化学制剂称为化学消毒剂。

（1）化学消毒剂的种类：根据消毒效力，化学消毒剂可分为四类。

① 灭菌剂：能杀灭一切微生物（包括细菌芽孢），并达到灭菌要求的化学制剂，如甲醛、戊二醛、环氧乙烷等。

② 高效消毒剂：能杀灭一切细菌繁殖体（包括分枝杆菌）、病毒、真菌及其孢子等，对细菌芽孢也有一定杀灭作用的化学制剂，如过氧化氢、碘酊、部分含氯消毒剂等。

③ 中效消毒剂：能杀灭分枝杆菌、真菌、病毒及细菌繁殖体等微生物的化学制剂，如乙醇、碘伏、部分含氯消毒剂等。

④ 低效消毒剂：能杀灭细菌繁殖体、亲脂病毒、某些真菌的化学制剂，如氯己定、苯扎溴铵等。

（2）化学消毒剂的使用原则。

① 根据物品的性能和各种微生物的特性选择合适的消毒剂。

② 严格掌握消毒剂的有效浓度、消毒时间及使用方法；消毒剂要现用现配、定期更换，易挥发的消毒剂要加盖，并定期检测、调整浓度。

③ 合理使用化学消毒剂，能不用时则不用，必须用时使用量尽量少，能采用物理方法消毒灭菌的，尽量不使用化学消毒灭菌法。

④ 待消毒的物品必须先清洗、擦干。

⑤ 浸泡过程中，使物品全部浸没在消毒剂内，有管腔的物品要将消毒剂全部浸入腔内。若在浸泡过程中添加物品，须重新开始计时。

⑥ 消毒剂中不能放置纱布、棉花等物，以防降低消毒效力。

⑦ 消毒后的物品在使用前须用无菌生理盐水或无菌蒸馏水冲洗干净，以避免消毒剂刺激人体组织；气体消毒后的物品，待气体散发后再使用。

⑧ 照护人员应掌握消毒剂的毒副作用，并做好防护措施。

（3）化学消毒剂的使用方法。

① 浸泡法：将需要消毒的物品清洗、擦干后浸没在规定浓度的消毒剂中进行消毒的方法。根据消毒物品和消毒剂的种类，确定消毒剂浓度和浸泡时间。此法适用于耐湿、不耐热物品的消毒，如锐利器械、精密仪器等。

② 擦拭法：用规定浓度的化学消毒剂擦拭被污染物品的表面或皮肤、黏膜的消毒方法。一般选用易溶于水、穿透力强、无显著刺激性的消毒剂。此法常用于皮肤、黏膜、地面、墙面、家具等的消毒。

③ 喷雾法：用喷雾器将标准浓度的化学消毒剂均匀地喷洒于空间或物品表面进行消毒的方法。此法常用于地面、墙面、空气、物品表面的消毒。

④ 熏蒸法：利用消毒剂所产生的气体进行消毒灭菌的方法。此法常用于空气消毒、精密贵重仪器消毒，以及不能蒸煮、浸泡物品的消毒。进行空气消毒时，将消毒剂加热熏蒸，按规定时间密闭门窗，消毒完毕再开窗通风换气。

（三）老年人日常清洁消毒方法

1. 预防性和疫源性消毒

（1）预防性消毒：在未发现感染性疾病或感染源的情况下，对可能被病原微生物污染的环境、物品等进行的消毒，包括对粪便和污染物的无害化处理、老年人入住或离开后的消毒等。

（2）疫源性消毒：对曾经发生过或正在发生感染性疾病的场所或物品进行的消毒，包括随时消毒和终末消毒。随时消毒是指对已经被感染源污染的环境或物品进行的消毒，能及时杀灭或去除病原微生物，应根据现场情况随时进行；终末消毒是指感染源离开后进行的彻底消毒，如老年人在机构内发生传染性疾病，则根据疾病特点做好隔离措施，并对老年人所居住的环境、居室内的家具、使用的生活用品等在老年人康复后或离开居室后进行彻底的消毒。

2. 老年人常用物品的清洁、消毒、灭菌　老年人常用物品的清洁、消毒、灭菌见表8.2。

表 8.2　老年人常用物品的清洁、消毒、灭菌

物品分类	方法
空气	（1）每日通风换气 2 次，每次 30 min （2）紫外线消毒 （3）2% 的过氧乙酸、纯乳酸熏蒸
地面、墙面、家具	用 500 mg/L 含氯消毒剂擦拭或喷洒 （1）地面可进行湿拖或喷洒 （2）墙面、家具可进行擦拭或喷洒，30 min 后再用清水处理干净
衣物、床上用品	（1）日光暴晒法：在日光下暴晒 6～8 h，每 2 h 翻动一次 （2）煮沸消毒法 （3）用 500 mg/L 含氯消毒剂洗涤，然后用清水洗净、晾干
床垫、被褥、被芯、枕芯	日光暴晒法：在日光下暴晒 6～8 h，每 2 h 翻动一次，确保每个面都能与日光充分接触
毛巾、抹布	（1）煮沸消毒法 （2）微波消毒法：毛巾洗净，折叠好放入微波炉中，运行 5 min （3）用 250 mg/L 含氯消毒剂浸泡 30 min，然后用清水洗净 （4）远红外线消毒箱
餐饮用具	（1）煮沸消毒法 （2）用 500 mg/L 含氯消毒剂浸泡 30 min，然后用清水洗净 （3）远红外线消毒箱
便盆、马桶	（1）便盆：洗净后用 500 mg/L 含氯消毒剂浸泡 30 min，然后用清水洗净 （2）马桶：座圈和盖板用 250 mg/L 含氯消毒剂擦拭，作用 30 min 后用清水洗净

（四）为老年人生活环境及物品进行清洁消毒的技术

【操作目的】

（1）保护老年人，防止感染性疾病的发生和传播。

（2）增进老年人的健康和舒适感。

【操作程序】

1. 评估

（1）辨识老年人，与老年人沟通，向老年人及其家属解释操作目的、方法及注意事项。

（2）评估老年人病情、年龄、身体状况、意识状态、自理能力和合作程度。

（3）评估室内环境和物品的清洁程度。

2. 计划

（1）环境准备：安静、安全、光线适中，温湿度适宜。

（2）老年人准备：情绪稳定，了解操作目的及配合要点。

（3）照护人员准备：着装整洁，修剪指甲，洗手，戴口罩。

（4）用物准备：水桶、水盆、消毒剂、抹布、手套、沥水篮、长柄勺、拖把、拖把桶等。

3. 实施　具体实施内容见表8.3。

表8.3　为老年人生活环境及物品进行清洁消毒

操作流程	操作步骤	要点说明
1. 评估沟通	（1）核对老年人信息 （2）向老年人解释操作目的、过程及注意事项	◇ 取得老年人配合
2. 配消毒剂	（1）为老年人戴好口罩 （2）将 5 片 500 mg/ 片 "84" 药片放入装有 5 000 mL 自来水的水桶内，用搅拌棒搅拌均匀，即为 500 mg/L 的含氯消毒剂	◇ 确保老年人安全舒适 ◇ 配制浓度要准确
3. 浸泡餐具	（1）将水杯、餐具放入沥水篮，将沥水篮放入水盆 （2）用长柄勺从水桶内向水盆内加入配好的消毒剂，浸泡 30 min	
4. 擦拭家具	（1）另取一个水盆，倒入消毒剂，将抹布在水盆内浸湿、绞干 （2）分别擦拭窗台、桌面、柜面、床头、床尾、房门及卫生间把手 （3）再次将抹布放入水盆清洗、绞干，放回治疗车上	
5. 消毒地面	（1）将水桶内的消毒剂倒入拖把桶内，将拖把在拖把桶内浸湿、绞干 （2）用消毒拖把从居室内侧向居室外侧拖地，直到门口 （3）妥善放置拖把，开窗通风 30 min	◇ 按照从室内向门口的方向擦拭地面
6. 清洗餐具	（1）浸泡 30 min 后，将沥水篮从消毒剂水盆中取出 （2）将水杯、餐具在沥水篮内用清水刷洗干净，放回原处备用	
7. 整理用物	（1）将水盆内用过的消毒剂倒入拖把桶 （2）将拖把桶放入治疗车下层，水盆放在拖把桶上 （3）脱手套，用免洗洗手液洗净双手，帮助老年人摘下口罩 （4）协助老年人取舒适卧位	◇ 所有用物按规定分类处理 ◇ 询问老年人感受，如有异常及时处理
8. 洗手记录	（1）按七步洗手法洗手 （2）记录操作过程、时间和效果	

4. 评价

（1）消毒剂浓度准确，消毒操作规范，消毒效果好。

（2）照护人员做好自身职业防护，遵循节力原则。

（3）与老年人沟通顺畅、自然、有效。

【注意事项】

（1）根据待消毒物品的性质和污染程度选择合适的化学消毒剂。

（2）消毒剂须现配现用，剂量要准确。

（3）消毒时老年人最好离开房间，如为卧床老年人可留在房间内，但需要做好防护。

任务二　无菌技术

无菌技术是老年人常用基础照护技术，是防止老年人发生感染的一项重要的基本操作。照护人员必须加强无菌观念，正确熟练地掌握无菌技术，严格遵守无菌操作规程，以保证老年人和自身的安全，防止医源性感染的发生。

一、概述

（一）相关概念

1. 无菌技术　在医疗、护理操作中，防止一切微生物侵入人体和防止无菌物品、无菌区域被污染的操作技术。

2. 无菌物品　经灭菌处理后未被污染的物品。

3. 非无菌物品　未经灭菌处理或经灭菌处理后又被污染的物品。

4. 无菌区　经灭菌处理后未被污染的区域。

5. 非无菌区　未经灭菌处理或经灭菌处理后又被污染的区域。

（二）无菌技术操作原则

1. 操作前要求

（1）操作前 30 min 停止清扫等工作，减少人员走动，避免尘土飞扬；操作区域清洁、干燥、平坦、宽敞，物品布局合理。

（2）照护人员应着装整洁、修剪指甲、洗手、戴好帽子和口罩，必要时穿无菌衣、戴无菌手套。

2. 操作中要求

（1）照护人员面向无菌区域时，不可谈笑、咳嗽及打喷嚏等。

（2）照护人员应与无菌区域保持一定距离，手、前臂保持在肩以下，腰部或操作台面以上，未经消毒的物品、手臂不可触及无菌物品或跨越无菌区。

（3）取用无菌物品时应使用无菌持物钳；无菌物品一经取出，即使未使用，也不可放回；一套无菌物品只供一位老年人使用，防止交叉感染。

（4）无菌物品疑有污染或已被污染，应予以更换或重新灭菌。

3. 无菌物品要求

（1）无菌物品和非无菌物品须分开放置。

（2）无菌物品必须放在无菌容器或无菌包内，无菌包外要注明物品名称、灭菌日期、开包日期等，物品按失效期先后顺序摆放、取用。

（3）定期检查无菌物品保存情况；无菌包保持清洁、干燥，保存期为 7 d，过期或包布受潮均应重新灭菌。

二、无菌技术基本操作

（一）无菌持物钳使用法

【操作目的】

取放或传递无菌物品，保持无菌物品的无菌状态。

【操作程序】

1. 评估　操作环境及无菌物品符合操作要求。

2. 计划

（1）环境准备：环境清洁、宽敞、明亮。

（2）照护人员准备：衣帽整洁，修剪指甲，洗净双手，戴口罩。

（3）用物准备：无菌持物钳及盛放无菌持物钳的容器。

无菌持物钳的种类：临床上常用的无菌持物钳有卵圆钳、三叉钳和长、短镊子四种（图8.1）。

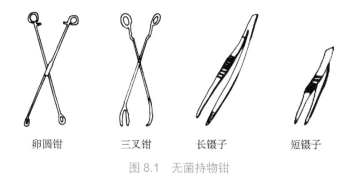

卵圆钳　　　　三叉钳　　　　长镊子　　　　短镊子

图8.1　无菌持物钳

无菌持物钳的存放：每个容器只放一把无菌持物钳，目前临床上主要使用干燥保存法，即将盛有无菌持物钳的无菌干罐保存在无菌包内，使用前开包，4 h更换一次。

3. 实施　具体实施内容见表8.4。

表8.4　无菌持物钳使用法

操作流程	操作步骤	要点说明
1. 检查标识	检查物品名称、有效期、灭菌标识等	
2. 开盖取钳	（1）将浸泡无菌持物钳容器的盖子打开 （2）手持无菌持物钳上 1/3，闭合钳端，将钳移至容器中央，垂直取出，关闭容器盖	◇ 取放时，不可触及容器口边缘及盖内面，以免污染 ◇ 盖闭合时，不可从盖孔中取放无菌持物钳
3. 正确使用	保持钳端向下，在操作者肩部以下、腰部以上、视线范围内活动，不可倒转向上	◇ 保持无菌持物钳的无菌状态
4. 放回容器	用后闭合钳端，打开容器盖，垂直放回容器，关闭容器盖	◇ 防止无菌持物钳在空气中暴露过久而污染

4. 评价

（1）取放无菌持物钳动作规范，未触及容器口及其边缘。

（2）使用无菌持物钳时，保持钳端向下，无污染。

【注意事项】

（1）严格遵循无菌操作原则。

（2）无菌持物钳应保存于大口有盖的容器中，每个容器只能放一把无菌持物钳；取放无菌持物钳时应先闭合钳端，不能触及容器口边缘及盖内面，以免污染。

（3）无菌持物钳只能夹取无菌物品，不能夹取油纱布，不可用于换药或消毒皮肤，以防止无菌持物钳被污染。

（4）如需要取远处物品，应将无菌持物钳连同容器一起搬移，就地使用，防止无菌持物钳在空气中暴露过久。

（5）如无菌持物钳为湿式保存，即将无菌持物钳浸泡于盛有消毒剂的大口有盖容器内，除须注意上述四条外，还须注意：液面应浸没持物钳轴节以上 2～3 cm 或镊子的 1/2。每周清洁灭菌持物钳及其容器 2 次，同时更换消毒剂；取放无菌持物钳时不可触及液面以上容器内壁；无菌持物钳放入容器后，须松开轴节，以利于钳与消毒剂充分接触。

（二）无菌容器使用法

【操作目的】

盛放无菌物品，并使无菌物品保持无菌状态。

【操作程序】

1. 评估　操作环境及无菌物品符合操作要求。

2. 计划

（1）环境准备：环境清洁、宽敞、明亮。

（2）照护人员准备：衣帽整洁，修剪指甲，洗净双手，戴口罩。

（3）用物准备：盛有无菌持物钳的无菌罐、无菌有盖容器，如无菌盒、罐、贮槽等。

3. 实施　具体实施内容见表 8.5。

表8.5　无菌容器使用法

操作流程	操作步骤	要点说明
1. 检查标识	检查无菌容器名称、有效期、灭菌标识等	
2. 正确开盖	打开无菌容器盖，将盖内面向上置于稳妥处或拿在手中	◇ 手不可触及容器边缘及容器盖内面
3. 夹取物品	用无菌持物钳从无菌容器内垂直夹取无菌物品	◇ 无菌持物钳及物品不可触及容器边缘
4. 盖严容器	取物后立即将盖由近向远或从一侧向另一侧盖严	◇ 避免容器内物品在空气中暴露过久
5. 持托容器	手持无菌容器时（如无菌碗）应托住容器底部（图8.2）	◇ 手不可触及容器边缘及内面 ◇ 第一次使用应记录开启时间并签名，使用时间不超过24 h

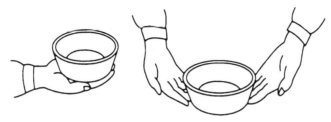

图 8.2 手持无菌容器

4．评价

（1）无菌容器内面及边缘无污染。

（2）及时盖严无菌容器。

【注意事项】

（1）严格遵循无菌操作原则。

（2）手持无菌容器时应托住容器底部，手不可触及容器边缘及内面。

（3）从无菌容器中取出的无菌物品，即使未使用，也不得放回无菌容器。

（4）无菌容器应定期消毒灭菌；一经打开，使用时间不超过 24 h。

（三）无菌包使用法

【操作目的】

取用无菌包内的无菌物品，使其保持无菌状态，供无菌操作使用。

【操作程序】

1．评估　操作环境、操作台面及无菌物品符合操作要求。

2．计划

（1）环境准备：环境清洁、宽敞、明亮。

（2）照护人员准备：衣帽整洁，修剪指甲，洗净双手，戴口罩。

（3）用物准备：包布、敷料、标签、盛有无菌持物钳的无菌罐、无菌包，必要时备化学指示胶带。

无菌包灭菌前应妥善包好，将需要灭菌的物品放在包布中央，将包布一角盖住物品，折盖左右两角并将角尖端向外翻折，折盖最后一角。若包布有带，将带折成"十"字形包扎，注意松紧适宜；若无带，盖上最后一角后用化学指示胶带妥善粘贴，包布外贴上注明无菌包名称及灭菌日期或有效期的标签及指示带后送灭菌处理（图 8.3、图 8.4）。

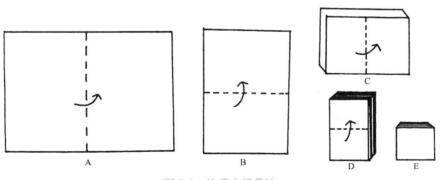

图 8.3　治疗巾折叠法

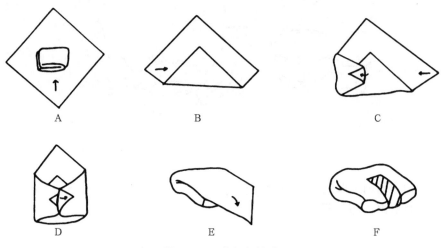

图 8.4　无菌包包扎法

3. 实施　具体实施内容见表 8.6。

表 8.6　无菌包使用法

操作流程	操作步骤	要点说明
1. 检查核对	检查无菌包名称、有效期、灭菌标识，有无潮湿或破损	✧ 如标记模糊或已过期，包布潮湿破损，则不可使用
2. 开包取物	（1）桌上开包法: 将无菌包放在清洁干燥处，撕开胶带或解开系带，用拇指、示指按顺序揭开外角、左右两角，用无菌持物钳取出所需物品，放在事先准备好的无菌区内 （2）手上开包法: 将无菌包托在一只手上，另一只手撕开胶带或解开系带（图 8.5A），将包布四角展开并抓住，稳妥地将包内物品放入无菌区内（图 8.5B）	✧ 手不可触及包布内面，不可跨越无菌区
3. 整理记录	如包内物品未用完，按原折痕包好，粘好胶带或系带打"一"字结，注明开包日期、时间并签名	✧ 已打开的无菌包内物品有效期为 24 h

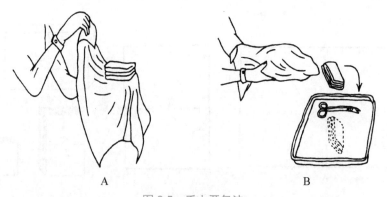

图 8.5　手上开包法

4.评价

（1）无菌包包扎方法正确，松紧适宜。

（2）打开或还原无菌包时，手未触及包布内面及无菌物品。

（3）操作时，手未跨越无菌区。

（4）开包日期及时间记录准确。

【注意事项】

（1）严格遵循无菌操作原则。

（2）操作过程中，手不能触及包布内面、不能跨越无菌区。

（3）如包内物品未用完，按原折痕包好，注明开包日期及时间，有效期为 24 h。

（4）如包内物品超过有效期、被污染或包布受潮、破损，须重新灭菌。

（四）铺无菌盘法

【操作目的】

将无菌治疗巾铺在清洁干燥的治疗盘内，形成一无菌区，放置无菌物品，以供使用。

【操作程序】

1.评估 操作环境、操作台面及无菌物品符合操作要求。

2.计划

（1）环境准备：环境清洁、宽敞、明亮。

（2）照护人员准备：衣帽整洁，修剪指甲，洗净双手，戴口罩。

（3）用物准备：治疗盘、无菌物品、无菌持物钳、无菌治疗巾、无菌包等。

3.实施 具体实施内容见表 8.7。

表 8.7　铺无菌盘法

操作流程	操作步骤	要点说明
1.查对开包	检查无菌包名称、有效期、灭菌标识，有无潮湿或破损	
2.取治疗巾	（1）打开无菌包，用无菌持物钳取出一块无菌治疗巾，放于治疗盘内 （2）将剩余无菌治疗巾按原折痕包好，注明开包日期、时间并签名	◇ 包内治疗巾 24 h 内有效
3.铺无菌盘	（1）铺巾：双手捏住无菌巾，轻轻抖开，双折铺于治疗盘上，上层治疗巾扇形折叠，开口边缘向外 （2）放入无菌物品 （3）覆盖：双手捏住无菌巾扇形折叠层外面，将上层盖于物品上，上、下层边缘对齐，开口处向上翻折两次，两侧边缘各向下翻折一次，露出治疗盘边缘	◇ 治疗巾的内面为无菌区，不可触及衣袖及其他带菌物品
4.记录签名	记录、注明铺盘日期、时间并签名	◇ 保持盘内无菌，4 h 内有效

4．评价

（1）无菌物品及无菌区未被污染。

（2）无菌巾上物品放置合理，使用方便。

【注意事项】

（1）严格遵循无菌操作原则。

（2）铺无菌盘时区域必须清洁干燥，避免无菌治疗巾潮湿。

（3）非无菌物品及操作者身体应与无菌盘保持一定距离，手不可触及无菌巾内面，不可跨越无菌区。

（五）无菌溶液取用法

【操作目的】

保持无菌溶液的无菌状态，供治疗时使用。

【操作程序】

1．评估　操作环境、无菌溶液及无菌物品符合操作要求。

2．计划

（1）环境准备：环境清洁、宽敞、明亮。

（2）照护人员准备：衣帽整洁，修剪指甲，洗净双手，戴口罩。

（3）用物准备：无菌溶液、无菌容器、消毒剂、棉签、弯盘，必要时备无菌持物钳、无菌纱布罐、启瓶器等。

3．实施　具体实施内容见表8.8。

表8.8　取用无菌溶液法

操作流程	操作步骤	要点说明
1.清洁检查	（1）取出盛有无菌溶液的密封瓶，擦净瓶外灰尘 （2）检查溶液的名称、剂量、浓度及有效期；瓶口是否松动；瓶身有无裂缝；溶液是否澄清，有无混浊、沉淀，是否变色	◇ 确保溶液质量
2.消毒开瓶	打开密封瓶瓶盖（可用启瓶器撬开瓶盖），消毒瓶塞，待干后打开瓶塞	◇ 手不可触及瓶口及瓶塞的内面
3.冲洗瓶口	手持溶液瓶，标签面置于掌心，先倒少量溶液于弯盘中，旋转冲洗瓶口	◇ 避免溶液外溅和沾湿瓶签
4.倾倒溶液	再由原处倒所需溶液于无菌容器内	
5.盖好瓶塞	倒完溶液后立即塞好瓶塞	◇ 必要时瓶塞消毒后再盖好
6.记录整理	（1）在瓶签上注明开瓶日期、时间并签名 （2）按要求整理用物并处理	◇ 已开启的无菌溶液有效期为24 h，只做清洁使用

4．评价

（1）无菌溶液未被污染。

（2）瓶签未浸湿，瓶口未污染，液体未溅出。

【注意事项】

（1）严格遵循无菌操作原则。

（2）不可将物品伸入无菌溶液瓶内蘸取溶液或直接接触瓶口倒液。

（3）已倒出的无菌溶液不能再倒回瓶内。

（4）已开启的无菌溶液，瓶内的余液 24 h 内有效，且只做清洁使用。

（六）戴、脱无菌手套法

【操作目的】

预防病原微生物通过照护人员的手传播疾病和污染环境。

【操作程序】

1. 评估　操作环境及无菌物品符合操作要求。

2. 计划

（1）环境准备：环境清洁、宽敞、明亮。

（2）照护人员准备：衣帽整洁，修剪指甲，洗净双手，取下手表，戴口罩。

（3）用物准备：无菌手套、弯盘。

3. 实施　具体实施内容见表 8.9。

表 8.9　戴、脱无菌手套法

操作流程	操作步骤	要点说明
1. 检查开包	（1）检查无菌手套的号码、有效期、包装 （2）将手套袋放于清洁、干燥的台面上打开（图 8.6）	
2. 取戴手套	（1）分次取戴（图 8.7） 　①一手将手套袋上层提起，另一手捏住手套翻折部分（手套内面）取出手套，对准五指戴好 　②未戴手套的手掀起另一只袋口，戴好手套的手指插入另一只手套的翻折内面（手套外面）取出手套，同法戴好 　③将两只手套的翻折边扣套在工作服衣袖外面 （2）一次性取戴（图 8.8） 　①一手掀开手套袋的外层，另一手持手套翻折部分（手套内面）同时取出一副手套 　②将两只手套五指对准，一手捏住手套翻折部分，另一手对准手套五指戴上；再以戴好手套的手指插入另一只手套的翻折内面，同法戴好另一只手套 　③将两只手套的翻折边扣套在工作服衣袖外面	◇ 手不可触及手套的外面 ◇ 手套的外面不可触及非无菌物品
3. 检查调整	（1）双手对合交叉调整手套的位置 （2）检查手套是否漏气	◇ 戴好手套的手保持在腰部以上，视线范围内
4. 脱下手套	用戴手套的手捏住另一只手套腕部外面翻转脱下，再以脱下手套的手指插入另一只手套内将其翻转脱下	◇ 不可强行牵拉手套，以免破损
5. 整理用物	按要求整理或处理用物，洗手，脱口罩	◇ 手套弃于黄色垃圾桶内

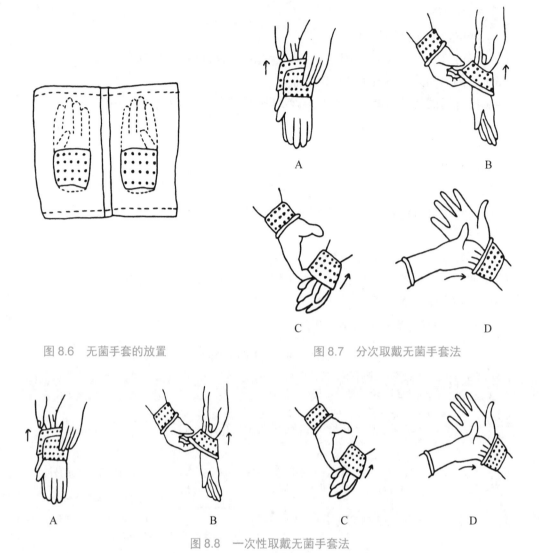

图 8.6　无菌手套的放置　　　　　　　图 8.7　分次取戴无菌手套法

图 8.8　一次性取戴无菌手套法

4．评价

（1）无菌手套无污染。

（2）戴、脱无菌手套时未强行拉扯手套。

【注意事项】

（1）严格遵循无菌操作原则。

（2）选择尺码合适的手套，戴手套前修剪指甲，防止手套破损。

（3）手套无菌面不可触及任何非无菌物品，未戴手套的手不可触及手套的外面，而戴手套的手不可触及未戴手套的手和另一只手套的内面。

（4）戴手套后，双手应始终保持在肩以下、腰部或操作平面以上的视线范围内，如发现手套有破洞或可疑污染应立即更换。

（5）脱手套时，应翻转脱下，手套污染面在内，避免强拉手套造成破损，脱手套后应洗手。

任务三　隔离技术

感染的发生与流行主要是因为感染链的存在，预防与控制感染的主要手段就是利用各种措施来阻止感染链的形成，隔离技术是阻断感染链形成最直接而有效的措施之一。

一、隔离的概念

隔离是将传染源（传染病患者和带菌者）和高度易感人群在传染期间安置在指定地点和特殊环境中，暂时避免和周围人群接触，达到防止病原微生物向外传播、防止高度易感人群受到感染的目的。

传染病的流行，需要传染源、传播途径、易感人群三个环节，这三个环节受自然因素和社会因素的影响。隔离技术的目的就是控制感染源，切断传播途径，保护易感人群。

二、隔离区域的划分及隔离要求

1. 清洁区　未被病原微生物污染的区域，如配餐室、值班室等工作人员使用的场所。

隔离要求：① 老年人及老年人接触过的物品不得进入清洁区。② 工作人员接触老年人后须消毒手、脱去隔离衣及鞋方可进入清洁区。

2. 半污染区　凡有可能被病原微生物污染的区域，如病区内走廊、检验室等。

隔离要求：① 老年人经过走廊时，不得接触墙壁、家具等物。② 各类检验标本有存放盘和存放架，检查完的标本及容器等严格按要求分别处理。

3. 污染区　老年人直接或间接接触的区域，如病房、卫生间、浴室等。

隔离要求：① 污染区的物品未经消毒处理，不得带出污染区。② 工作人员进入污染区时，务必穿隔离衣、戴口罩、帽子，必要时换隔离鞋。③ 离开该区前脱隔离衣、隔离鞋，并消毒双手。

三、隔离原则

1. 标志明确，设施齐全　隔离区设有工作人员和老年人各自出入的通道，隔离室门外及病床床尾设有隔离标志，接触传播用蓝色隔离标志、空气传播用黄色隔离标志、飞沫传播用粉色隔离标志。门口放置消毒剂浸湿的脚垫，并备好消毒剂、清水、手刷、毛巾等消毒用物，门外设衣柜或隔离衣悬挂衣架等。

2. 严格执行隔离管理制度　照护人员进入隔离区必须戴口罩、帽子，穿隔离衣。穿隔离衣前，备齐所用物品，各种操作应有计划并集中进行以减少穿脱隔离衣的次数和刷手的频率。穿隔离衣后，只能在规定的范围内活动，一切操作均须严格执行隔离管理制度，每接触一位老年人或污染物品后必须消毒双手。

3. 隔离区定期消毒　病室及隔离老年人接触过的物品须严格消毒。

（1）病室空气消毒可用紫外线灯照射或用消毒剂喷洒，每日一次。

（2）每日晨间照护后，须用消毒剂擦拭病床及床旁桌、椅。

（3）隔离老年人的信件、票证等用物须消毒后才能带出隔离区。

（4）隔离老年人的呕吐物、分泌物、排泄物及各种引流液须按规定消毒处理后方可排放。

（5）隔离老年人接触过的医疗器械如听诊器、血压计等，应按规定消毒。

（6）需要送出隔离区处理的物品置污物袋内，袋外须有明显的标记。

4. 实施隔离教育，加强心理照护　在严格执行隔离要求的同时，要对老年人及探视者做好隔离教育，向其解释隔离的重要性，以取得理解和配合。同时关注老年人的心理情况，了解其心理需求，用专业的知识和细心的照护减轻其因隔离而产生的恐惧、孤独、自卑等心理。

5. 掌握解除隔离的标准，实施终末消毒处理　明确解除隔离的标准：传染性分泌物经三次培养结果均为阴性或老年人已度过隔离期，医生开出医嘱后，才可解除隔离。终末消毒是在老年人康复后或离开病室后，对其用物、所住病室和医疗器械进行的消毒处理。

四、隔离种类及措施

按传播途径的不同，隔离分为以下几类，可以切断传播途径作为制订措施的依据。

（一）严密隔离

凡传染性强、死亡率高的传染病均须采取严密隔离。严密隔离适用于经飞沫、分泌物、排泄物直接或间接传播的烈性传染病，如霍乱、鼠疫、传染性非典型肺炎等，主要有以下措施。

（1）设专用隔离室：严密隔离的老年人应住单间，通向走廊的门窗须关闭。室内用具力求简单、耐消毒，室外挂有明显的隔离标志。禁止老年人出病室，并禁止探视与陪护。

（2）进出隔离室要求：照护人员接触老年人时，必须戴好口罩和帽子，穿隔离衣和隔离鞋，戴手套，消毒措施必须严格。

（3）污物处理：老年人的分泌物、呕吐物和排泄物应严格消毒处理，污染敷料装袋标记后集中焚烧处理。

（4）室内环境消毒：室内空气、物品表面、地面用消毒剂喷洒或紫外线照射消毒，每日一次。

（二）呼吸道隔离

呼吸道隔离主要是指为了防止感染性疾病（如肺结核、流脑、腮腺炎、麻疹等）通过空气中飞沫和鼻咽分泌物传染而设计的隔离，主要有以下措施。

1. 设专用隔离室　呼吸道隔离的老年人应住单间，如条件限制同病种老年人可同住一室，尽量使隔离病室远离其他病室。通向走廊的门窗须关闭，室外挂有明显的标志。严格进行空气消毒，室内空气用紫外线照射或消毒剂喷洒，每日一次。

2. 进出隔离室要求　照护人员进入隔离室须戴防护口罩、帽子并穿隔离衣。老年人离开隔离室须戴口罩。

3.口鼻分泌物处理　为老年人准备专用痰杯，口鼻分泌物须经消毒处理方可丢弃。

4.探视要求　探视者需要进入隔离室时，应得到工作人员同意并采取相应的隔离措施。

（三）肠道隔离

肠道隔离主要是指针对由排泄物直接或间接污染了的食物或水源引起的疾病（如伤寒、细菌性痢疾、甲型、戊型病毒性肝炎等）传播所进行的隔离。肠道隔离可切断粪-口传播途径，主要有以下措施。

1.设隔离室　不同病种老年人最好能分室居住，如在同一病室，须做好床边隔离，每张病床应加隔离标志，老年人不得互相交换物品。病室应有防蝇设备，并做到无蟑螂、无鼠。

2.进出隔离室要求　接触不同病种老年人时，须穿不同隔离衣；接触污物时戴手套。接触老年人或污染物品后、接触另一老年人前、离开隔离室前均须消毒双手。

3.食具、便器专用　老年人的食具、便器各自专用，严格消毒，剩余的食物和排泄物均应消毒后才能进行下一步处理。

4.污物处理　被粪便污染的物品要随时装袋，做好标记后集中消毒或焚烧处理。

5.探视要求　探视者需要进入隔离室时，应得到工作人员同意并采取相应的隔离措施。

（四）接触隔离

凡传染性强、有重要流行病学意义、经接触传播但不必严密隔离的传染病均须采取接触隔离。适用于接触隔离的疾病有破伤风、狂犬病、气性坏疽等。主要有以下措施。

1.设隔离室　老年人住单间病室，如条件限制，同病种老年人可同住一室，应限制老年人的活动范围，减少不必要的转运。

2.进出隔离室要求　接触老年人时须戴口罩、帽子、手套，穿隔离衣；照护人员中手或皮肤有破损者应尽量避免接触老年人。

3.污物处理　凡老年人接触过的物品，如被单、衣物、换药器械等均应先消毒、灭菌，然后再进行清洗。被污染的敷料应装袋标记后集中焚烧处理。

4.探视要求　原则上禁止探视。

（五）血液、体液隔离

血液、体液隔离主要用于通过直接或间接接触血液或体液传播的传染性疾病，如乙/丙/丁型肝炎、艾滋病、梅毒等。主要有以下措施。

1.设隔离室　同种病原体感染者可同住一室，必要时单人隔离。隔离室外悬挂明显的隔离标志。

2.进出隔离室要求　为防止血液喷溅，应戴口罩及护目镜；若血液或体液可能污染工作服，须穿隔离衣；接触血液或体液时应戴手套，若手被血液、体液污染或可能被污染了，应立即用消毒剂洗手；照护人员的手或皮肤有破损时应避免接触老年人。

3. 污物处理　被血液或体液污染的敷料应装袋标记后焚烧处理，布类及器械应先做好灭菌处理再进行清洗，老年人用过的锐器应放入防水、防刺破并有标记的容器内集中处理。

4. 环境消毒　被血液或体液污染的室内物品，应立即用消毒剂擦拭或喷洒。

5. 探视要求　探视者需要进入隔离室时，应得到工作人员同意并采取相应的隔离措施。

（六）昆虫隔离

昆虫隔离适用于以昆虫为媒介而传播的疾病，如乙型脑炎、流行性出血热、疟疾、斑疹伤寒等。

应根据昆虫种类采取隔离措施，如流行性乙型脑炎、疟疾老年人病室应有蚊帐及其他防蚊措施，斑疹伤寒老年人应经灭虱处理才能住进同病室。

（七）保护性隔离

保护性隔离是指为了保护抵抗力低或极易感染的患者采用的一种隔离方式，也称反向隔离。保护性隔离适用于抵抗力低或极易感染的老年人，如有严重烧伤、白血病、脏器移植及免疫缺陷者等。主要有以下措施。

1. 设隔离室　老年人应住单间病室，室外悬挂明显的隔离标志；室内空气保持正压通气并定期换气；墙面、地面、家具等每日严格消毒。

2. 进出隔离室要求　凡进入隔离室内的人员应穿戴灭菌后的隔离衣、帽子、口罩、手套及拖鞋，未经消毒处理的物品不可带入隔离区，接触老年人前、后及照护另一位老年人前均应洗手。

3. 污物处理　老年人的引流物、排泄物、被其血液及体液污染的物品，应及时分装密闭，标记后送指定地点。

4. 探视要求　凡患呼吸道疾病或咽部带菌者，包括工作人员均应避免接触老年人；采用保护性隔离的老年人原则上不予探视，如有探视者，其进入隔离室时应采取相应的隔离措施。

五、隔离技术基本操作

（一）手卫生

在老年照护工作中，各项操作都离不开照护人员的手，照护人员的手直接或间接地的与污染物品或老年人接触，因而是感染最重要的传播媒介。目前，手卫生已成为国际公认的控制感染和耐药菌感染最简单、最有效、最方便、最经济的措施，是标准化预防感染的重要措施之一。在这里我们主要介绍洗手和卫生手消毒。

1. 洗手　照护人员用肥皂（或皂液）和流动水洗手，去除手部皮肤污垢、碎屑和部分致病菌的过程。

2. 卫生手消毒　照护人员用速干手消毒剂揉搓双手，以减少手部暂居菌的过程。

【操作目的】

除去手部皮肤污垢及大部分暂居菌，切断通过手传播感染的途径。

【操作程序】

1. 评估　手污染的程度。

2．计划

（1）环境准备：整洁、宽敞、舒适、安全。

（2）照护人员准备：着装整洁，修剪指甲，取下手表，卷袖过肘。

（3）用物准备：洗手池相关设备、清洁剂（肥皂或皂液）、干手设施、手消毒剂等。

3．实施　具体实施内容见表8.10、表8.11。

表 8.10　洗手法

操作流程	操作步骤	要点说明
1. 准备	打开水龙头，调节合适的水流和水温	◇ 选择非手触摸式洗手设施，如脚踏或感应出水式洗手设施
2. 洗手	（1）在流动水下充分淋湿双手 （2）关闭水龙头，取适量清洁剂均匀涂抹整个手掌、手背、手指、指缝、手腕等处 （3）洗手：揉搓双手（图8.9） ① 掌心相对，手指并拢，相互揉搓 ② 掌心对手背，手指分开，双手交叉沿指缝相互揉搓，交换进行 ③ 掌心相对，手指分开，双手交叉沿指缝相互揉搓 ④ 弯曲一手手指关节，并置于另一手掌心旋转揉搓，交换进行 ⑤ 一手握住另一手大拇指旋转揉搓，交换进行 ⑥ 一手五个手指尖并拢，并置于另一手掌心旋转揉搓，交换进行 ⑦ 一手握住另一手手腕，回旋揉搓手腕及腕上 10 cm，交换进行	◇ 涂抹均匀 ◇ 揉搓双手至少 15 s，揉搓双手所有皮肤，包括指背、指尖和指缝
3. 冲洗	打开水龙头，用流动水彻底洗净双手	◇ 冲水时手指尖朝下
4. 干手	关闭水龙头，以消毒小毛巾或一次性纸巾擦干双手，有干手机可用干手机烘干双手，必要时取护手霜护肤	◇ 消毒小毛巾和一次性纸巾须用专门容器盛放，消毒小毛巾一用一消毒

表 8.11　卫生手消毒法

操作流程	操作步骤	要点说明
1. 洗手	按洗手步骤洗手，干手后保持手的干燥	◇ 遵照正确的洗手程序，认真洗净双手
2. 消毒	（1）取适量速干手消毒剂于掌心，均匀涂抹整个手掌、手背、手指、指缝、手腕及腕上 10 cm （2）按洗手的步骤揉搓，直到手部干燥	◇ 涂抹均匀
3. 干手	自然干燥	◇ 避免二次污染

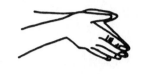 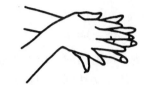 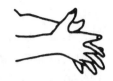

①掌心相对，手指并拢　　②掌心对手背，手指分开　　③掌心相对，手指交叉

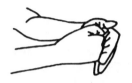 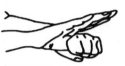 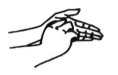 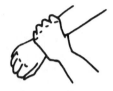

④手指弯曲，揉搓指背　　⑤旋转揉搓大拇指　　⑥五指尖并拢揉搓指尖　　⑦旋转揉搓手腕

图8.9　洗手法

4．评价

（1）手的清洗和消毒方法正确，冲洗彻底。

（2）工作服未被溅湿。

【注意事项】

（1）当手部有血液或其他体液等肉眼可见污染时，应用清洁剂或流动水洗手；当手部没有肉眼可见污染时，可用速干手消毒剂消毒双手代替洗手，揉搓方式与洗手方法相同。

（2）洗手时身体应与洗手池保持一定距离，以免隔离衣污染水池边缘或水溅到身上。

（3）掌握洗手指征：①直接接触每一位老年人前后；②接触老年人血液、体液、分泌物、排泄物、伤口敷料等之后；③接触老年人周围环境及物品后；④直接为患传染病的老年人检查、治疗、照护后；⑤处理老年人污物后；⑥从同一老年人身体的污染部位移动到清洁部位时；⑦接触老年人黏膜、破损皮肤或伤口前后；⑧穿脱隔离衣前后，脱手套之后；⑨进行无菌操作，接触清洁、无菌物品之前；⑩处理药物或配餐前。

（二）帽子、口罩的使用

【操作目的】

保护老年人和照护人员，避免污染和相互传染。

【操作程序】

1．评估　帽子的大小，口罩种类、有效期，老年人病情、目前采取的隔离种类。

2．计划

（1）环境准备：整洁、宽敞、舒适、安全。

（2）照护人员准备：着装整洁。

（3）用物准备：根据需要准备合适的帽子、口罩。

3. 实施　具体实施内容见表8.12。

表8.12　口罩的使用法

操作流程	操作步骤	要点说明
1. 清洗双手		◇ 按洗手步骤洗手
2. 戴好帽子	将帽子戴好并遮住全部头发	◇ 帽子大小合适，能遮盖全部头发
3. 戴好口罩	（1）戴纱布口罩：将口罩罩住口鼻及下颌，将上方带子分别跨过耳朵系于头顶中部，下方带子系于颈后 （2）戴外科口罩（图8.10）： ① 将口罩罩住口鼻及下颌，将上方带子分别跨过耳朵系于头顶中部，下方带子系于颈后 ② 将双手指尖放于鼻夹上，从中间位置开始，用手指向内按压，并逐步向两侧移动，根据鼻梁形状塑造鼻夹 ③ 调整系带的松紧度，检查闭合性 （3）戴医用防护口罩： ① 一手托住口罩，有鼻夹的一面背向外 ② 将口罩罩住口鼻及下颌，鼻夹部位向上紧贴面部 ③ 另一手将下方系带拉过头顶，放在颈后双耳下 ④ 将上方系带拉至头顶中部 ⑤ 将双手指尖放在金属鼻夹上，从中间位置开始，用手指向内按鼻夹后再向两侧移动和按压，根据鼻梁形状塑造鼻夹 ⑥ 将双手完全盖住口罩，快速呼吸，检查密合性，调整至不漏气为止，保证口罩闭合性良好	◇ 根据用途及佩戴者脸型大小选择合适的口罩 ◇ 口罩系带松紧适宜，必须完全罩住口鼻 ◇ 如系带是耳挂式，分别将系带挂于左右耳后 ◇ 双手按压鼻夹塑形 ◇ 保证口罩不漏气 ◇ 保证口罩不漏气
4. 摘下口罩	（1）洗手后，先解下面系带，再解上面系带 （2）用手捏住系带取下口罩，污染面向内放入胸前小口袋或存放在小塑料袋内，如为一次性外科口罩取下后弃于医疗垃圾袋内	◇ 取下时不可接触污染面，如果是纱布口罩，每日更换、清洗、消毒
5. 摘取帽子	洗手后取下帽子	◇ 如为一次性帽子，脱下放入污物袋；如为布制帽子，每日更换、清洗、消毒

4. 评价

（1）佩戴帽子、口罩方法正确。

（2）取下的口罩放置妥当。

（3）保持帽子、口罩的清洁、干燥。

【注意事项】

（1）进入污染区和清洁环境前、进行无菌操作时均应戴帽子。帽子应遮盖全部头发，大小合适。

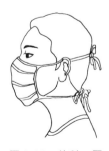

图8.10　外科口罩

（2）应根据不同照护操作要求选用不同种类的口罩，一般照护活动可选用纱布口罩或外科口罩，照护免疫力低下者或协助完成侵入性操作时应选用外科口罩，接触空气传播或较近距离接触飞沫传播呼吸道传染病者时应选用医用防护口罩。

（3）口罩不可随意悬挂于胸前，不可用污染的手直接触摸口罩，戴医用防护口罩应检查其密合性。

（4）脱口罩前后均应洗净双手，一次性口罩使用后应放入医疗垃圾袋中集中处理。

（三）穿脱隔离衣

【操作目的】

保护老年人和照护人员，防止病原微生物播散，避免感染和相互传染。

【操作程序】

1. 评估　老年人病情，目前采取的隔离种类。

2. 计划

（1）环境准备：整洁、宽敞、安全。

（2）照护人员准备：着装整洁，修剪指甲，取下手表及腕部饰品，卷袖过肘，洗手，戴口罩。

（3）用物准备：隔离衣、挂衣架、手消毒用物、污物袋。

3. 实施　具体实施内容见表 8.13。

表 8.13　穿脱隔离衣法

操作流程	操作步骤	要点说明
◆　穿隔离衣法（图 8.11）		
1. 检查取衣	（1）检查隔离衣的完整性、清洁情况，核对长短、型号是否合适 （2）手持衣领取下隔离衣，清洁面朝向自己，将衣领两端向外折齐，露出肩袖内口	◇ 隔离衣须遮盖全部工作服，如有破损、潮湿则不可使用 ◇ 衣领及隔离衣内面为清洁面
2. 穿好衣袖	一手持衣领，一手伸入袖内，持衣领的手将衣领向上拉，使伸入袖内的手露出，换手持衣领，同法穿好另一只衣袖，两手上举将袖口抖下，露出双手手腕	◇ 衣袖勿触及面部、衣领、耳朵、帽子等
3. 系好衣领	双手自衣领中央顺着边缘向后将领扣扣上或将领带系好	◇ 系领扣时衣袖避免触及衣领、帽子、面部和颈部
4. 扣好袖口	系好袖扣（或系上袖带）	◇ 如为松紧袖口，则无须系袖口
5. 系好腰带	将隔离衣一边（约在腰下 5 cm 处）向前拉，见到衣服边缘捏住，同法捏住另一侧隔离衣边缘，双手在背后将两边缘对齐，向一侧折叠并用手按住，另一手将腰带拉到后背折叠处，并在背后交叉，回到前面打一活结系好	◇ 手不能触及隔离衣内面；隔离衣后侧边缘应对齐，折叠处不能松散；穿好隔离衣后，双臂保持在腰部以上视野范围内，不得进入清洁区、接触清洁物品
◆　脱隔离衣法（图 8.12）		
1. 松解腰带	解开腰带，在前面打一活结	◇ 若后侧下部边缘有衣扣应先解开

操作流程	操作步骤	要点说明
2. 解开袖口	解开袖扣，将衣袖拉于肘部，将部分衣袖塞入工作服袖下，露出双手	✧ 衣袖的外面不可塞入工作服袖内
3. 消毒双手	用手刷蘸消毒剂按照前臂、腕部、手背、手掌、手指、指缝、指尖顺序彻底刷洗 2 遍后用流水冲净，用擦手纸或毛巾擦干或在干手器下烘干双手	✧ 每只手刷 30 s，2 遍共刷 2 min ✧ 不能打湿隔离衣
4. 解开衣领	解开领扣（或领部系带）	✧ 保持衣领清洁
5. 脱袖挂衣	（1）一次性隔离衣 ① 双手持衣领两端，将隔离衣从前胸脱下，双手捏住对侧衣领内侧清洁面下拉并脱下袖子 ② 将隔离衣污染面向内，衣领至衣边卷起至中间部分，投入医疗垃圾袋中 （2）反复使用的隔离衣 ① 一手伸入另一侧衣袖内，拉下衣袖过手，再用衣袖遮住的手握住另一衣袖的外面将袖拉下，两手轮换拉下袖子使手逐渐从袖管中退出，然后两手并齐两袖，一起脱至衣肩 ② 两手持衣领，将隔离衣两边对齐，挂在衣钩上。如脱下的隔离衣需要更换，将清洁面向外卷起再投入污物袋中，清洗消毒后备用	✧ 手不能触及隔离衣外面，衣袖外面不可触及消毒后的手及手臂 ✧ 反复使用的隔离衣挂在半污染区，清洁面朝外；挂在污染区，则污染面朝外
6. 再次洗手	按七步洗手法洗手	

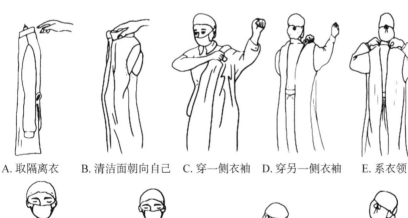

A. 取隔离衣　　B. 清洁面朝向自己　　C. 穿一侧衣袖　　D. 穿另一侧衣袖　　E. 系衣领　　F. 系袖口

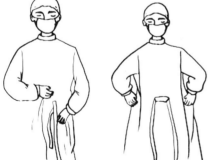
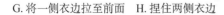
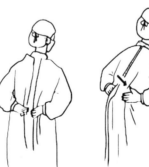
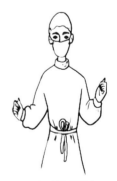

G. 将一侧衣边拉至前面　　H. 捏住两侧衣边　　I. 将衣边在背后对齐　　J. 向一侧折叠　　K. 系好腰带

图 8.11　穿隔离衣法

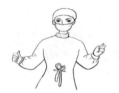
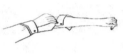
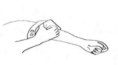

A. 松开腰带在前面打一活结　　B. 将隔离衣衣袖向上拉，塞在工作服衣袖内　　C. 用清洁手下拉衣袖内清洁面　　D. 用衣袖遮住的手下拉另一衣袖污染面　　E. 提起衣领，对齐衣边挂在衣钩上

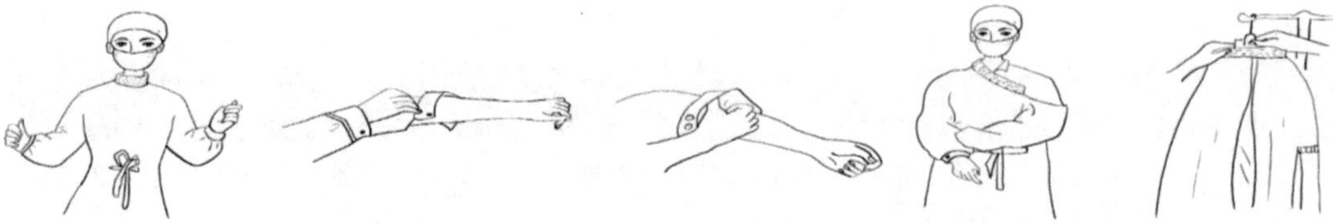

图 8.12　脱隔离衣法

4. 评价

（1）隔离观念强，操作者、环境、物品无污染。

（2）手的消毒方法正确，冲洗彻底，隔离衣未被溅湿。

【注意事项】

（1）穿隔离衣前，应备齐所需用物，保障各项操作集中进行，以减少穿脱隔离衣的次数和洗手的频率。

（2）隔离衣长短应以遮盖全部工作服为准，隔离衣有破损、潮湿或污染等情况均不可使用。

（3）穿隔离衣时应注意保持衣领清洁，避免污染衣领、帽子、面部及其他清洁面。

（4）穿好隔离衣后，双臂应保持在肩部以下、腰部以上的视线范围内，不得进入清洁区域、接触清洁物品等。

（四）避污纸的使用

避污纸为备用的清洁纸片，在进行简单的隔离操作时，避污纸的使用可以保持双手或物品不被污染，省略消毒手的程序。取用避污纸时，应从页面直接抓取，不可掀页撕取，以保持避污纸的清洁防止交叉感染（图 8.13）。避污纸用后弃入污物桶内，集中焚烧处理。

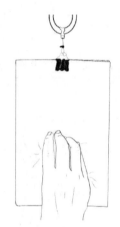

图 8.13　避污纸的使用法

（五）护目镜、防护面罩的使用

护目镜能防止血液、体液等具有感染性物质溅入人体眼部，防护面罩能避免血液、体液等感染性物质溅到人体面部。护目镜及防护面罩的使用场景包括：进行诊疗、照护操作，老年人的血液、体液、分泌物可能产生喷溅时；近距离接触患有可经飞沫传播的传染病的老年人时；近距离照护有气管切开、气管插管等呼吸道传染病的老年人，可能发生血液、体液、分泌物喷溅时。

戴护目镜前应检查有无破损，佩戴装置有无松脱；佩戴后应调节舒适度；摘下护目镜、防护面罩时应捏住靠头或耳朵的一边，放入医疗垃圾袋内，如重复使用，须放入回收容器内，集中清洁、消毒。

（六）鞋套、防水围裙的使用

鞋套应具有防水性能，为一次性使用物品，一般从半污染区进入污染区或从缓冲间进入负压病房时应穿鞋套。离开须穿鞋套的规定区域时，应及时脱掉鞋套放入医疗垃圾袋中，如鞋套有破损应及时更换。

防水围裙主要用于某些可能受到血液、体液、分泌物污染及可能被其他污染物喷溅等情况，一般可分为一次性使用的围裙及反复使用的围裙。一次性使用的围裙，污染后应及时更换，弃于医疗垃圾桶内；反复使用的围裙，使用后应及时清洗及消毒，有破损等应及时更换。

知识链接

职业防护

职业防护是指在照护工作中采取多种有效措施，以保护照护人员免受职业损伤因素的侵袭，或将其危害降到最低程度。在照护工作中，一般假定所有人的血液、体液、分泌物等体内物质都有潜在的传染性，因而接触时均应采取防护措施，防止因职业感染或传播疾病。职业防护强调双向防护，既要防止疾病从老年人传至照护人员，又要防止疾病从照护人员传至老年人。

思考题

刘爷爷，79岁，退休干部，既往有高血压、糖尿病病史，目前通过药物控制，病情较稳定。刘爷爷对身体健康和环境卫生比较重视，每次照护人员为其消毒房间和室内物品时，他都要求延长紫外线灯照射消毒时间，增大消毒剂浓度。

请问：

（1）用紫外线灯进行空气消毒时有效照射距离是多少？消毒时间应为多长？

（2）一般消毒剂的常见使用方法有哪些？

项目九

老年人生命体征观察与照护

 学习目标

1. 素质目标

能够树立"尊老、敬老、爱老"意识,在照护中对老年人关心、尊重和爱护;能以足够的责任心、爱心、细心和耐心对待老年人,全身心地投入老年照护工作。

2. 知识目标

(1)掌握体温、脉搏、呼吸、血压的正常值及生理变化;

(2)熟悉体温、脉搏、呼吸、血压异常的表现及照护;

(3)了解老年人生命体征异常的意义。

3. 能力目标

(1)能够正确测量和准确记录老年人的生命体征;

(2)能够运用所学知识为体温、脉搏、呼吸、血压异常的老年人制订照护措施并实施。

生命体征是体温、脉搏、呼吸及血压的总称,是衡量机体身心状况的可靠指标,也是判断老年人病情轻重及危急程度的重要依据。正常人生命体征在一定范围内相对稳定,并且相互之间存在内在联系。而在病理情况下,生命变化极其敏感。照护人员通过认真仔细地观察生命体征,可以获得老年人生理状态的基本资料,可为确定老年人的照护需求提供重要依据。同时,可指导老年人自行监测生命体征,或应用远程信息系统监测老年人的生命体征,从而预防老年人意外的发生,提高老年人的生命质量。

 情景导入

王爷爷,76岁,因子女在外地工作无人照顾,故入住某老年养护中心。王爷爷有高血压病史10年,按时服用降压药。近日,他出现咳嗽症状,体温在39~40 ℃之间波动,导致夜间睡眠质量较差,已服用感冒药,并定时监测生命体征。

 请问

1. 如何正确为王爷爷测量体温、脉搏、呼吸和血压?

2. 如何为王爷爷实施高热照护措施?

任务一 体温的观察与照护

机体温度分为体核温度和体表温度。体温是人体体核温度的简称。体温可随性别、年龄、昼夜、饮食、运动和情绪等因素的变化而有所波动，但一般不超过 1.0 ℃。老年人因受中枢神经系统和体温中枢调节功能减弱、服用药物等的影响，可能会出现体温过低或体温过高的情况。为了确保老年人的身体健康，准确测量老年人的体温并给予适宜的照护十分重要。

一、正常体温及生理变化

（一）体温的形成

体温是由三大营养物质——糖、脂肪、蛋白质氧化分解产生的热量维持的。三大营养物质在体内氧化时释放能量，其总能量的 50% 以上迅速转化为热量，以维持体温，并不断地散发到体外；其余不足 50% 的能量贮存于三磷酸腺苷（ATP）内，供机体利用。

（二）产热与散热

1. **产热过程**　人体通过化学方式产热。机体产热的过程是细胞新陈代谢的过程，主要的产热部位是肝脏和骨骼肌，安静时肝脏产热量最大，运动时骨骼肌成为主要产热器官。机体的总产热量主要包括基础代谢、食物特殊动力作用和肌肉活动所产生的热量。使产热增加的因素有进食、骨骼肌运动、交感神经兴奋、甲状腺素分泌增多等，使产热减少的因素有禁食、肌肉运动减少等。

2. **散热过程**　人体通过物理方式散热。人体散热的最主要部位是皮肤，占总散热量的 70%，其余散热途径为呼吸和排泄。人体散热的方式主要有辐射、传导、对流、蒸发四种。当外界环境温度低于体温时，前三种散热方式发挥作用；当外界环境温度高于体温时，蒸发是人体唯一的散热方式。

（1）辐射：机体以热射线的形式经皮肤表面向周围散发热量的方式，是人体在安静状态下处于温度较低的环境中最主要的散热方式，约占总散热量的 60%。影响辐射散热的主要因素有皮肤与外界环境的温度差和机体有效辐射面积。为中暑老年人降温时降低病室温度，就是利用此原理。

（2）传导：机体的热量直接传给与它接触的温度较低的物体的一种散热方式。影响传导散热的因素为所接触物体的导热性能、接触面积及温差大小。水的导热性好，如高热时用冰袋、冰帽等降温，就是利用传导散热。

（3）对流：通过气体或液体的流动来交换热量的一种散热方式，是传导散热的一种特殊形式。影响对流散热的因素是气体或液体流动速度和温差大小，风速越大，温差越大，散热越多。工作中，开窗通风就是利用对流原理。

（4）蒸发：水分由液态转变为气态，同时带走大量热量的一种散热方式（每蒸发 1 g 水可散失 2.43 kJ 的热量）。影响蒸发散热的主要因素为环境温度和湿度。为高热老年人用乙醇拭浴，就是利用乙醇的蒸发带走热量、降低体温的原理。

（三）体温的调节

人体的体温是相对恒定的，维持体温相对恒定依赖于生理性（自主性）体温调节和行为性体温调节。生理性体温调节由下丘脑体温调节中枢控制，通过发汗、寒战等一系列生理反应，调节机体的产热和散热，将体温维持在相对稳定的水平（称为调定点）。行为性体温调节是以自主性体温调节为基础，人们根据环境温度和个人对冷热的不同感觉，所产生的一种有意识的行为活动，如通过开窗通风、增减衣服、搓手跺脚等可随意控制的行为，达到调节体温的目的。一般所说的体温调节是指生理性体温调节。

（四）体温的生理变化

1. 正常体温　由于体核温度不易测量，日常工作中常以口腔、直肠、腋下等处的温度来代表体温。在三种测量方法中，直肠温度最接近人体深部温度。而日常工作中，测量口腔、腋下温度更为常见、方便。正常体温的范围见表9.1。

表 9.1　成年人体温平均值及正常范围

部位	平均温度	正常范围
口腔	37.0 ℃（98.6 ℉）	36.3～37.2 ℃（97.3～99.0 ℉）
直肠	37.5 ℃（99.5 ℉）	36.5～37.7 ℃（97.7～99.9 ℉）
腋下	36.5 ℃（97.7 ℉）	36.0～37.0 ℃（96.8～98.6 ℉）

温度可用摄氏温度（℃）和华氏温度（℉）来表示。摄氏温度与华氏温度的换算公式为：

$$℉=℃×（9/5）+32$$
$$℃=（℉-32）×（5/9）$$

2. 生理变化　体温可随昼夜、年龄、性别、活动、药物等出现生理性变化，但其变化的范围很小，一般不超过1.0 ℃。

（1）昼夜：正常人体温在24 h内呈周期性波动，凌晨2～6时最低，下午1～6时最高。体温的这种昼夜周期性波动称为昼夜节律，与下丘脑的生物钟功能有关，是由内在的生物节律决定的。

（2）年龄：由于基础代谢水平的不同，各年龄段的体温也不同。老年人的体温低于青壮年。

（3）性别：女性的体温平均比男性高0.3 ℃，可能与女性皮下脂肪层较厚、散热减少有关。

（4）活动：剧烈的肌肉活动（劳动或运动）可使骨骼肌紧张并强烈收缩，产热增加，导致体温升高。因此，体温应在老年人安静状态下测量。

（5）药物：麻醉药物可抑制体温调节中枢或影响传入路径的功能并扩张血管，增加散热，降低机体对寒冷环境的适应能力。

此外，情绪激动、紧张、进食、环境温度的变化等都会对体温产生影响，在测量体温时，应加以考虑。

二、老年人异常体温的评估及照护

（一）体温过高

1. 定义　体温过高指机体体温升高超过正常范围。

病理性体温过高包括发热和过热。发热指在致热原作用下，机体体温调节中枢的调定点上移而引起的调节性体温升高。发热可分为感染性发热和非感染性发热两大类。感染性发热较多见，主要由病原体引起；非感染性发热由病原体以外的各种因素引起，目前越来越引起人们的重视。过热指调定点并未发生移动，而是由于体温调节障碍、散热障碍、产热器官功能异常等，体温调节中枢不能将体温控制在与调定点相适应的水平上，是被动性体温升高。

一般而言，腋下温度超过 37 ℃或口腔温度超过 37.3 ℃称为体温过高。

2. 发热程度划分　以口腔温度为例，发热程度可划分为四级（表9.2）。

表9.2　发热程度划分

发热程度	体温值	发热程度	体温值
低热	37.3～38.0 ℃（99.1～100.4 ℉）	高热	39.1～41.0 ℃（102.4～105.8 ℉）
中等热	38.1～39.0 ℃（100.6～102.2 ℉）	超高热	41.0 ℃以上（105.8 ℉以上）

3. 发热过程及表现　一般发热过程包括三个时期。

（1）体温上升期：此期特点是产热大于散热。主要表现为疲乏无力、皮肤苍白、干燥无汗、畏寒，甚至寒战。体温上升可有骤升和渐升两种方式，骤升是指体温突然升高，在数小时内升至高峰，常见于肺炎球菌性肺炎、疟疾等。渐升是指体温逐渐上升，数日内达高峰，常见于伤寒等。

（2）高热持续期：此期特点是产热和散热在较高水平趋于平衡。主要表现为面色潮红、皮肤灼热、口唇干燥、呼吸脉搏加快、头痛头晕、食欲下降、全身不适、软弱无力。

（3）退热期：此期特点是散热大于产热，体温恢复至正常水平。主要表现为大量出汗、皮肤潮湿。体温下降可有骤退和渐退两种方式，骤退常见于肺炎球菌性肺炎、疟疾等，渐退常见于伤寒等。体温骤退者由于大量出汗，体液大量丧失，易出现血压下降、脉搏细速、四肢厥冷等虚脱或休克现象，照护中应加强观察。

4. 常见热型　各种体温曲线的形态称为热型。某些发热性疾病具有独特的热型，加强观察有助于对疾病的诊断。但须注意，由于目前抗生素的广泛使用（甚至滥用）或解热药、肾上腺皮质激素的应用（包括不适当使用）等，热型变得不典型。常见热型有以下四种（图9.1）。

（1）稽留热：体温持续在 39～40 ℃，达数天或数周，24 h 波动范围不超过 1 ℃。稽留热常见于肺炎球菌性肺炎、伤寒等。

（2）弛张热：体温在 39 ℃以上，24 h 内温差达 1 ℃以上，体温最低时仍高于正常水平。弛张热常见于败血症、风湿热、化脓性疾病等。

（3）间歇热：体温骤然升高至 39 ℃以上，持续数小时或更长，然后下降至正常值或正常值以下，经过一个间歇，体温又升高，并反复发作，即高热期和无热期交替出现。间歇热常见于疟疾等疾病。

（4）不规则热：发热无一定规律，且持续时间不定。不规则热常见于流行性感冒、癌性发热等。

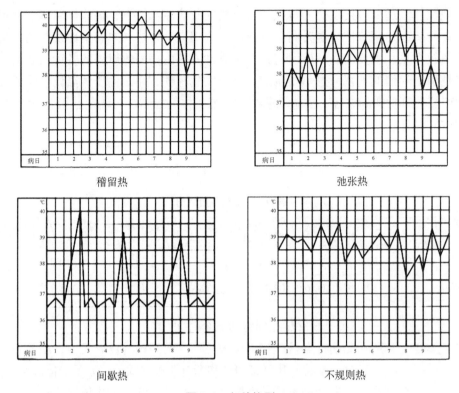

图 9.1　各种热型

（二）老年人发热的照护

体温过高，可增加氧的消耗，使心率加快（体温增加 1 ℃，脉搏增加 10 次），中枢神经系统抑制过程减弱，老年人可出现头痛、头晕、烦躁不安等。由于脑细胞缺氧及毒素对脑细胞的刺激，体弱的老年人会出现幻觉、谵妄。因此，老年人高热时，应积极采取各种措施帮助其降低体温，密切观察病情，做好基础照护和生活照护，尽量促进老年人舒适。

1. 降低体温　可选用物理降温或药物降温。物理降温有局部冷疗和全身冷疗两种方法。局部冷疗可采用冷毛巾、冰袋等通过传导方式散热；全身冷疗可采用温水或乙醇拭浴的方式，以达到降温目的。使用药物降温时应注意药物的剂量，尤其对体弱和患有心血管疾病的老年人应防止出现虚脱或休克现象。实施降温措施 30 min 后应复测体温，并做好记录和交班。

2. 密切观察病情

（1）观察生命体征，定时测体温。一般每日测量体温 4 次，高热时应每 4 h 测量一次。注意发热类型、程度及过程，同时注意呼吸、脉搏和血压的变化。

（2）观察发热的原因及诱因是否消除，发热的诱因可有受寒、饮食不洁、过度疲劳、服用某些药物等。

（3）观察治疗效果，比较治疗前后全身症状及实验室检查结果。

（4）观察饮水量、饮食摄取量、尿量及体重变化。

（5）观察四肢末梢循环情况，高热而四肢末梢厥冷、发绀等提示病情加重；观察是否出现抽搐，并给予对症处理。

3. 休息　发热时能量消耗大，休息可减少能量的消耗，有利于机体康复。高热老年人体质比较虚弱，需要卧床休息，低热时可酌情减少活动，适当休息。

4. 促进舒适

（1）为高热老年人提供温湿度适宜、安静、空气流通的休息环境。

（2）口腔照护：发热时唾液分泌减少、口腔黏膜干燥且抵抗力下降，这些有利于病原体生长繁殖，易出现口腔感染。应鼓励和协助老年人在晨起、餐后、睡前漱口，必要时遵医嘱给予特殊口腔护理，保持口腔清洁。

（3）皮肤照护：退热期往往大量出汗，应及时擦干汗液，更换衣服和床单，防止受凉，保持皮肤的清洁、干燥。对持续高热者，应协助其改变体位，防止压疮、肺炎等并发症出现。

5. 安全照护　高热老年人可能会出现躁动不安、谵妄、惊厥，应注意防止坠床、舌咬伤等意外，必要时可使用床档或约束带。

6. 补充营养和水分　给予高热量、高蛋白、高维生素、易消化的流质或半流质食物。注意食物的色、香、味，鼓励少食多餐，以补充高热引起的消耗，增强机体抵抗力。鼓励老年人多饮水，以每日 3 000 mL 为宜，以补充高热消耗的大量水分，并促进毒素和代谢产物的排出。

7. 心理照护　应向老年人耐心解释发热过程中出现的各种症状，耐心解答并协助处理老年人的问题，消除其紧张、焦虑、不安等不良情绪。高热时会有诸多身体上的不适感，应尽量满足老年人的合理要求，缓解其病痛。

（三）体温过低

体温过低是指各种原因引起产热减少或散热增加而致体温低于正常范围，体温低于 35 ℃称为体温不升。体温过低常见于全身衰竭的病情危重的老年人，因其体温调节中枢功能障碍所致，常是临终前的表现；某些休克、极度衰弱、重度营养不良的老年人可出现体温过低。体温过低常常提示疾病的严重程度和不良预后。

1. 体温过低程度划分　体温过低可划分为轻度、中度、重度、致死温度四级（表9.3）。

表 9.3　体温过低程度划分

程度	体温值	程度	体温值
轻度	32.1～35.0 ℃（89.8～95.0 °F）	重度	＜ 30.0 ℃（86.0 °F）
中度	30.0～32.0 ℃（86.0～89.6 °F）	致死温度	23.0～25.0 ℃（73.4～77.0 °F）

2. 临床表现　体温过低时，老年人可出现皮肤苍白冰冷、呼吸减慢、心律不齐、皮温下降、脉搏细弱、血压下降、感觉和反应迟钝，严重者可出现昏迷。

（四）老年人体温过低的照护

1. 环境温度　提供合适的环境温度，室温维持在 22～24 ℃。

2. 保暖措施　给予毛毯、棉被、电热毯、热水袋，添加衣服，防止体热散失。还可给予热饮，提高机体温度。

3. 加强监测 观察生命体征，持续监测体温的变化，至少每小时测量一次，直至体温恢复正常且稳定。同时注意呼吸、脉搏、血压的变化。

4. 病因治疗 去除引起体温过低的原因，使体温恢复正常。

5. 健康指导 教会老年人认识导致体温过低的因素并尽量避免，如营养不良、衣服穿着过少、供暖设施不足、某些疾病等。

三、老年人体温的测量技术

（一）体温计的种类、构造

常见的体温计有水银体温计、红外线体温计、可弃式化学体温计等。因各个国家温度计量单位不同，体温计又分为摄氏体温计和华氏体温计。我国一般使用摄氏体温计。

1. 水银体温计 水银体温计又称玻璃体温计。

（1）测温原理：当水银体温计的水银端受热后，水银膨胀沿毛细管上行，其上行的高度与受热程度成正相关。

（2）种类和构造：分口表、肛表、腋表三种（图9.2）。水银体温计是一根真空毛细管外带有刻度的玻璃管，毛细管与水银槽的连接处有一凹陷，使水银遇冷不会自行下降，保证数值准确并便于检视。口表和肛表的玻璃管似三棱镜状，腋表的玻璃管呈扁平状。玻璃管末端的球部装有水银，口表和腋表的球部较细长，有助于测温时扩大接触面；肛表的球部较粗短，

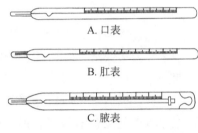

图9.2 各类水银体温计

可防止插入肛门时折断或损伤黏膜。玻璃棒外标有摄氏度温度值，范围为35～42 ℃，每一度用短线标出10个小格，在0.5 ℃和1 ℃的地方用较粗且长的线标记，在37 ℃处标醒目红色，便于查看。

2. 红外线体温计 红外线体温计是一种利用辐射原理来测量人体体温的测温计，它采用红外传感器吸收人体辐射的红外线感应人体的体温。

（1）种类和构造：分为接触式红外线体温计（如耳温计）和非接触式红外线体温计（如额温枪）。耳温计主要由外壳、感温探头、温度传感器、PCB板线路、液晶显示器、蜂鸣器和电池组成；额温枪主要由红外探头组件、主线路板组件、LCD显示组件、外壳组件、蜂鸣器和电池组成。

（2）测温原理：人体的红外热辐射聚焦到检测器上，检测器将辐射功率转换为电信号，该电信号在被补偿环境温度之后可以以摄氏度（或华氏度）为单位显示。红外线体温计具有快速、安全、减少传染概率的特点。目前，红外线体温计在临床上较为常用，可以测量额头、耳、手腕、脸等部位的温度，由于耳道深部温度接近人体深部温度且受影响因素少，所以接触式耳温计准确率高，但非接触式额温枪更为常用。

3. 可弃式化学体温计 可弃式化学体温计是一种含有对热敏感的化学指示点薄片的体温计，测温时点状薄片的颜色随机体的温度而发生变化，颜色从白色变成蓝，最后蓝点的位置即为所测温度（图9.3）。这种体温计是一次性的，适用于测量口腔温度。

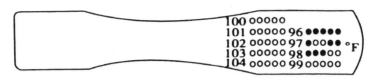

图 9.3　可弃式化学体温计

（二）体温计的消毒与检查

1. 体温计的消毒　为防止交叉感染，体温计应一人一用，用后应进行消毒处理。常用的消毒剂有 75% 乙醇、1% 过氧乙酸、0.5% 碘伏等。消毒方法（水银体温计）：测温后将体温计全部放入消毒剂中浸泡，5 min 后取出用清水冲洗、擦干，用离心机或腕部力量将水银柱甩至 35 ℃以下，再放入另一容器中进行第二次浸泡，30 min 后取出，用清水冲净并擦干，放入清洁干燥容器中备用。消毒剂应定时更换，盛放消毒剂和体温计的容器应定期消毒。注意口表、腋表、肛表应分别清洗和消毒。

2. 体温计的检查　为确保测量体温的准确性，应定期对体温计进行检查。操作方法（水银体温计）：将全部体温计的水银柱甩至 35 ℃以下，同时放入已测好的 40 ℃温水中，3 min 后取出检视，凡有误差在 0.2 ℃以上、玻璃棒有裂缝、水银柱自行下降等情况的体温计，均不能使用。检查合格的体温计用纱布擦干，放入清洁容器内备用。

（三）老年人体温的测量技术

常见的体温测量部位有腋下、口腔和直肠。

【操作目的】

（1）判断老年人体温有无异常。

（2）监测体温变化，分析热型，以了解老年人疾病的发生发展情况。

（3）协助诊断，为预防、诊断、治疗、康复及照护等提供依据。

【操作程序】

1. 评估

（1）辨识老年人，与老年人沟通。

（2）评估老年人性别、年龄、意识状态、合作程度、对疾病的态度和认知程度，确定采用何种体温测量方法。

（3）评估老年人在 30 min 内有无运动、进食、饮冷热饮、冷热敷、洗澡、坐浴、灌肠等影响测量体温准确性的因素，若有应休息 30 min 后再测量。

2. 计划

（1）环境准备：环境安静整洁，温湿度适宜，光线充足。

（2）老年人准备：了解测量体温的目的、方法、注意事项及配合要点，愿意配合测量，体位舒适，情绪稳定。

（3）照护人员准备：着装整洁，洗手，戴口罩。

（4）用物准备：治疗车上备容器 2 个（一个存放已消毒的体温计，另一个盛放消毒剂）、消毒纱布、弯盘、秒表、记录本、笔。若测肛温，另备润滑油、棉签、卫生纸。

3. 实施　具体实施内容见表9.4、表9.5。

表9.4　为老年人用水银体温计测体温

操作流程	操作步骤	要点说明
1. 核对解释	（1）备齐用物携至床旁，核对老年人信息，并做好解释 （2）告知测量体温的目的和配合方法	◇ 评估解释，确认老年人，取得配合
2. 安置体位	（1）协助老年人取舒适体位 （2）直肠测温采取侧卧、俯卧或屈膝仰卧位	◇ 暴露肛门，便于测量
3. 测量体温	口腔测温法 （1）嘱老年人张口，将体温计水银端斜放于舌下热窝处（图9.4） （2）嘱老年人不要说话，勿咬体温计，口唇紧闭，用鼻呼吸 （3）测量时长为 3 min 腋下测温法 （1）擦干腋下汗液，将体温计放于腋窝处（图9.5），紧贴皮肤，嘱老年人屈臂过胸夹紧体温计 （2）嘱老年人手臂不要随意活动，若体温计滑落，应立即告知 （3）测量时长为 10 min 直肠测温法 （1）润滑肛表水银端，并插入肛门 3～4 cm （2）测量时长为 3 min	◇ 舌下热窝位于舌系带的两侧，是口腔中温度最高的部位 ◇ 形成人工体腔，保证测量的准确性 ◇ 可用肥皂液或油剂润滑
4. 读取数值	取出体温计用纱布擦拭，横拿体温计上端，使其与视线平行，轻轻转动体温计，就可清晰看到水银柱上升的读数（图9.6）	◇ 擦拭时，从手端擦向水银端
5. 安置老年人	整理床单位，协助老年人取舒适卧位	◇ 肛表取出后，用卫生纸擦拭肛门处的润滑剂和污物
6. 消毒用物	将用过的体温计水银柱甩至 35 ℃以下，放置于体温计消毒容器中，浸泡消毒	◇ 防止交叉感染，测量部位不同时应分开消毒
7. 洗手记录	（1）按七步洗手法洗手 （2）将测量数值准确记录在记录单上	◇ 预防交叉感染

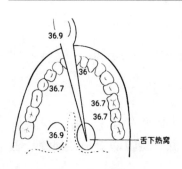

图 9.4 舌下热窝

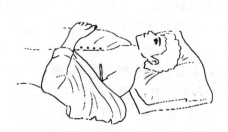

图 9.5　腋下测温法

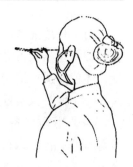

图 9.6　水银体温计数值读取方法

表9.5 为老年人用红外线体温计测体温

操作流程	操作步骤	要点说明
1. 核对解释	（1）备齐用物携至床旁，核对老年人信息，并做好解释 （2）告知测量体温的目的和配合方法	◇ 评估解释，确认老年人，取得配合
2. 安置体位	协助老年人取舒适体位	
3. 测量体温	（1）测温时将红外探测器部分距离额头3～5 cm，指向前额头正中央并保持垂直按下测温按钮 （2）测量部位不能有毛发遮挡，如有汗水应擦干	◇ 应至少在测量环境内停留5 min再测量 ◇ 不能在风扇、空调的出风口等气流较大的地方测量
4. 读取数值	测量时建议测3次左右，间隔时间为3～5 s，以显示最高的一组数据为准	
5. 安置老年人	整理床单位，协助老年人取舒适卧位	
6. 消毒用物	体温计上的脏污用软布蘸水或乙醇擦拭，红外探测器脏污时，可用棉签蘸95%乙醇擦拭	◇ 注意避免乙醇流入内部造成产品的损坏
7. 洗手记录	（1）按七步洗手法洗手 （2）将测量数值准确记录在记录单上	◇ 预防交叉感染

4. 评价

（1）老年人安全，无损伤，无不适。

（2）照护人员测量方法正确，测量结果准确。

（3）照护人员与老年人的沟通顺畅，老年人主动配合。

【注意事项】

（1）测量体温前应清点体温计数量，并检查有无破损。定期检测体温计的准确性。

（2）精神异常、昏迷、有口腔疾患、行口鼻手术、张口呼吸者禁忌口温测量；腋下有创伤、炎症，行手术，出汗较多，肩关节受伤或消瘦夹不紧体温计者禁忌腋温测量；直肠或肛门手术、腹泻者禁忌肛温测量，心肌梗死老年人不宜测肛温，以免刺激肛门引起迷走神经兴奋，导致心律不齐。

（3）病情危重、躁动的老年人测体温时，应设专人守护，防止意外。

（4）测口温时，若老年人不慎咬破体温计，首先应及时清除玻璃碎屑，以免损伤唇、舌、口腔、食管、胃肠道黏膜，再口服蛋清或牛奶，以延缓汞的吸收。若病情允许，可食用粗纤维食物，加速汞的排出。避免影响体温测量的各种因素，如运动、进食、饮冷热饮、冷热敷、洗澡、坐浴、灌肠等。若发现体温与病情不符，要查找原因，予以复测。

任务二　脉搏的观察与照护

脉搏是指每个心动周期中，由于心脏的收缩和舒张，动脉内的压力和容积也发生周期性的变化，导致动脉管壁产生有节律的搏动，又称为动脉脉搏。

一、脉搏正常值及生理变化

（一）脉搏的产生

心脏窦房结的自律细胞发出兴奋冲动，传至心脏各部，致使心脏收缩。当心脏收缩时，左心室将血射入主动脉，由于弹性贮器血管及外周阻力的作用，动脉管壁随之扩张。当心脏舒张时，动脉管壁弹性回缩。动脉管壁随着心脏的舒缩出现周期性的起伏搏动，形成动脉脉搏。

（二）正常脉搏及生理变化

1. 脉率　每分钟脉搏搏动的次数（频率）。正常成年人在安静状态下脉率为 60～100 次/min。脉率受诸多因素影响而发生变化。

（1）年龄：脉率随年龄的增长而逐渐减低，到老年时轻度增加。

（2）性别：女性脉率比男性稍快，通常相差 5 次/min。

（3）体型：身材细高者常比矮胖者的脉率慢。这是因为体表面积越大，脉搏越慢。

（4）活动、情绪：运动、兴奋、恐惧、愤怒、焦虑使脉率增快，休息、睡眠则使脉率减慢。

（5）饮食、药物：进食、使用兴奋剂、浓茶或咖啡能使脉率增快；禁食，使用镇静剂、洋地黄类药物能使脉率减慢。

正常情况下，脉率和心率是一致的，脉率是心率的指示，当脉率微弱得难以测定时，应测心率。

2. 脉律　脉搏的节律性。它反映了左心室的收缩情况，正常脉律跳动均匀规则，间隔时间相。

3. 脉搏的强弱　它是触诊时血液流经血管的一种感觉。正常情况下每搏强弱相同。脉搏的强弱取决于动脉充盈度和周围血管的阻力，既与每搏输出量和脉压大小有关，也与动脉壁的弹性有关。

4. 动脉壁的情况　触诊时可感觉到的动脉壁性质。正常动脉管壁光滑、柔软、富有弹性。

二、异常脉搏的评估及照护

（一）异常脉搏的评估

1. 脉率异常

（1）心动过速：老年人在安静、清醒状态下脉率超过 100 次/min，称为心动过速。心动过速常见于发热、甲状腺功能亢进、心力衰竭、疼痛等。一般情况下，体温每升高1 ℃，心率约增加 10 次/min，正常人也可能出现一过性窦性心动过速。

（2）心动过缓：老年人在安静、清醒状态下脉率小于 60 次 /min，称为心动过缓。心动过缓常见于颅内压增高、房室传导阻滞、甲状腺功能减退等。服用某些药物，如地高辛、普萘洛尔等，也可引起心动过缓。

2. 脉律异常

（1）间歇脉：指在一系列正常、规则的脉搏中，出现一次提前而较弱的搏动，其后有个较长的间歇（代偿性间歇）。每隔一个正常脉搏出现一次期前收缩，称为二联律；如每隔两个正常脉搏出现一次期前收缩，称为三联律。其发生机制是心脏异位起搏点过早发出冲动。间歇脉常见于患各种器质性心脏病如心肌病、心肌梗死等的老年人，也可见于洋地黄中毒的老年人。过度疲劳、紧张、兴奋、体位改变偶尔也会引起间歇脉。

（2）脉搏短绌：在同一单位时间内脉率少于心率，称为脉搏短绌，简称绌脉。触诊时可感知脉搏细数，极不规则；听诊时心率快慢不一，心律完全不规则，心音强弱不等。其发生机制是心肌收缩力强弱不等，有些心排血量少的搏动可发生心音，但不能引起周围血管的搏动，从而造成脉率少于心率。脉搏短绌常见于心房纤颤的老年人。绌脉越多，心律失常越严重。病情好转，绌脉可消失。

3. 动脉壁异常

正常脉搏用手指按压时，远端动脉不能触及，若仍能触及，则提示动脉硬化。早期硬化时可触及动脉壁弹性消失，呈条索状；晚期时动脉迂曲呈结节状。其原因为动脉壁的弹性纤维减少，胶原纤维增多，使动脉管壁变硬。

4. 强弱异常

（1）洪脉：当心排血量增加，周围动脉阻力较小，动脉充盈度高，脉压较大时，脉搏变得强大有力，称为洪脉。洪脉常见于高热、甲状腺功能亢进、主动脉瓣关闭不全等患者。

（2）细脉：当心排血量减少，周围动脉阻力较大，动脉充盈度降低，脉压较小时，脉搏细弱无力，触之如细丝，称细脉，也可称丝脉。细脉常见于心功能不全、大出血、休克、主动脉瓣狭窄等患者。

（3）水冲脉：指脉搏骤起骤落，犹如潮水涨落，急促而有力。这主要是由心排血量大，收缩压偏高，舒张压偏低使脉压增大所致。触诊时，将老年人手臂抬高过头，检查者用手紧握其手腕掌面，可明显感到急促有力的冲击。水冲脉常见于主动脉瓣关闭不全、甲状腺功能亢进等患者。

（4）交替脉：指节律正常而强弱交替出现的脉搏。这主要是由心室收缩强弱交替出现所致，是心肌受损的一种表现，为左心室衰竭的重要体征。交替脉常见于高血压心脏病、冠状动脉粥样硬化性心脏病等患者。

（5）奇脉：在平静吸气时脉搏明显减弱或消失称为奇脉。这主要是由吸气时左心室的搏出量减少所致，是心脏压塞的重要体征之一。奇脉常见于心包积液和缩窄性心包炎患者。

（二）老年人脉搏异常的照护

1. 加强观察　观察老年人的脉搏情况及其他生命体征，指导老年人按时服药，并观察药物疗效和不良反应。

2. 给予氧气　根据病情，可适当给予氧气吸入。

3. 充分休息　嘱脉搏异常老年人增加卧床休息的时间，减少心肌的耗氧量。

4. 急救准备　病情危重的老年人需要准备好急救设备及药品。

5. 心理疏导　脉搏异常的老年人常伴有心脏病变，内心比较焦虑和恐惧，照护人员要关注老年人的诉求和心理变化，及时做好疏导。

6. 健康教育　指导老年人要保持情绪稳定，戒烟限酒，饮食宜清淡，勿用力排便；教会老年人及其家属自我检测脉搏的方法，掌握简单的自救技巧等。

三、老年人脉搏的测量技术

（一）测量脉搏的部位

皮肤浅表处的大动脉均可作为测量脉搏的部位。诊脉常首选桡动脉，其次为肱动脉、颞动脉、颈动脉、腘动脉、胫骨后动脉等（图9.7）。

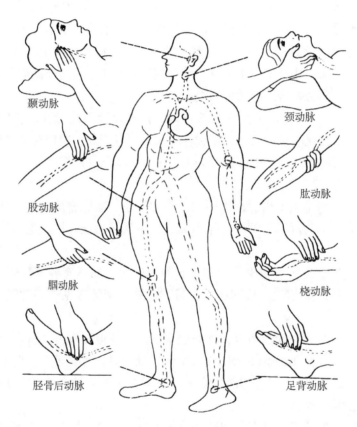

图 9.7　常用诊脉部位

（二）老年人脉搏测量技术

【操作目的】

（1）判断脉搏有无异常。

（2）观察脉搏变化，间接了解心脏状况。

（3）协助诊断，为预防、治疗、康复和照护提供依据。

【操作程序】

1. 评估

（1）辨识老年人，与老年人沟通。

（2）评估老年人意识状态、合作程度、身体情况，有无偏瘫及功能障碍。

（3）评估老年人在 30 min 内有无影响脉搏测量准确性的因素存在。

2．计划

（1）环境准备：环境安静整洁，温湿度适宜，光线充足。

（2）老年人准备：体位舒适，情绪稳定。了解脉搏测量的目的、方法、注意事项及配合要点，测量前 30 min 内无剧烈运动、紧张、恐惧、吸烟、饮酒等情况。

（3）照护人员准备：着装整洁，洗手，剪指甲，戴口罩。

（4）用物准备：治疗盘内备秒表、笔、记录单、手消毒剂，必要时备听诊器。

3．实施　具体实施内容见表9.6。

表 9.6　为老年人测量脉搏

操作流程	操作步骤	要点说明
1. 核对姓名	（1）核对老年人信息 （2）评估环境及老年人意识状态、自理能力及心理需求 （3）照护人员向其解释测脉搏的目的，取得老年人配合	✧ 确认老年人姓名
2. 体位	卧位或坐位；手腕伸展，手臂放舒适位置	✧ 老年人舒适，照护人员便于测量
3. 测量	照护人员以示指、中指、无名指的指端按压在桡动脉处，压力适中，以能清楚测得脉搏搏动为宜	✧ 压力太大阻断脉搏搏动，压力太小感觉不到脉搏搏动
4. 计数	正常脉搏测 30 s，乘以 2。若发现老年人脉搏短绌，应由 2 名照护人员同时测量，一人听心率，另一人测脉率，由听心率者发出"起"或"停"口令，计时 1 min	✧ 测量时须注意脉律、脉搏强弱等情况 ✧ 得到正确的心率及脉率 ✧ 心脏听诊部位可选择左锁骨中线内侧第 5 肋间处
5. 整理记录	将测量数值准确记录在记录单上	✧ 分析判断与病情是否一致

4．评价

（1）老年人安全，无损伤，无其他不适。

（2）照护人员测量方法正确，测量结果准确。

（3）照护人员能与老年人或其家属有效沟通，取得理解和配合。

【注意事项】

（1）若测量前老年人有剧烈活动、情绪激动、紧张、恐惧等情况，等其安静休息30 min 后再测。

（2）为偏瘫老年人测量脉搏，应选择健侧肢体测量。

（3）不可用拇指诊脉，因拇指小动脉搏动明显，易与老年人动脉搏动相混淆。

（4）当脉搏细弱无法测量清楚时，可用听诊器听心率 1 min。

任务三　呼吸的观察与照护

呼吸是生物机体和外界进行气体交换的过程，是维持机体新陈代谢和生命活动所必需的基本生理过程之一。在呼吸过程中，机体不断从外界环境中摄取氧气，并把自身产生的二氧化碳排出体外。对老年人进行呼吸状况的评估，应从呼吸频率、深度、节律、声音等方面进行。呼吸频率受年龄、性别、血压、温度、活动、情绪等因素的影响。老年人的呼吸与成年人一样，在活动和情绪激动时增快，在休息和睡眠时减慢。呼吸的节律还受意识的支配。

一、呼吸正常值及生理变化

（一）呼吸过程

呼吸的全过程由三个相互关联的环节组成。

1. 外呼吸　外呼吸是指外界环境与血液之间在肺部进行的气体交换，包括肺通气和肺换气两个过程。肺通气是指通过呼吸运动肺与外界环境之间进行的气体交换。实现肺通气的相关结构包括呼吸道、肺泡和胸廓等。呼吸道是气体进出的通道，肺泡是气体交换的场所，胸廓的节律性运动则是实现肺通气的原动力。

肺换气是指肺泡与肺毛细血管之间的气体交换。其交换方式通过分压差扩散进行，即气体从高分压处向低分压处扩散。例如，肺泡内的氧分压高于静脉血的氧分压，而二氧化碳分压则低于静脉血的二氧化碳分压。交换的结果是静脉血变成动脉血，肺循环毛细血管的血液不断地从肺泡中获得氧气，释放出二氧化碳。

2. 气体运输　血液循环将氧由肺运送到组织细胞，同时将二氧化碳由组织细胞运送到肺。

3. 内呼吸　内呼吸即组织换气，指血液与组织细胞之间的气体交换。交换方式同肺换气，交换的结果是动脉血变成静脉血，体循环毛细血管内的血液不断地从组织细胞中获得二氧化碳，释放出氧气。

（二）呼吸的调节

呼吸运动是一种节律性活动，受呼吸中枢调节，由呼吸器官和辅助呼吸肌协同完成，具有随意性和自主性。

1. 呼吸中枢　呼吸中枢是指在中枢神经系统内产生和调节呼吸运动的神经细胞群，它们分布于脊髓、延髓、脑桥、间脑、大脑皮质等部位。各级中枢的作用和地位有所不同，但又密切联系，相互协调，共同完成对节律性呼吸运动的调控。延髓和脑桥是产生基本呼吸节律性的部位，而大脑皮质可以随意控制呼吸运动。

2. 呼吸的化学性调节　动脉血氧分压、二氧化碳分压和氢离子浓度对呼吸运动产生的影响，称呼吸的化学性调节。当血液中二氧化碳分压升高，氢离子浓度升高，动脉血氧分压降低时，刺激作用于化学感受器，从而作用于呼吸中枢，引起呼吸的加深加快，以维持机体内环境中动脉血氧分压、二氧化碳分压、氢离子浓度的相对稳定。其中，二氧化碳分压在呼吸调节过程中发挥显著作用。

3. 呼吸的反射性调节

（1）肺牵张反射：肺扩张可以引起吸气动作的抑制而产生呼气，而肺缩小可以引起呼气动作的抑制而产生吸气，这种反射称肺牵张反射，又称黑-伯反射。它的生理意义是使吸气不至于过长、过深，促使吸气及时转换为呼气，以维持正常的呼吸节律，是一种负反馈调节机制。

（2）呼吸肌本体感受性反射：呼吸肌本体感受器在受到牵张刺激时，可以反射性地引起受牵张的同一肌肉收缩，称为呼吸肌本体感受性反射。该反射参与正常呼吸运动的调节。它的生理意义是当呼吸道阻力增加时，机体通过加强呼吸肌的收缩力量，使呼吸运动也相应地增强。

（3）防御性呼吸反射：包括咳嗽反射和喷嚏反射。喉、气管和支气管黏膜上皮感受器受到机械或化学刺激时，可以引起咳嗽反射；鼻黏膜感受器受到刺激时，可以引起喷嚏反射。此反射能排除呼吸道内有害刺激物，对机体有保护作用。

（三）正常呼吸及生理性变化

1. 正常呼吸　正常成年人在安静状态下呼吸频率为 16～20 次 /min，节律规则，频率与深度均匀平稳，呼吸运动均匀、无声且不费力。正常情况下呼吸与脉搏的比例为1∶4。男性以腹式呼吸为主，女性以胸式呼吸为主。

2. 生理性变化

（1）性别：女性呼吸频率略快于男性。

（2）年龄：年龄越大，呼吸频率越慢，老年人呼吸频率比青壮年慢。

（3）情绪：强烈的情绪波动，如恐惧、愤怒、悲伤等可以引起呼吸改变。

（4）活动：剧烈活动可以使呼吸运动加快加深；休息、睡眠时呼吸运动减慢。

（5）其他：高温环境或海拔增高等，可以使呼吸加快加深。剧烈疼痛也会引起呼吸改变。

（四）老年人呼吸系统的衰老特点

随着年龄增长，鼻黏膜会慢慢变薄，腺体萎缩，分泌减少。老年人由于鼻软骨弹性减弱、鼻尖下垂，鼻前孔开口的方向由向前水平开口变为向前下方开口，致使经鼻的气流形成涡流，气流阻力增加，常迫使老年人经口呼吸，导致鼻腔对气流的滤过、加温、加湿的功能减退或丧失，容易引起口渴。

老年人呼吸道的喉黏膜变薄，气管与支气管黏膜上皮出现萎缩、鳞状上皮化生、纤毛倒伏，平滑肌萎缩，使得管腔内分泌物排出不畅；老年人咽喉黏膜感觉、会厌反射功能降低，咽缩肌活动减弱，易产生吞咽障碍，使食物及咽喉部寄生菌进入下呼吸道，引发坠积性肺炎。

二、老年人异常呼吸的评估及照护

（一）异常呼吸的观察

1. 频率异常

（1）呼吸过速：老年人在安静状态下呼吸频率超过 24 次 /min，称为呼吸过速，也称气促。呼吸过速常见于发热、疼痛、甲状腺功能亢进等。一般体温每升高 1 ℃，呼吸频率增加 3～4 次 /min。

（2）呼吸过缓：呼吸频率低于 12 次 /min，称为呼吸过缓。呼吸过缓常见于颅内压增高、麻醉剂或镇静剂过量等。

2．节律异常

（1）潮式呼吸：呼吸由浅慢逐渐变为深快，然后再由深快逐渐变为浅慢，经过一段时间（5～20 s）的呼吸暂停，又开始重复如上变化的周期性呼吸，其形态就如潮水涨落般，故称为潮式呼吸，又称陈-施呼吸。潮式呼吸的周期可达 0.5～2 min。产生机制是由于呼吸中枢的兴奋性降低，只有缺氧严重且二氧化碳积累到一定程度，才能刺激呼吸中枢，使呼吸恢复或加强，当累积的二氧化碳呼出后，呼吸中枢又失去了有效的刺激，呼吸再一次减弱继而暂停，从而形成周期性变化。潮式呼吸多见于中枢神经系统疾病，如颅内压增高、脑炎、脑膜炎及巴比妥类药物中毒。

（2）间断呼吸：其特点是有规律地呼吸几次后，突然停止呼吸，间隔一个短时期后又开始呼吸，如此反复交替出现。发生机制同潮式呼吸，但比潮式呼吸更为严重，预后更差，常在呼吸完全停止前发生。

（3）叹息样呼吸：其特点是在一段浅快的呼吸节律中插入一次深大的呼吸，并伴有叹息声。偶尔一次叹息属于正常情况，可扩张小肺泡，多见于精神紧张、神经衰弱的老年人，若反复发作则是临终前的表现。

3．深度异常

（1）深度呼吸：又称库斯莫呼吸，表现为呼吸深大而规则。深度呼吸多见于糖尿病、尿毒症等引起的代谢性酸中毒的老年人，通过深大呼吸以排出体内过多的二氧化碳来调节酸碱平衡。

（2）浅快呼吸：表现为呼吸浅表而不规则，有时呈叹息样。浅快呼吸多见于呼吸肌麻痹和某些肺与胸膜疾病，如肺炎、胸膜炎、肋骨骨折等，也可见于濒死的老年人。

4．声音异常

（1）蝉鸣样呼吸：由于细支气管、小支气管阻塞，空气吸入发生困难，导致吸气时发出一种高音调的似蝉鸣样的声响。蝉鸣样呼吸常见于喉头水肿、喉头有异物等的老年人。

（2）鼾声呼吸：由于气管或支气管内有较多的分泌物积蓄，个体在呼气时发出粗大的鼾声。鼾声呼吸多见于昏迷的老年人。

5．形态异常

（1）胸式呼吸减弱，腹式呼吸增强：正常女性老年人以胸式呼吸为主。因胸部或肺部发生病变，如肺炎、胸膜炎、胸壁外伤等而产生剧烈疼痛的患者，均可见胸式呼吸减弱，腹式呼吸增强。

（2）腹式呼吸减弱，胸式呼吸增强：正常男性老年人以腹式呼吸为主。当腹腔内压力增高，如腹膜炎、大量腹水、肝脾极度肿大，腹腔内有巨大肿瘤等，使膈肌下降受限，会造成腹式呼吸减弱，胸式呼吸增强。

6．呼吸困难　呼吸困难是指呼吸频率、节律、深浅度均出现异常，老年人主观上感觉空气不足胸闷，客观上表现为呼吸费力，烦躁不安，可出现发绀、鼻翼扇动、端坐呼吸。临床上呼吸困难可分为以下三种。

（1）吸气性呼吸困难；其特点是吸气费力，吸气时间延长，有显著的三凹征（吸气时胸骨上窝、锁骨上窝、肋间隙出现凹陷）。主要原因是上呼吸道部分梗阻，气流进入肺部不畅，导致肺内负压极度增高。吸气性呼吸困难常见于气管内异物、喉头水肿等。

（2）呼气性呼吸困难：其特点是呼气费力，呼气时间延长。主要原因是呼吸道部分梗阻，气流呼出不畅。呼气性呼吸困难常见于支气管哮喘、阻塞性肺气肿等。

（3）混合性呼吸困难：其特点是吸气、呼气均感费力，呼吸表浅，呼吸频率增加。主要原因是广泛性的肺部病变使呼吸面积减少，影响换气功能。混合性呼吸困难常见于肺部感染、广泛性肺纤维化、大面积肺不张、大量胸腔积液、气胸等。

正常和异常呼吸的对比见图9.8。

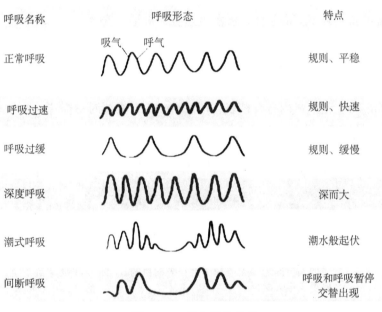

图 9.8 正常和异常呼吸

（二）老年人异常呼吸的照护

1. 环境舒适 调节室内温湿度，注意保持室内空气新鲜，增加老年人的舒适感。

2. 加强观察 观察老年人的呼吸状况、伴随症状和体征，及时发现异常情况。

3. 充分休息 病情严重的老年人应卧床休息，以减少耗氧量，可根据病情取半坐卧位或端坐位，以利于呼吸。

4. 气道通畅 及时清除呼吸道内分泌物，保持呼吸道通畅。根据病情给予氧气吸入，体位引流，叩背排痰或吸痰。

5. 心理照护 消除老年人的紧张情绪，使其主动配合治疗及照护。

6. 饮食照护 提供足够的营养和水分，选择易于咀嚼和吞咽的食物，避免过饱及食用产气食物，以免膈肌上升影响呼吸。

7. 健康教育 指导老年人戒烟限酒，教会老年人正确呼吸及有效咳嗽的方法。

三、老年人呼吸的测量技术

【操作目的】

（1）判断呼吸有无异常。

（2）观察呼吸变化，以了解老年人呼吸状况。

（3）协助诊断，为预防、治疗、康复和照护提供依据。

【操作程序】

1. 评估

（1）辨识老年人，与老年人沟通。

（2）评估老年人性别、年龄、疾病史等情况。

（3）评估老年人意识状态，合作程度。

（4）询问老年人在 30 min 内有无影响测量呼吸准确性的因素存在。

2. 计划

（1）环境准备：环境安静整洁，温湿度适宜，舒适、安全。

（2）老年人准备：体位舒适，呼吸状态保持自然。了解呼吸测量的目的、方法及注意事项。若有影响测量呼吸准确性的因素存在，休息 30 min 后再测量。

（3）照护人员准备：着装整洁，洗手，戴口罩。

（4）用物准备：治疗盘内备有秒表、记录本、笔，必要时备棉花。

3. 实施　具体实施内容见表 9.7。

表 9.7　为老年人测量呼吸

操作流程	操作步骤	要点说明
1. 核对姓名	（1）核对老年人信息 （2）评估环境及老年人意识状态、自理能力及心理需求 （3）照护人员向老年人解释测量呼吸的目的，取得老年人配合	◇ 因呼吸受自主意识控制，测量前不告知老年人
2. 体位	安置老年人取卧位或坐位，手心朝上，手腕伸展、放松	◇ 老年人舒适，照护人员便于测量 ◇ 避免紧张
3. 测量	（1）照护人员测脉搏后仍然保持诊脉姿势 （2）观察胸部或腹部起伏（一起一伏为一次呼吸） （3）一般情况测 30 s，测得数值乘以 2；异常呼吸者应测 1 min	◇ 注意呼吸节律、深度、声音、形态，以及有无呼吸困难
4. 安置老年人	整理床单位，协助老年人取舒适卧位	
5. 洗手记录	（1）按七步洗手法洗手 （2）将测量的呼吸值准确记录在记录单上	◇ 记录方法：_____ 次 /min

4. 评价　照护人员测量方法正确，测量结果准确。

【注意事项】

（1）由于呼吸可以受意识支配，因此测量呼吸前不要刻意向老年人解释，在测量时尽量不被其觉察，以免引起老年人紧张，影响测量结果。

（2）避免在老年人剧烈运动、情绪激动、紧张、恐惧等情况下测量呼吸。如有上述情况，应休息 30 min 后再测量。

（3）对病情危重、呼吸微弱的老年人，可用少许棉花置于其鼻孔前，观察 1 min 内棉花被吹动的次数或借助心电监护仪读取呼吸次数。

四、促进呼吸功能的照护技术

（一）有效咳嗽

有效咳嗽可以排出呼吸道内的分泌物，对于保持呼吸道的通畅、促进呼吸功能、预防并发症具有重要作用。

【操作目的】

促进老年人有效咳嗽，从而促进痰液排出。

【操作程序】

1. 评估

（1）辨识老年人，与老年人沟通交流。

（2）评估老年人精神状态及合作程度，向老年人解释有效咳嗽的目的、方法、注意事项及配合要点。

2. 计划

（1）环境准备：整洁、安静、舒适、安全。

（2）老年人准备：能配合有效咳嗽、咳痰。

（3）照护人员准备：着装整洁，修剪指甲后洗净并温暖双手，戴口罩。

（4）用物准备：软枕、痰杯、漱口水、纸巾等。

3. 实施　具体实施内容见表 9.8。

表 9.8　促进老年人进行有效咳嗽

操作流程	操作步骤	要点说明
1. 核对检查	核对医嘱、姓名，备齐用物携至老年人床旁	
2. 实施过程	（1）老年人取坐位或者半卧位，屈膝，上身稍向前倾，双手抱膝或在胸部与膝盖间放置一个枕头并用两肋夹紧 （2）指导老年人进行 4～5 次深呼吸 （3）最后一次深呼吸的吸气末屏气 3～5 s，身体前倾，腹肌收缩，进行 2～3 次短促而有力的爆破性咳嗽，张口将痰咳出，咳嗽过程中双臂施加压力，以帮助咳嗽。照护人员可在老年人咳嗽时，用双手稳定地按压胸壁下侧，有助于咳嗽 （4）指导老年人缩唇呼吸也可以引起咳嗽反射，有助于排痰。嘱老年人闭口经鼻吸气，然后通过缩唇（吹口哨样）呼气，同时收缩腹部，引起咳嗽反射	◇ 注意保护胸、腹部伤口 ◇ 操作过程中密切观察老年人意识及生命体征变化
3. 整理用物	整理用物，将物品放回原处	

续表

操作流程	操作步骤	要点说明
4.洗手记录	（1）按七步洗手法洗手 （2）记录操作时间，老年人咳嗽的效果和咳出痰液的颜色、性状及量	

4．评价

（1）与老年人沟通顺畅，老年人主动配合并了解有效咳嗽的相关知识。

（2）指导老年人有效咳嗽并达到预期疗效。

（二）叩背排痰

对于长期卧床，痰多不能自行咳出的老年人，可采取叩背排痰，借助叩击力量，促使痰液排出以保证呼吸道通畅，预防并发症的发生。

【操作目的】

协助老年人排痰。

【操作程序】

1．评估

（1）辨识老年人，与老年人沟通交流。

（2）评估老年人精神状态及合作程度，向老年人解释叩背排痰的目的、方法、注意事项及配合要点。

2．计划

（1）环境准备：整洁、安静、舒适、安全。

（2）老年人准备：老年人平卧在床，已拉起床档，能配合照护人员进行叩背排痰。

（3）照护人员准备：着装整洁，修剪指甲后洗净并温暖双手，戴口罩。

（4）用物准备：纸巾、毛巾。

3．实施 具体实施内容见表9.9。

表9.9 为老年人叩背排痰

操作流程	操作步骤	要点说明
1.查对评估	核对医嘱、姓名，备齐用物携至老年人床旁	
2.实施过程	（1）协助老年人采取坐位或翻身侧卧面向照护人员 （2）暴露老年人背部，叩击部位垫薄毛巾，照护人员一手扶住老年人，保持体位稳定，另一手手指弯曲并拢，使指关节屈曲成120°角，手掌呈杯状，指腹与大小鱼际着落，利用腕关节力量从下至上、从外至内有节律地叩击。背部从第10肋间隙开始，向上叩击至肩部，叩击频率为120～130次/min，注意避开脊柱和肾区，每侧叩击1～3 min	✧操作前应温暖双手，以免过凉而引起老年人的不适感

操作流程	操作步骤	要点说明
2. 实施过程	（3）叩背时，由后背部的肺底向上叩击至肩下，每次叩击部位要与上次叩击部位有1/3的重叠，不可遗漏。叩击一侧之后再叩击另一侧，每侧叩击次数至少3遍 （4）操作过程中协助老年人进行间歇性深呼吸并用力咳嗽，咳出痰液后协助擦净面部，清洁口腔	✧ 密切观察老年人状况，如出现呼吸困难、发绀或其他不适症状，应立即停止操作
3. 整理用物	整理用物，将物品放回原处	
4. 洗手记录	（1）按七步洗手法洗手 （2）记录操作时间，叩背排痰的效果和排出痰液的颜色、性状及量	

4．评价

（1）与老年人沟通顺畅，老年人主动配合并了解叩背排痰的相关知识。

（2）为老年人叩背排痰并达到预期疗效。

（3）照护人员做到正确叩背排痰。

【注意事项】

（1）用单层薄布保护胸廓部位，避免直接叩击引起皮肤发红，但覆盖物不宜过厚，以免降低叩击效果。叩击时要避开乳房、心脏、骨骼突出（如脊柱、肩胛骨、胸骨）及衣服拉链、纽扣等。

（2）叩击力量要适中，以老年人不感到疼痛为宜；应在餐前30 min至餐后2 h内完成，注意老年人的反应，以免发生呕吐引起窒息。

（3）叩击后协助老年人休息、漱口，以去除口腔痰液及气味，询问老年人的感受，观察痰液情况等。

（4）有咯血、肺水肿、未经引流的气胸、肋骨骨折及病理性骨折史的老年人禁用叩背排痰。

知识链接

振动排痰机

振动排痰机模拟正常生理咳嗽的原理，由主机（内置气动脉冲发生器）产生高频压缩空气，通过与充气背心相连的传动软管，高速往复向背心充、放气，使老年人胸壁产生有规律的舒张运动，当运动达到一定频率时，背心包裹下的胸腔会产生振荡，类似轻微咳嗽的动作，使呼吸气道黏膜表面黏液、代谢物松弛、液化，继而变小、变松而脱落，痰液从支气管移动到主气管后，通过咳嗽被排出体外（图9.9）。

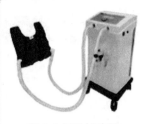

振动排痰机可代替传统的以人工胸部叩击、震颤、定向挤推等方式进行的体位引流，将长期滞留于肺部或较深层的积液经多方位振动、挤压与定向引液排出体外。除此以外，振动排痰机还可以改善肺部血液循环，预防静脉淤滞，松弛呼吸肌，改善全身肌张力，增强呼吸肌力产生咳嗽反射，从而有利于机体康复。

图9.9 振动排痰机

（三）协助老年人吸痰

吸痰法是指一种经口腔、鼻腔、人工气道将呼吸道的分泌物吸出，以保持呼吸道通畅，预防吸入性肺炎、肺不张、窒息等并发症的排痰方法。临床上吸痰法主要用于因年老体弱、病情危重、昏迷、麻醉后未清醒等而不能有效咳嗽、排痰者。

吸痰装置有中心负压吸引器、电动吸引器两种，它们利用负压吸引原理，连接导管吸出痰液。医院设有中心负压吸引装置（图9.10），通过管道连接到各病室床单位，使用时只须连接吸痰导管，开启开关，即可吸痰，十分便利。

电动吸引器由马达、偏心轮、气体过滤器、负压表、安全瓶、贮液瓶等组成（图9.11）。安全瓶和贮液瓶可贮液体1 000 mL，瓶塞上有两根玻璃管，通过橡胶管相互连接。接通电源后马达带动偏心轮，从吸气孔吸出瓶内空气，并由排气孔排出，不断循环转动，使瓶内产生负压，将痰液吸出。

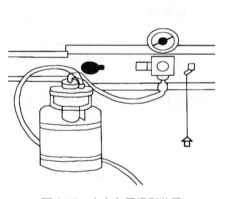

图9.10　中心负压吸引装置

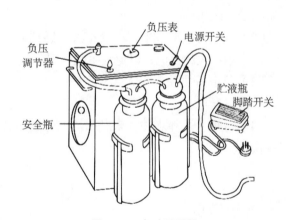

图9.11　电动吸引器

在紧急状态下，可用注射器吸痰和口对口吸痰。前者用50～100 mL注射器连接吸痰管进行抽吸；后者由照护人员托起老年人下颌，使老年人头后仰并捏住其鼻孔，口对口吸出呼吸道分泌物，解除呼吸道梗阻症状。

【操作目的】

（1）清除呼吸道分泌物，保持呼吸道通畅。

（2）促进呼吸功能，改善肺通气。

（3）预防肺部并发症发生。

【操作程序】

1. 评估

（1）辨识老年人，与老年人沟通交流，向老年人及其家属解释吸痰的目的、方法、注意事项及配合要点。

（2）评估老年人年龄、病情、意识、治疗情况，自行排出呼吸道分泌物的能力，心理状态及合作程度，目前老年人的血氧饱和度。

2. 计划

（1）环境准备：室温适宜，光线充足，环境安静。

（2）老年人准备：了解吸痰的目的、方法、注意事项及配合要点，体位舒适，情绪稳定。

（3）照护人员准备：衣帽整洁，修剪指甲，洗手，戴口罩。

（4）用物准备：治疗盘内备治疗碗2个（试吸和冲洗分开，内盛无菌生理盐水）、一次性无菌吸痰管数根、无菌纱布、无菌血管钳或镊子、无菌手套、弯盘，治疗盘外备电动吸引器或中心负压吸引器。必要时备压舌板、张口器、舌钳、电源插板等。

3. 实施　具体实施内容见表9.10。

表 9.10　为老年人吸痰

操作流程	操作步骤	要点说明
1. 核对姓名	携用物至老年人床旁，核对老年人床号、姓名、腕带，向老年人解释操作目的、过程及方法	◇ 确认老年人，消除老年人紧张情绪，取得配合
2. 准备工作	（1）接通电源，打开开关，检查吸引器性能，调节负压 （2）检查老年人口腔、鼻腔，取下活动义齿 （3）老年人头部偏向照护人员一侧	◇ 一般老年人负压设为40.0～53.3 kPa（300～400 mmHg） ◇ 防止义齿脱落；若口腔吸痰有困难，可由鼻腔吸引；昏迷老年人可用压舌板或张口器帮助其张口
3. 实施吸痰	（1）连接吸痰管，在试吸碗中试吸少量生理盐水 （2）照护人员一手反折吸痰管末端，另一手用无菌血管钳（镊）或戴手套持吸痰管前端，插入老年人口咽部（10～15 cm），然后放松导管末端，先吸口咽部分泌物，再吸气管内分泌物〔若经鼻腔吸痰，插入20～25 cm至口（鼻）部；若为气管切开吸痰，注意无菌操作，先吸气管切开处，再吸气管其余部分〕。采取左右旋转向上提拉的手法，以利于呼吸道分泌物的充分吸尽；一根吸痰管只使用一次 （3）吸痰管退出时，在冲洗碗中用生理盐水抽吸冲洗 （4）观察气道是否通畅，老年人的反应如面色、呼吸、心率、血压等，以及吸出痰液的颜色、性状及量	◇ 检查吸痰管是否通畅，同时润滑导管前端 ◇ 插管时不可带有负压，以免引起呼吸道黏膜损伤 ◇ 动态评估老年人

操作流程	操作步骤	要点说明
4.整理用物	（1）拭净老年人脸部分泌物，取舒适体位，整理床单位 （2）吸痰管按一次性用物处理，玻璃接管插入盛有消毒剂的容器中浸泡	✧ 吸痰用物根据情况每班或每日更换
5.洗手记录	（1）按七步洗手法洗手 （2）记录痰液的量、颜色、黏稠度、气味，老年人反应等	✧ 预防交叉感染

4．评价

（1）老年人愿意配合，有安全感。

（2）老年人的痰液及时吸出，气道通畅，呼吸功能改善；呼吸道黏膜未发生机械性损伤。

（3）照护人员操作过程规范、安全、有效。

【注意事项】

（1）吸痰前检查电动吸引器性能是否良好，连接是否正确。

（2）严格执行无菌操作，每次吸痰应更换吸痰管。

（3）负压适宜，一般老年人吸痰负压为40.0～53.3 kPa（300～400 mmHg），动作轻稳，防止老年人呼吸道黏膜损伤。

（4）吸痰前后给予老年人高流量吸氧3～5 min，每次吸痰时间<15 s，以免造成老年人缺氧。

（5）痰液黏稠时，可配合叩击、雾化吸入等，以提高吸痰效果。

（6）电动吸引器连续使用时间不宜过久；贮液瓶内液体不超过2/3体积时，及时倾倒，以免液体过多吸入马达内损坏仪器。贮液瓶内放少量清水，使吸出液不至于黏附于瓶底，便于清洗消毒。

（四）氧气吸入法

氧气吸入法是指一种通过给氧提高动脉血氧分压（PaO_2）和动脉血氧饱和度（SaO_2），增加动脉血的氧含量（CaO_2），以纠正各种原因造成的缺氧状态，促进组织的新陈代谢，维持机体生命的治疗方法。

【操作目的】

（1）纠正各种原因造成的缺氧状态，提高动脉血氧分压和动脉血氧饱和度，增加动脉血的氧含量。

（2）促进组织的新陈代谢，维持机体生命活动。

【操作程序】

1．评估

（1）老年人年龄、病情、意识、治疗情况、心理状态及合作程度。

（2）向老年人及其家属解释给氧的目的、方法、注意事项及配合要点。

（3）缺氧程度判断，根据老年人临床表现及血气分析的PaO_2和SaO_2来确定。血气分析检查是监测用氧效果的客观指标，当老年人 PaO_2 低于 50 mmHg（6.6 kPa）时，应给予吸氧。缺氧程度划分见表 9.11。

表 9.11　缺氧程度划分

程度	血气分析		临床表现	
	PaO_2	SaO_2	发绀	呼吸困难
轻度	> 6.67 kPa（50 mmHg）	> 80%	不明显	不明显
中度	4～6.67 kPa（30～50 mmHg）	60%～80%	明显	明显
重度	< 4 kPa（30 mmHg）	< 60%	显著	严重、三凹征明显

2. 计划

（1）老年人准备：了解吸氧的目的、方法、注意事项及配合要点；体位舒适，情绪稳定，愿意配合。

（2）照护人员准备：着装整洁，洗手，戴口罩。

（3）环境准备：室温适宜，光线充足，环境安静，远离火源。

（4）用物准备：

① 治疗盘内备小药杯（内盛冷开水）、纱布、弯盘、鼻导管、棉签、扳手，治疗盘外备用氧记录单、笔、标志物、手消毒剂。

② 供氧装置：有氧气筒和氧气表装置、管道氧气装置。

第一种供氧装置：氧气筒和氧气表装置（图 9.12）。

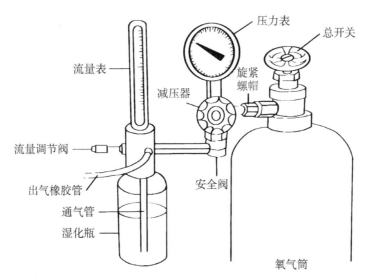

图 9.12　氧气筒和氧气表装置

氧气筒是一个圆柱形无缝钢筒，耐高压，筒内压强可达 14.7 MPa（150 kg/cm²），可容纳氧气约 6 000 L。氧气筒的顶部有一总开关，控制氧气的进出。氧气筒颈部的侧面，有一气门与氧气表相连，是氧气从筒中输出的途径。

氧气表由压力表、减压器、流量表、湿化瓶及安全阀等组成。压力表可测氧气筒内的压强；压强越大，表明氧气筒内氧气越多。减压器是一种弹簧自动减压装置，可将氧气筒内的压强降低 0.2～0.3 MPa。为使流量保持平稳，保证安全，流量表被用于测量每分钟氧气的流出量。湿化瓶具有湿化氧气及观察氧气流量的作用，可选用一次性或内装容积的 1/3～1/2 冷开水或蒸馏水的湿化瓶，通气管浸入水中，湿化瓶出口和鼻导管相连。安全阀的作用是当氧气流量过大、压强过高时，其内部活塞即自行上推，过多的氧气由四周小孔流出，以确保安全。

装表法：氧气表装在氧气筒上以备急用。方法：将氧气筒置于氧气架上打开总开关（逆时针转 1/4 周），使少量气体从气门处流出，随即迅速关好总开关（顺时针），达到避免灰尘被吹入氧气表、清洁气门的目的；将压力表稍向后倾置于氧气筒的气门上，用手初步旋紧，再用扳手拧紧，使压力表直立于压力筒旁并连接湿化瓶；确认流量开关是关闭状态，打开总开关，再打开流量开关，检查氧气装置无漏气、流出通畅，关紧流量开关，推至房间备用。装表法可简单归纳为一吹（尘）、二上（表）、三紧（拧紧）、四查（检查）。

氧气筒内的氧气供应时间可按下列公式计算：

$$\text{可供应时间（min）} = \frac{[\text{压力表示数}(\text{kg/cm}^2) - 5\,(\text{kg/cm}^2)] \times \text{氧气筒的容积（L）}}{1\,(\text{kg/cm}^2) \times \text{氧流量（L/min）} \times 60}$$

氧气浓度与流量的关系：吸氧浓度（%）=21+4× 氧流量（L/min）

第二种供氧装置：管道氧气装置（中心供氧装置）（图 9.13）。氧气由集中供应站负责供给，经管道输送到各个房间。供应站设总开关控制，各用氧单位有固定在墙上的氧气插孔，连接特制的流量表，打开流量表即可使用。此法迅速、方便。

装表法：将流量表安装在中心供氧管道氧气流出口处。接上湿化瓶；然后打开流量开关，调节流量，检查流量浮标能达到既定流量（刻度），确定全套装置无漏气后备用。

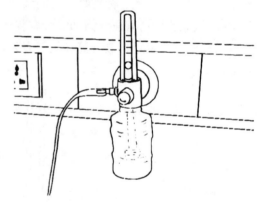

图 9.13　中心供氧装置

3. 实施

（1）鼻导管给氧法（表 9.12）：将鼻导管前端插入鼻孔内约 1 cm，导管环固定稳妥即可。此法比较简单，老年人感觉比较舒适，容易接受，因而是目前常用的给氧方法之一。

表 9.12　为老年人鼻导管吸氧

操作流程	操作步骤	要点说明
1.核对姓名	（1）核对老年人信息 （2）评估环境及老年人意识状态、自理能力及心理需求 （3）照护人员向老年人解释吸氧的目的，取得老年人配合	◇ 确认老年人姓名

操作流程	操作步骤	要点说明
2. 清洁检查	用湿棉签清洁双侧鼻腔并检查	◇ 检查鼻腔有无分泌物堵塞及异常
3. 连接导管	将鼻导管与湿化瓶的出口相连接	
4. 调节流量	调节所需氧流量	◇ 根据病情需要调节
5. 湿润检查	将鼻导管前端放入小药杯冷开水中湿润，并检查鼻导管是否通畅	
6. 插鼻导管	将鼻导管插入老年人鼻孔 1 cm	◇ 动作轻柔，以免引起黏膜损伤
7. 固定导管	将导管环绕老年人耳部向下放置并调节松紧度	◇ 松紧适宜，防止因导管太紧引起皮肤受损
8. 记录情况	记录给氧时间、氧流量、老年人反应	◇ 便于对照
9. 观察效果	观察缺氧症状，实验室指标，氧气装置是否漏气、通畅，有无氧疗不良反应	◇ 告诉老年人勿随意调节氧流量，注意用氧安全 ◇ 有异常及时处理
10. 停止用氧	先取下鼻导管	◇ 防止操作不当，引起组织损伤
11. 安置老年人	体位舒适，整理床单位	◇ 整理床单位
12. 按序卸表	（1）氧气筒：关闭总开关，放出余气后，关闭流量开关，再卸表 （2）中心供氧：关闭流量开关，取下流量表	◇ 卸表口诀：一关（总开关及流量开关）、二扶（压力表）、三松（氧气筒气门与氧气表连接处）、四卸（表）
13. 用物处理	清理用物	◇ 一次性用物消毒后集中处理 ◇ 氧气筒上悬挂空或满标志
14. 准确记录	洗手记录	◇ 记录停止用氧时间及效果

（2）鼻塞法：鼻塞是一种用塑料制成的球状物，操作时将鼻塞塞入一侧鼻孔鼻前庭内给氧。此法刺激性小，老年人较为舒适，且两侧鼻孔可交替使用，适用于长期吸氧的老年人。

（3）面罩法：将面罩置于老年人的口鼻部供氧，氧气自下端输入，呼出的气体从面罩两侧孔排出。由于口、鼻部都能吸入氧气，效果较好。给氧时必须有足够的氧流量，一般为 6～8 L/min。此法适用于张口呼吸且病情较重的老年人。

（4）氧气头罩法：将老年人头部置于头罩里，罩面上有多个孔，可以保持罩内一定的氧浓度、温度和湿度。头罩与颈部之间要保持适当的空隙，防止二氧化碳潴留及重复吸入。

（5）氧气枕法：氧气枕是一个长方形橡胶枕，枕的一角有一根橡胶管，上有调节器可调节氧流量，氧气枕充入氧气，接上湿化瓶即可使用。此法可用于家庭氧疗、病情危重的老年人的抢救或转运，以枕代替氧气装置。

4. 评价

（1）老年人能配合并了解安全用氧的相关知识，缺氧症状得到改善，无呼吸道损伤及其他意外发生。

（2）照护人员能安全用氧、操作熟练、迅速、手法正确，程序规范。

（3）与老年人有效沟通，老年人积极配合操作、需要得到满足。

5. 家庭供氧方法

随着便携式供氧装置的问世和家庭用氧源的发展，一些慢性呼吸系统疾病和持续低氧血症的老年人可以在家中进行氧疗。家庭氧疗一般采用制氧器、小型氧气瓶及氧气枕等方法，对改善老年人的健康状况，提高他们的生活质量和运动耐力有显著疗效。

【注意事项】

（1）用氧前，检查氧气装置有无漏气、是否通畅。

（2）严格遵守操作规程，注意用氧安全，切实做好"四防"，即防震、防火、防热、防油。氧气瓶搬运时要避免倾倒撞击。氧气筒应放于阴凉处，周围严禁烟火及放置易燃品，距明火至少 5 m，距暖气至少 1 m，以防引起燃烧。氧气表及螺旋口勿上油，也不要用带油的手装卸。

（3）使用氧气时，应先调节流量后应用。停用氧气时，应先拔出导管，再关闭氧气开关。中途改变流量时，应先分离鼻导管与湿化瓶连接处，调节好流量再接上，以免开关一旦出错，大量氧气进入呼吸道而损伤肺部组织。

（4）常用湿化液灭菌蒸馏水。急性肺水肿用 20%～30% 乙醇，具有降低肺泡内泡沫的表面张力，使肺泡内泡沫破裂、消散，改善肺部气体交换，减轻缺氧症状的作用。

（5）氧气筒内氧勿用尽，至少要保留 0.5 MPa（5 kg/cm^2），以免灰尘进入筒内，再充气时引起爆炸。

（6）对未用完或已用尽的氧气筒，应分别悬挂"满"或"空"的标志，既便于及时调换，又便于急用时搬运，提高抢救速度。

（7）氧疗的不良反应及其预防。当氧浓度高于 60%、持续时间超过 24 h 时，可出现氧疗副作用，常见氧疗副作用有：

① 氧中毒：其特点是肺实质的改变，表现为胸骨下不适、疼痛、灼热感，继而出现呼吸增快、恶心、呕吐、烦躁、断续的干咳。预防措施是避免长时间、高浓度氧疗，经常做血气分析，动态观察氧疗的治疗效果。

② 肺不张：吸入高浓度氧气后，肺泡内氮气被大量置换，支气管一旦阻塞，其所属肺泡内的氧气被肺循环血液迅速吸收，引起吸入性肺不张。主要表现为烦躁、呼吸、心率增快，血压上升，继而出现呼吸困难、发绀、昏迷。预防措施是鼓励老年人做深呼吸，多咳嗽和经常改变卧位、姿势，防止分泌物阻塞气管。

③ 呼吸道黏膜干燥：氧气是一种干燥气体，吸入后可导致呼吸道黏膜干燥，分泌物黏稠，不易咳出，且有损纤毛运动。因此，氧气吸入前一定要先湿化再吸入，以此减轻刺激作用，并定期雾化吸入。

④ 呼吸抑制：见于 Ⅱ 型呼吸衰竭者（PaO_2 降低、$PaCO_2$ 增高），由于 $PaCO_2$ 长期处于高水平，呼吸中枢失去了对二氧化碳的敏感性，呼吸的调节主要依靠缺氧对外周化学感受器的刺激来维持，吸入高浓度氧破坏了缺氧对呼吸的刺激作用，使呼吸中枢抑制加重，甚至呼吸停止。因此对 Ⅱ 型呼吸衰竭老年人应给予低浓度、低流量（1～2 L/min）持续吸氧，维持 PaO_2 在 8 kPa 即可。

任务四　老年人血压的观察与照护

　　血压是血管内流动着的血液对单位面积血管壁的侧压力（压强）。在不同血管内，血压被分别称为动脉血压、毛细血管压和静脉血压，而一般所说的血压是指动脉血压。

　　在一个心动周期中，动脉血压随着心室的收缩和舒张而发生规律性的波动。心室收缩时，动脉血压上升达到的最高值称为收缩压。心室舒张末时，动脉血压下降达到的最低值称为舒张压。收缩压与舒张压的差值称为脉搏压，简称脉压。在一个心动周期中，动脉血压的平均值称为平均动脉压，约等于舒张压加 1/3 脉压。血压是反映循环系统功能的指标，如无特殊注明，均指肱动脉的血压。血压可随年龄、性别、睡眠、活动、疼痛、体型、身体部位、环境、情绪等因素的改变而发生变化。

一、血压正常值及生理变化

（一）血压的形成

　　心血管系统是一个封闭的管道系统，在这个系统中足够量的血液充盈是形成血压的前提，心脏射血与外周阻力是形成血压的基本因素，同时大动脉的弹性贮器作用对血压的形成也有重要的作用。

　　产生动脉血压的前提条件是心血管内有足够量的血液充盈，血液的充盈度可用循环系统平均充盈压表示，在成年人中约为 0.93 kPa（7 mmHg）。心脏射血是形成动脉血压的能量来源。心室肌收缩所释放的能量可分为两部分：一部分是动能，用于推动血液在血管中流动；另一部分是势能，用于形成对血管壁的侧压，并使血管壁扩张，暂贮血液。心室舒张时，被扩张的大血管弹性回缩，将部分势能又转化为推动血流的动能，使血液继续向前流动。如果只有心室肌收缩而无外周阻力，心室收缩释放的能量将全部表现为动能，迅速向外周流失，动脉血压不能形成，而在存在外周阻力的情况下，左心室射出的血量（60～80 mL/次）仅 1/3 流向外周，其余 2/3 暂时贮存于主动脉和大动脉内，形成较高的收缩压。心室舒张，主动脉和大动脉管壁弹性回缩，将贮存的势能转化为动能，推动血液继续流动，维持一定的舒张压。大动脉的弹性对动脉血压的变化有缓冲作用，同时使心室的间断射血变为动脉内持续的血流。因此，动脉血压的形成是多种因素相互作用的结果。

（二）影响血压的因素

　　凡与动脉血压形成有关的因素发生改变，都可影响动脉血压。以下就单一影响加以分析。

　　1. 每搏输出量　　每搏输出量增大，心室收缩期射入主动脉的血量增多，收缩压明显升高。由于动脉血压升高，血流速度加快，如果外周阻力和心率变化不大，则大动脉内增多的血量仍可在心室舒张期内流向外周，到舒张末期滞留在动脉内的血量增加并不多，舒张压虽有所升高，但程度不大，因而脉压增大。因此，收缩压的高低主要反映每搏输出量的多少。

2. 心率 心率增快，而每搏输出量和外周阻力相对不变时，由于心室舒张期缩短，该期内流向外周的血量减少，则心室舒张末期主动脉内存留的血量增多，舒张压明显升高。由于动脉血压升高可使血流速度加快，因此心室收缩期内仍有较多的血液从主动脉流向外周，但收缩压升高不如舒张压明显，因而脉压减小。因此，心率主要影响舒张压。

3. 外周阻力 在心排血量不变而外周阻力增大时，心室舒张期中血液向外周流动的速度减慢，心室舒张末期存留在主动脉中的血量增多，舒张压明显升高。在心室收缩期，由于动脉血压升高使血流速度加快，收缩压的升高不如舒张压明显，脉压减小。因此，舒张压的高低主要反映外周阻力的大小。

外周阻力的大小受阻力血管（小动脉和微动脉）口径和血液黏稠度的影响，阻力血管口径变小，血液黏稠度增高，外周阻力则增大。

4. 主动脉和大动脉管壁的弹性 大动脉管壁的弹性对血压起缓冲作用。随着年龄的增长，血管中的胶原纤维增生，逐渐取代平滑肌与弹性纤维，以致血管的顺应性降低。收缩压升高，舒张压降低，脉压增大。

5. 循环血量与血管容量 循环血量和血管容量相适应，才能使血管系统足够地充盈，产生循环系统平均充盈压。正常情况下，循环血量与血管容量是相适应的。如果循环血量减少或血管容量扩大，血压便会下降。

动脉血压保持相对稳定具有重要的生理意义。动脉血压是推动血液流动的驱动力，它必须达到一定的高度，并且保持相对稳定，才能保证全身各器官有足够的血液供应，各器官的代谢和功能活动才能正常进行。若动脉血压过低，则不能满足机体组织代谢的需要，导致组织缺血、缺氧，造成严重后果。若动脉血压过高，则心室射血所遇阻力过大，心肌后负荷加重，长期持续的高血压可致组织器官产生一系列病理生理改变，这是脑卒中、冠心病的主要危险因素之一，是人类健康与生命的无形"杀手"。

（三）血压的生理变化

1. 正常血压 测量血压，一般以肱动脉为标准。正常成年人安静状态下的血压范围比较稳定，其收缩压正常范围为 90～139 mmHg，舒张压正常范围为 60～89 mmHg，脉压正常范围为 30～40 mmHg。

按照国际标准计量单位规定，压强的单位是帕（Pa），即牛/米²（N/m²），但帕的单位较小，故血压的单位通常用千帕（kPa）。由于人们长期以来使用水银血压计测量血压，因此习惯上用水银柱的高度即毫米汞柱（mmHg）来表示血压数值。其换算公式为 1 mmHg = 0.133 kPa，1 kPa = 7.5 mmHg。

2. 生理变化

（1）年龄：随年龄的增长，收缩压和舒张压均有逐渐增高的趋势，但收缩压的升高比舒张压的升高更为显著。成年人血压平均值为 120/80 mmHg，老年人血压平均值为（140～160）/（80～90）mmHg。

（2）性别：女性在更年期前，血压低于男性；更年期后，血压升高，差别较小。

（3）昼夜和睡眠：血压呈明显的昼夜波动，表现为夜间血压最低，清晨起床活动后血压迅速升高。大多数人的血压在凌晨 2～3 时最低，在上午 6～10 时及下午 4～8 时各有一个高峰，晚上 8 时后血压呈缓慢下降趋势，表现为"双峰双谷"，这一现象称动脉血压的日节律。在老年人中动脉血压的日高夜低现象更为显著，有明显的低谷与高峰。睡眠不佳血压也可略有升高。

（4）环境：寒冷环境，由于末梢血管收缩，血压可略有升高；高温环境，由于皮肤血管扩张，血压可略下降。

（5）体型：高大、肥胖者血压较高。

（6）体位：立位血压高于坐位血压，坐位血压高于卧位血压，这与重力引起的代偿机制有关。对于长期卧床或使用某些降压药物的老年人，若由卧位改为立位，可出现头晕、心慌、站立不稳甚至晕厥等体位性低血压的表现。

（7）身体不同部位：一般右上肢高于左上肢，其原因是右侧肱动脉来自主动脉弓的第一大分支无名动脉，而左侧肱动脉来自主动脉的第三大分支左锁骨下动脉，由于能量消耗，右侧血压比左侧高 10～20 mmHg。下肢血压高于上肢 20～40 mmHg，其与股动脉的管径较肱动脉粗、血流量大有关。

（8）其他：剧烈运动、情绪激动、紧张、恐惧、兴奋、吸烟可使血压升高。饮酒、摄盐过多、用药对血压也有影响。

二、异常血压的评估及照护
（一）异常血压的评估

1. 高血压　高血压指在未使用降压药物的情况下，18岁以上成年人收缩压 ≥ 140 mmHg 和 / 或舒张压 ≥ 90 mmHg。根据引起高血压的原因不同，高血压分为原发性高血压与继发性高血压两大类。约95%的老年人的高血压病因不明，称为原发性高血压；约5%的老年人的血压升高是其某种疾病的一种临床表现，称为继发性高血压。由于高血压患病率高，且常引起心、脑、肾等重要脏器的损害，因而其是医学界重点防治的疾病之一。血压水平分类和定义见表9.13。

表 9.13　血压水平分类和定义

分级	收缩压 / mmHg	舒张压 / mmHg
正常血压	< 120 和	< 80
正常高值	120～139 和 / 或	80～89
高血压	≥ 140 和 / 或	≥ 90
1 级高血压（轻度）	140～159 和 / 或	90～99
2 级高血压（中度）	160～179 和 / 或	100～109
3 级高血压（重度）	≥ 180 和 / 或	≥ 110
单纯收缩期高血压	≥ 140 和	< 90

注：若收缩压、舒张压分属不同等级，则以较高的分级为准。

2. 低血压　血压低于 90/60 mmHg，常见于大量失血、休克、急性心力衰竭等。

3. 脉压异常

（1）脉压增大：脉压大于 40 mmHg 称为脉压增大，常见于主动脉硬化、主动脉瓣关闭不全、动静脉瘘、甲状腺功能亢进等。

（2）脉压减小：脉压小于 30 mmHg 称为脉压减小，常见于心包积液、缩窄性心包炎、末梢循环衰竭等。

（二）老年人异常血压的照护

1. 良好环境　提供适宜温度、湿度，通风良好、照明合理、整洁安静的舒适环境。

2. 合理饮食　选择易消化、低脂、低胆固醇、低盐、高维生素、富含纤维素的食物。高血压老年人应减少钠盐摄入，逐步降至世界卫生组织推荐的每人每日食盐 6 g 的要求。

3. 生活规律　良好的生活习惯是保持健康、维持正常血压的重要条件。如保证足够的睡眠、养成定时排便的习惯、注意保暖，避免冷热刺激等。

4. 控制情绪　精神紧张、情绪激动、烦躁、焦虑、忧愁等都是诱发高血压的精神因素，因此高血压老年人，应加强自我修养，随时调整情绪，保持心情舒畅。

5. 坚持运动　积极参加力所能及的体力劳动和适当的体育运动，以改善血液循环，增强心血管功能。鼓励高血压老年人进行每周 3～5 次、每次持续 30 min 左右的中等强度的运动，如步行、快走、慢跑、游泳、练气功、打太极拳等，应注意量力而行，循序渐进。

6. 加强监测　对须密切观察血压者应做到"四定"，即定时间、定部位、定体位、定血压计；合理用药，注意药物治疗效果和不良反应的监测；观察有无并发症的发生。

7. 健康教育　若发现老年人血压过低，应迅速将其安置为仰卧位，以保证大脑和心脏血液供应。待症状消失或血压恢复常态后再慢慢坐起，无头晕、眼花等症状后再站立行走，以避免跌倒而导致骨折或者其他外伤。另外，注意预防体位性低血压，老年人从卧位、蹲位站立要慢，早晨起床先在床上活动半分钟、床上坐半分钟、床沿腿下垂坐半分钟，再慢慢站立。平时避免长时间站立，避免蹲位如厕，可适当参加体育锻炼，以增强机体的调节能力。教会老年人测量和判断异常血压的方法，生活有度、作息有时、修身养性、合理营养、戒烟限酒。

三、血压的测量技术

血压测量可分为直接测量和间接测量。直接测量数值精确、可靠，但它属于一种有创性检查，仅限于急危重症、行特大手术及严重休克的老年人的血压监测。

间接测量法是应用血压计间接测量血压，它是根据血液通过狭窄的血管形成涡流时发出响声而设计的，间接测量法简单可行，无创伤，适用于任何老年人。

（一）血压计的种类与构造

1. 血压计的种类　血压计主要有水银血压计（立式和台式两种，立式血压计可随意调节高度）、无液血压计、电子血压计三种。

2. 血压计的构造　血压计主要由三部分组成。

（1）加压气球和压力活门：加压气球可向袖带气囊充气，压力活门可调节压力大小。

（2）袖带：由内层长方形扁平的橡胶气囊和外层布套组成。要选用大小合适的气囊袖带，气囊至少应包裹 80% 上臂。大多数成年人的臂围为 25～35 cm，可使用气囊长 22～26 cm、宽 12 cm 的标准规格袖带（目前国内商品水银血压计的气囊规格为长 22 cm、宽 12 cm）。肥胖者或臂围大者应使用大规格气囊袖带，儿童应使用小规格气囊袖带。若袖带太窄，须加大力量才能阻断动脉血流，测得数值偏高；若袖带太宽，大段血管受阻，测得数值偏低。袖带上有两根橡胶管，一根与加压气球相连，另一根与压力表相通。

（3）血压计主体：

① 水银血压计：又称汞柱血压计，由玻璃管、标尺、水银槽三部分组成。在血压计盒盖内面固定一根玻璃管，管面上标有双刻度（标尺）0～300 mmHg 和 0～40 kPa，最小分度值分别为 2 mmHg 和 0.5 kPa，玻璃管上端盖以金属帽与大气相通，玻璃管下端和水银槽（贮有水银 60 g）相连。水银血压计的优点是测得数值准确可靠，但较笨重且玻璃管部分易破裂。

② 无液血压计：又称弹簧式血压计、压力表式血压计。外形呈圆盘状，正面盘上标有刻度，盘中央有一指针提示血压数值。其优点是携带方便，缺点是可信度差。

③ 电子血压计：袖带内有一换能器，有自动采样电脑控制数字运算及自动放气程序，数秒内可得到收缩压、舒张压、脉搏数值。其优点是操作方便，不用听诊器，省去放气系统，排除了听觉不灵敏、噪声干扰等造成的误差；缺点是准确性较差。

（二）老年人血压测量的技术

【操作目的】

（1）判断血压有无异常。

（2）监测血压变化，间接了解循环系统的功能状况，以了解疾病情况。

（3）协助诊断，为预防、治疗、康复和照护提供依据。

【操作程序】

1. 评估

（1）辨识老年人，与老年人沟通。

（2）评估老年人意识状态、合作程度、身体情况、既往血压状况、服药情况、有无偏瘫及功能障碍。

（3）评估老年人在 30 min 内有无影响测量血压准确性的因素。

2. 计划

（1）环境准备：环境安静，光线充足，温湿度适宜，舒适安全。

（2）老年人准备：体位舒适，情绪稳定。了解血压测量的目的、方法、注意事项及配合要点，测量前 30 min 内无吸烟、运动、情绪变化等影响血压准确性的因素。

（3）照护人员准备：着装整洁，洗手，戴口罩。

（4）用物准备：治疗盘内备血压计（检查血压计的袖带宽窄是否合适，水银是否充足，玻璃管有无裂缝，玻璃管上端是否和大气相通，橡胶管和输气球有无漏气）、听诊器（检查听诊器是否完好）、记录本、笔。

3. 实施　具体实施内容见表 9.14、表 9.15。

表 9.14　为老年人用水银血压计测血压

操作流程	操作步骤	要点说明
1. 核对解释	备齐用物携至老年人床旁；核对老年人信息，解释操作目的，取得配合	◇ 测血压前，嘱老年人至少安静休息 5 min，30 min 内禁止吸烟或饮咖啡，排空膀胱

操作流程	操作步骤	要点说明
2. 安置体位	（1）老年人取坐位或仰卧位 （2）坐位时手臂平第4肋，仰卧位时平腋中线	✧ 使被测肢体的肱动脉与心脏位于同一水平
3. 安置手臂	一般选择右上臂。卷袖（必要时脱袖），露出上臂，肘部伸直，掌心向上，自然放置	✧ 袖口不宜过紧，以免阻断血流，影响测得的血压值
4. 开血压计	放置好血压计，开启水银槽开关	✧ 血压计"0"点应与肱动脉、心脏位于同一水平
5. 缠好袖带	驱尽袖带内空气，平整地缠于上臂中部，其下缘距肘窝2～3 cm，松紧以能伸入一指为宜	✧ 袖带过松、过紧会影响测得的血压值
6. 置听诊器	将听诊器胸件放于肱动脉搏动最明显处，一手稍加固定，一手握输气球，关闭压力活门	✧ 不可将胸件放于袖带内；听诊器胸件的整个膜部要与皮肤紧密接触，但不可压得太紧
7. 输气加压	充气至动脉搏动音消失后再升高20～30 mmHg（2.6～4.0 kPa）	✧ 动脉搏动音消失说明袖带内压力大于心脏收缩压，血流阻断；充气不可过快过猛
8. 仔细视听	（1）缓慢放气，以4 mmHg/s（0.5 kPa/s）的速度为宜，双眼平视汞柱所指刻度并注意动脉搏动音的变化 （2）当听到第一声搏动音时，水银柱所对应刻度即为收缩压，随后搏动逐渐减弱；当搏动音消失或突然明显减弱时，水银柱所对应刻度即为舒张压	✧ 视线与血压计保持水平 ✧ 第一声搏动音出现表示袖带内压力已降至与心脏收缩压相等，血流能通过受阻的肱动脉；世界卫生组织规定舒张压以动脉搏动音的消失作为判断标准
9. 驱气整理	测量结束，驱尽袖带内空气，整理袖带放入盒内，将血压计右倾45°，关闭水银槽开关，盖盒盖，妥善放置	✧ 防止玻璃管碎裂，使得水银全部流回槽内
10. 安置老年人	整理床单位，协助老年人穿衣，取得舒适体位	
11. 洗手记录	（1）按七步洗手法洗手 （2）正确记录血压值，记录格式为收缩压/舒张压 mmHg（kPa）	✧ 当变音与消失音两者之间有差异时，两个读数都应记录：收缩压/变音/消失音 mmHg（kPa）；下肢血压记录时应注明"（下）"

表9.15 为老年人用电子血压计测血压

操作流程	操作步骤	要点说明
1. 核对解释	备齐用物携至老年人床旁；核对老年人信息，解释操作目的，取得配合	✧ 测血压前，嘱老年人至少安静休息5 min，30 min内禁止吸烟或饮咖啡，排空膀胱
2. 安置体位	（1）老年人取坐位或卧位 （2）坐位时手臂平第4肋，仰卧位时平腋中线	✧ 使被测肢体的肱动脉与心脏位于同一水平

操作流程	操作步骤	要点说明
3.安置手臂	一般选择右上臂。卷袖（必要时脱袖），露出上臂，肘部伸直，掌心向上，自然放置	◇ 袖口不宜过紧，以免阻断血流，影响测得的血压值
4.开血压计	放置好血压计，开启血压计开关	◇ 血压计应与肱动脉、心脏位于同一水平
5.缠好袖带	驱尽袖带内空气，平整地缠于上臂中部，其下缘距肘窝2～3 cm，松紧以能伸入一指为宜	◇ 袖带过松、过紧会影响测得的血压值
6.测量读数	（1）充气至动脉搏动音消失后再升高20～30 mmHg（2.6～4.0 kPa） （2）缓慢放气，以4 mmHg/s（0.5 kPa/s）的速度为宜	◇ 动脉搏动音消失说明袖带内压力大于心脏收缩压，血流阻断；充气不可过快过猛 ◇ 读出血压计显示屏显示数值
7.驱气整理	测量结束，驱尽袖带内空气，整理袖带血压计	
8.安置老年人	整理床单位，协助老年人穿衣，取得舒适体位	
9.洗手记录	（1）按七步洗手法洗手 （2）正确记录血压值，记录格式为收缩压/舒张压 mmHg（kPa）	◇ 下肢血压记录时应注明"（下）"

4. 评价

（1）老年人安全，无损伤，无其他不适。

（2）照护人员测量方法正确，测量结果准确。

（3）照护人员能与老年人或其家属有效沟通，取得理解和配合。

【注意事项】

（1）避免影响测量血压的因素：房间须保持安静，温湿度适宜；测量前30 min避免吸烟、喝咖啡、进食和运动；坐位测量时保持坐姿并放松3～5 min，倚靠在椅背上，双腿不交叉，双脚平放于地面；测量血压期间，测量者和被测者避免与他人交谈。

（2）须持续监测血压做到"四定"：定时间、定部位、定体位、定血压计，有助于测定的准确性和对照的可比性。

（3）正确选择测量部位：偏瘫、肢体有损伤的老年人测血压时应选择健侧肢体，避免选择静脉输液的一侧肢体，以免影响液体输入。

（4）规范测量减少误差：老年人的肱动脉应与心脏相平，若高于心脏水平，重力会使测得的血压值偏低；反之，则偏高。袖带松紧以伸入一指为宜，袖带过紧会使测得的血压值偏低，袖带过松则使测得的血压值偏高。

（5）发现血压听不清或异常应重测：重测时，待水银柱降至"0"点，应相隔1 min重复测量，取2次读数的平均值记录。如果收缩压或舒张压的2次读数相差5 mmHg以上，应再次测量，取3次读数的平均值记录；必要时，做双侧对照。首诊时要测量两上臂血压，以后通常测量较高读数一侧的上臂血压。

思考题

1. 张奶奶，80 岁，住在养老院，照护人员在早上为其测心率为 156 次 /min，脉搏为 86 次 /min，且心律完全不规则、心率快慢不一、心音强弱不等。

请问：（1）张奶奶的情况属于哪种脉搏异常？

（2）应如何测量脉搏？

（3）测量后应如何记录？

2. 赵奶奶，70 岁，因天气变化受凉。照护人员为其测体温为 38.6 ℃，脉搏为 90 次 /min，呼吸为 18 次 /min，血压为 140/90 mmHg，听诊时有痰鸣音但咳不出。

请问：（1）可采用哪项照护措施帮助赵奶奶清理分泌物？

（2）实施这项措施的目的是什么？

（3）应该注意什么？

 课程思政

中国共产党第二十次全国代表大会报告从"增进民生福祉，提高人民生活品质"的角度阐述了养老事业和养老产业的发展方向，即"实施积极应对人口老龄化国家战略，发展养老事业和养老产业，优化孤寡老人服务，推动实现全体老年人享有基本养老服务"。

党的二十大报告中强调实施推进健康中国建设、积极应对人口老龄化国家战略，将积极应对人口老龄化上升为国家战略，对于推动老龄事业和产业协同发展起着积极重要的影响。通过发展养老事业和养老产业，构建多样化的"为老服务"体系和普惠型养老服务，可满足不同年龄、不同区域、不同品质等市场需求的老年人的"为老服务"，进而让老年人共享改革发展成果，实现颐养天年。

项目十

老年人冷热疗应用

学习目标

1. 素质目标

能够倾听老年人的需求，应用耐心、爱心、责任心为老年人实施冷热疗照护。

2. 知识目标

（1）掌握老年人冷热疗的禁忌；

（2）熟悉老年人冷热疗的目的，影响冷热疗效果的因素；

（3）了解冷热疗的效应。

3. 能力目标

能够协助老年人使用冰袋降温、冷湿敷、温水（乙醇）拭浴、使用热水袋、使用烤灯、湿热敷、热水坐浴。

随着年龄的增长，老年人各系统、器官、组织结构和生理功能逐步衰退，应激反应能力降低，机体产热和散热过程迟缓，体温调节能力下降，发生高热持续不退或低体温的概率增加，因此冷热相关的物理治疗成为辅助调节体温的重要手段。皮肤作为人体最大的器官，是实施冷热疗的重要部位。在实施冷热疗的过程中，不恰当的操作会影响老年人皮肤健康，破坏皮肤的完整性，甚至诱发慢性病急性发作。冷热疗是老年人健康管理与照护服务工作中的重要内容。因此，全面评估、规范操作对充分发挥冷热疗疗效、降低其安全风险尤为重要。

情景导入

王爷爷，75岁，既往有糖尿病、高血压、老年性骨关节病病史，平时服用降糖、降压药物，血糖、血压控制平稳。近日气温骤降，诉双膝关节处寒凉疼痛，运动后疼痛加剧，关节局部无红肿；夜间睡觉时脚冷，影响睡眠质量。

请问

1. 作为照护人员，应该如何为王爷爷正确选择热疗的方法并协助其实施？

2. 为王爷爷进行热疗的过程中应注意什么？

任务一　冷热疗概述

冷热疗是利用低于或高于人体温度的物质作用于体表皮肤，通过神经传导引起皮肤和内脏器官的收缩或舒张，从而改变机体各系统体液循环和新陈代谢，达到治疗目的的方法。

一、冷热疗的效应

冷热疗虽然作用于皮肤表面，但会使机体产生局部或全身的反应，包括生理效应和继发效应。

（一）生理效应

实施冷热疗时，皮肤中的感受器受到刺激，通过神经和体液调节诱发局部和全身产生相应的生理效应（表 10.1）。

表 10.1　冷热疗的生理效应

生理指标	生理效应	
	用热	用冷
血管扩张 / 收缩	扩张	收缩
需氧量	增加	减少
细胞代谢率	增加	减少
毛细血管通透性	增加	减少
血液黏稠度	降低	增加
血液流动速度	增快	减慢
淋巴流动速度	增快	减慢
结缔组织伸展性	增强	减弱
神经传导速度	增快	减慢
体温	上升	下降

（二）继发效应

继发效应是指用冷或热超过一定时间后，产生与生理效应相反作用的现象。例如，热疗可使血管扩张，但持续用热 30～45 min 后，血管收缩；同样地，持续用冷30～60 min 后，血管扩张。这是机体为了避免长时间用冷或用热对组织造成损伤而产生的一种防御反应。因此，冷热疗应有适当的时间，以 20～30 min 为宜，如需要反复使用，两次操作的间隔须不低于 1 h，让组织有一个复原过程，防止产生继发效应而抵消生理效应。

二、冷热疗的目的和禁忌

（一）冷疗的目的和禁忌

1. 目的

（1）减轻局部充血或出血：冷疗可使局部血管收缩，毛细血管通透性降低，减轻局部充血；同时，冷疗可使血流速度减慢，增加血液的黏稠度，有利于血液凝固而控制出血。此目的适用于局部软组织损伤初期、扁桃体摘除术后、鼻出血等老年人。

（2）减轻疼痛：冷疗可抑制细胞的活动，减慢神经冲动的传导，降低神经末梢的敏感性而减轻疼痛；同时，冷疗可使血管收缩，毛细血管的通透性降低，渗出减少，从而减轻由于组织肿胀压迫神经末梢所引起的疼痛。此目的适用于牙痛、烫伤、急性损伤早期（48 h内）如踝关节扭伤48 h内的老年人。

（3）控制炎症扩散：冷疗可使局部血管收缩，血流减少，细胞的新陈代谢和细菌的活力降低，从而限制炎症的扩散。此目的适用于炎症早期，如鼻部软组织发炎早期的老年人可采用鼻部冰敷以控制炎症扩散。

（4）降温：冷直接与皮肤接触，可通过传导与蒸发的物理作用，使体温降低。此目的适用于高热、中暑等老年人。

2. 禁忌

（1）血液循环障碍：常见于大面积组织受损、全身微循环障碍、休克、周围血管病变、动脉硬化、糖尿病、神经病变、水肿等老年人，因循环不良，组织营养不足，若使用冷疗，会进一步使血管收缩，加重血液循环障碍，导致局部组织缺血缺氧而变性坏死。

（2）慢性炎症或深部化脓病灶：冷疗可使局部血管收缩，血流量减少，妨碍炎症的消散。

（3）组织损伤、破裂或有开放性伤口处：因冷疗可降低血液循环，增加组织损伤，且影响伤口愈合，尤其是大面积组织损伤的老年人，应禁止用冷疗。

（4）对冷过敏：对冷过敏者使用冷疗可出现红斑、荨麻疹、关节肿胀疼痛、肌肉痉挛等过敏症状。

（5）其他情况：给老年人实施冷疗时要格外谨慎，使用前必须对老年人精神、感知觉、认知功能、生命体征等情况进行综合评估。对昏迷、感觉异常、极度衰弱、关节疼痛、高血压、心脏病、闭塞性脉管炎等老年人应慎用冷疗。

（6）冷疗的禁忌部位：①枕后、耳廓、阴囊处，用冷易引起冻伤；②心前区，用冷可导致反射性心率减慢、心房纤颤或心室纤颤及房室传导阻滞；③腹部，用冷易引起腹痛、腹泻；④足底，用冷可导致反射性末梢血管收缩，影响散热或引起一过性冠状动脉收缩。

（二）热疗的目的和禁忌

1. 目的

（1）促进炎症的消散和局限：热疗可使局部血管扩张，血液循环速度加快，促进组织中毒素的排出；同时，血量增多，白细胞数量增多，吞噬能力增强和新陈代谢增加，使机体局部或全身的抵抗力和修复力增强。因而，炎症早期用热，可促进炎性渗出物吸收与消散；炎症后期用热，可促进白细胞释放蛋白溶解酶，使炎症局限，如踝关节扭伤

48 h 后，使用湿热敷可促进踝关节软组织淤血的吸收和消散。

（2）减轻疼痛：热疗既可降低痛觉神经兴奋性，又可改善血液循环，加速致痛物质排出和炎性渗出物吸收，解除对神经末梢的刺激和压迫，因而可减轻疼痛。同时热疗可使肌肉松弛，增强结缔组织伸展性，增加关节的活动范围，减轻肌肉痉挛、僵硬，关节强直所致的疼痛。此目的适用于腰肌劳损、肾绞痛、胃肠痉挛等老年人。

（3）减轻深部组织的充血：热疗使皮肤血管扩张，使平时大量呈闭锁状态的动静脉吻合支开放，皮肤血流量增多。由于全身循环血量的重新分布，深部组织血流量减少，从而减轻深部组织的充血。

（4）保暖与舒适：热疗可使局部血管扩张，促进血液循环，将热量带至全身，使体温升高，并使老年人感到舒适。此目的适用于年老体弱、病情危重、末梢循环不良的老年人。

2. 禁忌

（1）急腹症未明确诊断前：热疗虽能减轻疼痛，但易掩盖病情真相。热疗会加剧急性期炎症进展，贻误诊断和治疗，有引发腹膜炎的危险。

（2）面部危险三角区的感染：面部血管丰富无静脉瓣，且与颅内海绵窦相通。热疗可使该处血管扩张，血流增多，导致细菌和毒素进入血液循环，促使炎症扩散，易造成颅内感染和败血症。

（3）各种脏器出血、出血性疾病：热疗可使局部血管扩张，增加脏器的血流量和血管通透性而加重出血。血液凝固障碍的老年人，用热会增加出血的倾向。

（4）软组织损伤或扭伤的初期（48 h 内）：热疗可促进血液循环，使局部血管扩张、通透性增加，从而加重皮下出血、肿胀、疼痛。

（5）其他情况：

① 给老年人实施热疗前必须综合评估老年人的神经系统、痛温觉感知、认知功能、生命体征等情况。对糖尿病伴神经病变、皮肤黏膜感觉异常、急性炎症、严重心脏病、认知障碍、昏迷的老年人应慎用热疗。

② 皮肤湿疹：热疗可加重皮肤受损，也可使老年人因痒感增加而感到不适。

③ 急性炎症：如牙龈炎、中耳炎、结膜炎，热疗可使局部温度升高，循环血量增加，造成细菌繁殖及分泌物增多，加重病情。

④ 金属移植物部位、人工关节：金属是热的良好导体，在此处用热易造成烫伤。

⑤ 恶性病变部位：热疗既可使正常与异常细胞加速新陈代谢而加重病情，又可促进血液循环，加速肿瘤细胞的生长、转移和扩散。

三、影响冷热疗效果的因素

1. 方式　冷、热应用方式不同效果也不同。冷热疗分为干法（干冷及干热）和湿法（湿冷及湿热）两大类。以热疗为例，将湿法和干法进行比较，湿热法具有穿透力强（因为水是一种良好的介质，其热传导能力及渗透力比空气强）、不易使老年人皮肤干燥、体液丢失较少且老年人的主观感觉较好等特点，而干热法具有保温时间较长、不会浸软皮肤、烫伤危险性较小及老年人更易耐受等特点。因此，在同样的温度条件下，湿冷、湿热的效果优于干冷、干热。在临床应用中，应根据病变部位和病情特点选择冷热疗的方式，同时注意防止冻伤、烫伤。

2. 面积　冷热疗的效果与应用面积的大小有关。冷、热应用面积越大，冷热疗的效果就越强；反之，则越弱。但须注意，使用面积越大，老年人的耐受性越差，且会引起全身反应。例如，大面积热疗法，会导致广泛性周围血管扩张，血压下降，若血压急剧下降，老年人容易发生晕厥；而大面积冷疗法，会导致血管收缩，并且周围皮肤的血液分流至内脏血管，使老年人血压升高。

3. 时间　在一定的治疗时间内，冷热效应随着时间的增加而增强，以达到最大的治疗效果。如果使用的持续时间过长，会产生继发效应而抵消治疗效应，甚至还可引起不良反应，如疼痛、皮肤苍白、冻伤、烫伤等。

4. 温度　冷热疗的温度与机体治疗前体表的温度相差越大，机体反应越强；反之，则越弱。其次，环境温度也可影响冷热效应，如环境温度高于或等于身体温度时用热，传导散热被抑制，热疗效果增强；而在干燥冷环境中用冷，散热会增加，冷疗效果增强。

5. 部位　不同厚度的皮肤对冷、热反应的效果不同。皮肤较薄的区域，如前臂内侧、颈部，冷热疗的效果比较好。血管粗大、血流较丰富的体表部位，冷热疗的效果也较好。因此，为高热老年人物理降温，可将冰袋放置在颈部、腋下、腹股沟等体表大血管流经处，以增加散热。

6. 个体差异　老年人由于感觉功能减退，对冷、热刺激的敏感性降低，反应比较迟钝。通常女性比男性对冷、热刺激更为敏感。昏迷、瘫痪、血液循环障碍、血管硬化、感觉迟钝等老年人，对冷、热的敏感性降低，尤其要注意防止烫伤与冻伤。

任务二　冷疗照护技术

　　冷疗法是用低于人体温度的物质，作用于机体的局部或全身，以达到止血、止痛、消炎和退热的治疗方法。冷疗法可分为局部冷疗法和全身冷疗法两种。常用的局部冷疗法有冰袋、冷湿敷等，全身冷疗法有温水拭浴、乙醇拭浴等。

一、为老年人使用冰袋降温

　　常用的冰袋有橡胶冰袋和化学冰袋两种。橡胶冰袋是以橡胶制成的袋囊，在袋囊中装入冰块，根据冷疗需要置于相应部位，达到局部用冷的目的。化学冰袋采用特殊冷冻介质，可反复使用，简单方便，制冷迅速且无需冷源。袋体柔软，冷敷时能最大限度地增加与人体的接触面。化学冰袋解冻融化时没有水质污染，反应前后不会对环境和人体造成污染和毒副作用，目前被广泛使用。

【操作目的】

　　降温、镇痛、止血、消炎。

【操作程序】

1. 评估

（1）老年人年龄、病情、体温、意识状态、治疗情况。

（2）老年人局部皮肤状况、循环状况，对冷的耐受度，有无感觉障碍等。

（3）老年人心理状态、活动能力及配合程度。

2. 计划

（1）环境准备：整洁、安静、舒适、安全、温度适宜，酌情关闭门窗、拉布帘或使用屏风遮挡。

（2）老年人准备：能够配合操作，了解使用冰袋的目的、作用、方法和注意事项；排空大小便，取舒适卧位。

（3）照护人员准备：着装整洁，修剪指甲，洗手，戴口罩。

（4）用物准备：治疗盘内备橡胶冰袋或市售化学冰袋、布套、毛巾，治疗盘外备冰块、帆布袋、木槌、冰匙、水盆及冷水、洗手液。

3. 实施　具体实施内容见表10.2。

表 10.2　为老年人使用冰袋降温

操作流程	操作步骤	要点说明
1. 评估沟通	（1）核对老年人信息 （2）评估环境和老年人意识状态、自理能力、心理需求及皮肤的状况 （3）照护人员向老年人解释使用冰袋的目的，取得老年人配合	

操作流程	操作步骤	要点说明
2. 冰袋降温	（1）将冰块用帆布袋装好，用木槌将冰块敲碎，将敲碎的冰块倒入冷水中冲去棱角 （2）将碎冰装入冰袋中，装至冰袋容量的1/2～2/3即可，将冰袋内的气体排出，夹紧冰袋口，用毛巾擦干冰袋，将冰袋倒提检查无漏水后装入布套 （3）用布套或毛巾包裹冰袋置于作用部位，高热降温置冰袋于前额、头顶和体表大血管流经处（颈部两侧、腋下、腹股沟等），扁桃体摘除术后冷疗部位为颈前颌下 （4）注意观察皮肤及老年人反应，冰袋有无异常，询问老年人感受 （5）30 min后撤除冰袋；整理床单位，安置好老年人，使其体位舒适	◇ 空气可加速冰融化，且使冰袋无法与皮肤完全接触，影响治疗效果 ◇ 禁止冰袋直接接触皮肤 ◇ 对沟通障碍的老年人更应细致观察 ◇ 防止产生继发效应
3. 整理用物	（1）倒空冰袋中冰水，倒挂冰袋晾干，吹入空气后夹紧袋口（以防两层橡胶粘连），置于通风阴凉处，布套清洗消毒备用 （2）如用一次性化学冰袋，用毕按医疗垃圾分类处置	◇ 化学冰袋用前检查有无破损，防止破损后化学物质渗漏，造成皮肤损伤
4. 洗手记录	（1）按七步洗手法洗手 （2）记录冷疗部位、起止时间、老年人治疗后全身及局部情况变化，操作者签名	◇ 预防交叉感染

4. 评价

（1）老年人了解使用冰袋的相关知识，治疗后达到预期疗效。

（2）照护人员操作安全正确，无不良反应发生。

（3）照护人员能与老年人有效沟通，意识和认知功能良好的老年人能够主动配合。

【注意事项】

（1）注意观察老年人局部皮肤变化，每10 min观察冰袋部位皮肤状况，若有苍白、青紫、疼痛或麻木感等，应立即停止用冷并给予相应处理。

（2）操作过程中注意保护老年人隐私。

（3）随时观察并检查冰袋有无漏水，是否夹紧袋口。冰块融化后应及时更换，保持布套干燥。

（4）严格控制冷疗时间，不可超过30 min，如需要继续使用冰袋应间隔1 h。

（5）物理降温30 min后复测体温并记录，当老年人体温降至39 ℃以下时可停止用冷。若腋下测温，应在未放置冰袋侧腋窝处测量体温。

知识链接

冷疗敷料法

冷疗敷料以水凝胶为基质，水凝胶中含有96%的水，通过水分和一些挥发性物质缓慢蒸发使局部皮肤冷却，冷却作用长达6 h。冷疗敷料以创伤伤口局部蒸发散热为主要作用方式，在高温高湿条件下，冷疗敷料可通过阻止创面的余热及对抗湿热因素所致热损伤的叠加作用，减轻创面病理损伤程度，有效地阻止创面损伤的进程，促进伤口愈合。早期应用冷疗还可以减少创面及周围组织的渗出，切断渗出、水肿、缺氧的恶性循环，对创面有保护作用。

二、为老年人冷湿敷

冷湿敷是临床上常用的局部冷疗方法之一，主要选用吸水性好的棉质布巾和冷水进行操作。

【操作目的】

止血、镇痛、消肿、消炎。

【操作程序】

1. 评估

（1）老年人年龄、病情、体温、意识状态、治疗情况。

（2）老年人局部皮肤状况如完整性、血肿等，对冷的耐受度，有无感觉障碍等。

（3）老年人心理状态、活动能力及配合程度。

2. 计划

（1）环境准备：整洁、安静、舒适、安全、温度适宜，酌情关闭门窗、拉布帘或使用屏风遮挡。

（2）老年人准备：能够配合操作，了解冷湿敷的目的、作用、方法和注意事项；排空大小便，取舒适卧位。

（3）照护人员准备：着装整洁，修剪指甲，洗手，戴口罩。

（4）用物准备：治疗盘内备敷布2块、敷布钳2把、凡士林、纱布、棉签、弯盘、橡胶单、治疗巾，治疗盘外备水盆（内盛冰水）、洗手液。必要时备换药用物。

3. 实施　具体实施内容见表10.3。

表10.3　为老年人冷湿敷

操作流程	操作步骤	要点说明
1. 评估沟通	（1）核对老年人信息 （2）评估环境和老年人意识状态、自理能力、心理需求及皮肤的状况 （3）照护人员向老年人解释冷湿敷的目的，取得老年人配合	

操作流程	操作步骤	要点说明
2. 冷湿敷	（1）老年人取舒适卧位，露出冷疗部位 （2）垫橡胶单及治疗巾于受敷部位下，受敷部位涂凡士林（范围略大于患处），上盖一层纱布 （3）将敷布浸入冰水中，用敷布钳将敷布拧至不滴水，抖开敷布敷于患处，为高热老年人降温时敷于前额 （4）每3～5 min更换一次敷布，及时更换盆内冰水，治疗时间以15～20 min为宜 （5）观察局部皮肤变化及老年人反应 （6）治疗毕，撤去用物，用纱布擦去凡士林 （7）协助老年人取舒适体位，整理床单位	✧ 必要时用布帘或屏风遮挡，保护老年人隐私 ✧ 凡士林能减缓冷传导，防止冻伤，保持冷疗效果 ✧ 盖纱布可防止凡士林粘在敷布上 ✧ 敷布须浸透，拧至不滴水为宜 ✧ 确保冷敷效果，防止继发效应
3. 整理用物	整理用物，消毒后备用	
4. 洗手记录	（1）按七步洗手法洗手 （2）记录冷湿敷部位、起止时间、老年人治疗后全身及局部情况变化，操作者签名	✧ 预防交叉感染

4. 评价

（1）老年人了解冷湿敷的相关知识，治疗后达到预期疗效。

（2）照护人员操作安全正确，无不良反应发生。

（3）照护人员能与老年人有效沟通，意识和认知功能良好的老年人能够主动配合。

【注意事项】

（1）注意观察冷湿敷部位皮肤状况和老年人反应，若有异常须立即停止冷湿敷，做好应急处置。

（2）使用过程中检查冷湿敷情况，及时更换敷布。冷湿敷部位如有伤口，操作时应按照无菌技术原则进行。

（3）若为降温，则冷湿敷30 min后复测体温并记录。

三、为老年人温水（乙醇）拭浴

温水（乙醇）拭浴是一种全身性的冷疗。温水（乙醇）拭浴通过传导、蒸发作用带走热量，从而降低体温，减轻高热症状。

【操作目的】

为高热老年人降温。

【操作程序】

1. 评估

（1）老年人年龄、病情、治疗情况、意识状态、过敏史。

（2）拭浴前体温及皮肤状况、循环状况、对冷的耐受度、有无感觉障碍等。

（3）老年人心理状态、活动能力及配合程度。

2. 计划

（1）环境准备：整洁、安静、舒适、安全、温度适宜，酌情关闭门窗、拉布帘或使用屏风遮挡。

（2）老年人准备：能够配合操作，了解拭浴的目的、作用、方法和注意事项；排空大小便，取舒适卧位。

（3）照护人员准备：着装整洁，修剪指甲，洗手，戴口罩。

（4）用物准备：治疗盘内备大毛巾、小毛巾、热水袋及套、冰袋及套，治疗盘外备水盆（内盛放 32～34 ℃温水 2/3 盆，或盛放 30 ℃、25%～35% 乙醇 200～300 mL）、洗手液。必要时备干净衣裤。

3. 实施　具体实施内容见表 10.4。

表 10.4　为老年人温水（乙醇）拭浴

操作流程	操作步骤	要点说明
1. 评估沟通	（1）核对老年人信息 （2）评估环境和老年人意识状态、自理能力、心理需求及皮肤的状况 （3）照护人员向老年人解释拭浴的目的，取得老年人配合	
2. 温水（乙醇）拭浴	（1）松开床尾盖被，协助老年人脱去衣裤，置冰袋于老年人头部，热水袋置于足底 （2）拭浴 ① 方法：协助老年人露出拍拭部位，大毛巾垫拭浴部位下，小毛巾浸入温水或乙醇中，拧至半干，缠于手上成手套状，以离心方向拭浴，拭浴毕，用大毛巾擦干皮肤 ② 顺序：双上肢→腰背部及臀部→双下肢 a. 双上肢：老年人取仰卧位，按顺序擦拭颈外侧→肩→肩上臂外侧→前臂外侧→手背 侧胸→腋窝→上臂内侧→肘窝→前臂内侧→手心 b. 腰背部及臀部：老年人取侧卧位 颈下肩部→臀部 拍拭毕协助老年人穿好上衣 c. 双下肢：老年人取仰卧位，按顺序擦拭 外侧：髂骨→下肢外侧→足背 内侧：腹股沟→下肢内侧→内踝 后侧：臀下→大腿后侧→腘窝→足跟 （3）协助老年人穿好裤子 （4）观察老年人有无寒战、面色苍白、脉搏呼吸异常等情况 （5）拭浴毕，取下热水袋，根据需要更换干净衣裤，协助老年人取舒适体位 （6）整理床单位	◇ 脱衣遵循"先健后患"的原则，动作忌粗暴 ◇ 拭浴时避免使用摩擦的方式，防止摩擦生热 ◇ 每拍拭一个部位更换一次小毛巾，以维持拭浴温度 ◇ 每侧肢体或腰背部拍拭 3 min，拭浴全过程不宜超过 20 min，防止产生继发效应 ◇ 如有异常停止拭浴，及时处理
3. 整理用物	整理用物，消毒后备用	

操作流程	操作步骤	要点说明
4.洗手记录	（1）按七步洗手法洗手 （2）记录操作起止时间、老年人治疗后全身及局部情况变化，操作者签名	◇ 预防交叉感染 ◇ 拭浴后 30 min 复测体温，若低于 39 ℃，取下头部冰袋

4.评价

（1）老年人了解温水（乙醇）拭浴的相关知识，治疗后达到预期疗效。

（2）照护人员操作安全正确，无不良反应发生。

（3）照护人员能与老年人有效沟通，意识和认知功能良好的老年人能够主动配合。

【注意事项】

（1）注意观察拭浴部位皮肤状况和老年人反应，重点观察皮肤表面有无发红、苍白、出血点，若老年人出现寒战、面色苍白、脉搏及呼吸异常等应立即停止操作，并报告医生及时处理。

（2）操作过程中要保护老年人隐私，注意保暖。

（3）头部放置冰袋，以助降温并防止头部充血而致头痛；热水袋置于足底，以促进足底血管扩张而减轻头部充血，并且使老年人舒适。

（4）拭浴腋窝、肘窝、手心、腹股沟、腘窝等部位时，宜稍做停留，以更好地达到降温的目的。

（5）禁忌拍拭胸前区、腹部、后颈、足底等部位，以免引起不良反应。

（6）拭浴时以拍拭（轻拍）方式进行，不能用摩擦方式，避免摩擦生热。

任务三　热疗照护技术

热疗法是一种利用高于人体温度的物质，作用于机体的局部或全身，以达到促进血液循环、消炎、解痉和缓解疲劳的治疗方法。

热疗法可分为干热疗法和湿热疗法两种。常用的干热疗法有使用热水袋、烤灯等，湿热疗法有湿热敷、热水坐浴等。

一、为老年人使用热水袋

（一）热水袋类型

1. 橡胶热水袋　热水袋是以橡胶制成的袋囊，在袋囊中装入热水，放置于所需部位，可达到取暖的目的。

2. 充电热水袋　将充电热水袋平放于干燥水平台面上，连接电源充电大约 5 min，待充电指示灯灭后断开电源即可放置在所需部位。

3. 其他致热用物——暖宝宝　使用前去掉外袋，让内袋（无纺布袋）充分暴露在空气中，贴至所需部位，立刻就能发热。

使用暖宝宝注意事项：

（1）贴于内衣的外侧，不要直接贴于老年人皮肤上。

（2）晚上睡觉时不宜使用，防止低温烫伤。

（3）避免真空塑料包装袋损伤或破坏，否则产品会失效。

（二）热水袋保暖的安全使用

1. 使用热水袋可能出现的危险　热水袋虽然基础温度不高，但使用不当也可造成烫伤。皮肤长时间接触高于体温的低热物体，如接触 70 ℃的物体持续 1 min，接触近 60 ℃的物体持续 5 min 以上，就会造成烫伤，这种烫伤就叫作低温烫伤。

低温烫伤和高温引起的烫伤不同，创面疼痛感不十分明显，仅在皮肤上出现红肿、水疱、脱皮或者发白的现象，面积不大，烫伤皮肤表面看上去并不严重，但创面深，严重者造成深部组织坏死，若处理不当，严重时会发生溃烂，长时间无法愈合。

2. 热水袋的安全使用方法

（1）热水袋表面不能用锐器刺压，强力摔打，以免破裂、漏液造成伤害，如出现破损、漏液现象严禁使用。

（2）在使用热水袋取暖时，一定要拧紧塞子，在热水袋外面套一个防护布套，防止烫伤。

（3）老年人因皮肤老化而感觉迟钝，热水袋水温一般以 50 ℃为宜，使用时间不要太长，禁止和皮肤直接接触，热水袋可放于脚旁取暖，避免置于脚上；最好是睡觉前放在被子里，睡觉时取出。

（4）糖尿病、脊髓损伤或脑卒中的老年人由于存在感觉、运动功能障碍，常伴有痛觉、温觉的减退或消失，极易发生意外烫伤，最好不要使用热水袋。

（5）使用电热水袋时应避免袋内水温不均，充电时可以轻轻摇动袋身，让袋内水温均匀。

（三）为老年人使用热水袋

【操作目的】

保暖、解痉、镇痛，促进舒适。

【操作程序】

1. 评估

（1）老年人年龄、病情、治疗情况、意识状态。

（2）老年人局部皮肤状况，如颜色、温度，有无硬结、淤血，有无伤口、感觉障碍及对热的耐受程度。

（3）老年人心理状态、活动能力及配合程度。

2. 计划

（1）环境准备：整洁、安静、舒适、安全、温度适宜，酌情关闭门窗、拉布帘或使用屏风遮挡。

（2）老年人准备：能够配合操作，了解使用热水袋的目的、作用、方法和注意事项；排空大小便，取舒适卧位。

（3）照护人员准备：着装整洁，修剪指甲，洗手，戴口罩。

（4）用物准备：治疗盘内备橡胶热水袋或充电热水袋、布套、水温计、毛巾，治疗盘外备盛水容器、热水、洗手液。

3. 实施　具体实施内容见表 10.5。

表 10.5　为老年人使用热水袋

操作流程	操作步骤	要点说明
1. 评估沟通	（1）核对老年人信息 （2）评估环境和老年人意识状态、自理能力、心理需求及皮肤的状况 （3）照护人员向老年人解释使用热水袋的目的，取得老年人配合	
2. 使用热水袋	（1）水温计测量水温在 50 ℃以内 （2）将水注入已经备好的橡胶袋内，至容积的 1/2～2/3，将热水袋缓慢放平，排出袋内空气并拧紧塞子，检查无漏水后，擦干外壁水渍放入布套中；电热水袋充电，自动断电后拔除电源线，放入布套中 （3）协助老年人取适宜体位，热水袋放置于所需部位，袋口朝身体外侧，距离身体 10 cm 的位置 （4）观察效果与反应、热水温度等 （5）30 min 后撤掉热水袋 （6）整理床单位，安置好老年人，使其体位舒适	◇ 空气可影响热的传导 ◇ 避免热水袋与老年人皮肤直接接触，增进舒适感 ◇ 避免烫伤 ◇ 若睡前放置，睡觉时取出更为安全 ◇ 对沟通障碍的老年人更应细致观察 ◇ 防止产生继发效应

续表

操作流程	操作步骤	要点说明
3. 整理用物	（1）热水倒空，倒挂晾干，吹气，旋紧塞子，放通风阴凉处 （2）布套清洗消毒备用 （3）待充电热水袋变凉后放入包装盒备用	◇ 以防两层橡胶粘连
4. 洗手记录	（1）按七步洗手法洗手 （2）记录热水袋使用部位、起止时间、老年人治疗后全身及局部情况变化，操作者签名	◇ 预防交叉感染

4. 评价

（1）老年人了解使用热水袋的相关知识，治疗后达到预期疗效。

（2）照护人员操作安全正确，无不良反应发生。

（3）照护人员能与老年人有效沟通，意识和认知功能良好的老年人能够主动配合。

【注意事项】

（1）忌用冰袋代替热水袋使用，以免袋口漏水烫伤老年人。

（2）炎症部位热敷时，热水袋灌水至容积的 1/3，避免因压力过大而引起疼痛。

（3）经常巡视热敷部位皮肤颜色，如发现皮肤潮红、疼痛，应停止使用，局部降温时可在局部涂凡士林以保护皮肤，必要时床边交班。

（4）糖尿病、脊髓损伤或脑卒中的老年人由于存在感觉、运动功能障碍，常伴有痛觉、温觉的减退或消失，极易发生意外烫伤，最好不要使用热水袋。

（5）使用充电热水袋时禁忌边充电边使用，以免造成触电。

二、为老年人使用烤灯

【操作目的】

消炎、镇痛、解痉，促进创面干燥结痂，保护肉芽组织生长。

【操作程序】

1. 评估

（1）老年人年龄、病情、治疗情况、意识状态。

（2）老年人局部皮肤状况，有无伤口、感觉障碍及对热的耐受程度。

（3）老年人心理状态、活动能力及配合程度。

2. 计划

（1）环境准备：整洁、安静、舒适、安全、温度适宜，酌情关闭门窗、拉布帘或使用屏风遮挡。

（2）老年人准备：能够配合操作，了解使用烤灯的目的、作用、方法和注意事项；排空大小便，取舒适卧位。

（3）照护人员准备：着装整洁，修剪指甲，洗手，戴口罩。

（4）用物准备：洗手液、湿纱布，必要时备有色眼镜。另备红外线灯或鹅颈灯。

3. 实施　具体实施内容见表 10.6。

表 10.6 为老年人使用烤灯

操作流程	操作步骤	要点说明
1. 评估沟通	（1）核对老年人信息 （2）评估环境和老年人意识状态、自理能力、心理需求及皮肤的状况 （3）照护人员向老年人解释使用烤灯的目的，取得老年人配合	
2. 使用烤灯	（1）检查烤灯的性能 （2）协助老年人取适宜体位，充分露出作用部位 （3）烤灯照射面部、颈部、前胸部时，给老年人戴有色眼镜或用湿纱布遮盖双眼 （4）将烤灯灯头移至治疗部位上方或侧方，有保护罩的灯头可以垂直照射，灯距 30～50 cm，以老年人感觉温热为宜，照射 20～30 min （5）每 5 min 观察治疗效果与反应 （6）治疗结束，整理床单位，安置好老年人，使其体位舒适	◇ 确认烤灯功能正常 ◇ 根据治疗部位选择灯泡功率：胸、腹、腰、背部 500～1 000 W，手、足部 250 W（鹅颈灯 40～60 W） ◇ 防止眼睛受红外线伤害而引发白内障 ◇ 防止烫伤 ◇ 防止继发效应 ◇ 以皮肤出现均匀红斑为合适剂量
3. 整理用物	将烤灯或红外线灯擦拭整理后备用	
4. 洗手记录	（1）按七步洗手法洗手 （2）记录烤灯作用部位、使用起止时间、老年人治疗后全身及局部情况变化，操作者签名	◇ 预防交叉感染

4．评价

（1）老年人了解使用烤灯的相关知识，治疗后达到预期疗效。

（2）照护人员操作安全正确，无不良反应发生。

（3）照护人员能与老年人有效沟通，意识和认知功能良好的老年人能够主动配合。

【注意事项】

（1）治疗中应注意观察病情，若老年人出现发热、心悸、头晕等不适，应立即停止照射。

（2）照射部位以皮肤出现均匀红斑为合适剂量，若照射部位皮肤出现紫红色应立即停止照射，并在发红处涂凡士林保护皮肤。

（3）治疗结束，协助老年人穿好衣服，老年人在室内休息 15 min 后方可外出，防止感冒。

（4）意识不清、局部感觉障碍、血液循环障碍、瘢痕者，治疗时应有专人守护，加大灯距，以防止烫伤。

（5）使用时避免触摸灯泡，或用布覆盖烤灯，以免发生烫伤及火灾。

三、为老年人湿热敷

【操作目的】

解痉、消炎、消肿、止痛。

【操作程序】

1.评估

（1）老年人年龄、病情、治疗情况、意识状态。

（2）老年人局部皮肤状况，有无伤口、感觉障碍及对热的耐受程度。

（3）老年人的心理状态、活动能力及配合程度。

2.计划

（1）环境准备：整洁、安静、舒适、安全、温度适宜，酌情关闭门窗、拉布帘或使用屏风遮挡。

（2）老年人准备：能够配合操作，了解湿热敷的目的、作用、方法和注意事项；排空大小便，取舒适卧位。

（3）照护人员准备：着装整洁，修剪指甲，洗手，戴口罩。

（4）用物准备：治疗盘内备敷布（大于患处面积）2块、敷布钳2把、凡士林、纱布、棉签、弯盘、橡胶单、治疗巾、棉垫、水温计，治疗盘外备热水瓶、水盆（内盛热水 50～60 ℃）、洗手液。必要时备大毛巾，有伤口者备换药用物。

3.实施　具体实施内容见表 10.7。

表 10.7　为老年人湿热敷

操作流程	操作步骤	要点说明
1.评估沟通	（1）核对老年人信息 （2）评估环境和老年人意识状态、自理能力、心理需求及皮肤的状况 （3）照护人员向老年人解释湿热敷的目的，取得老年人配合	
2.湿热敷	（1）老年人取舒适卧位，露出热疗部位 （2）垫橡胶单及治疗巾于受敷部位下，受敷部位涂凡士林（范围略大于患处），上盖一层纱布 （3）将敷布浸入热水中，用敷布钳将浸在热水中的敷布拧至不滴水 （4）抖开敷布，用手掌腕侧的皮肤试温后，折叠敷布敷于患处，上盖棉垫 （5）每 3～5 min 更换一次敷布，及时更换盆内热水，治疗时间以 20～30 min 为宜 （6）观察局部皮肤变化及老年人反应 （7）治疗毕，撤去用物，用纱布擦去凡士林，轻轻拭干热敷部位 （8）协助老年人取舒适体位，整理床单位	✧ 必要时用布帘或屏风遮挡，保护老年人自尊 ✧ 凡士林可减缓热传导，防止烫伤，保持热疗效果 ✧ 若老年人感觉过热，可掀起敷布一角散热 ✧ 棉垫可维持热敷温度，以防散热过快 ✧ 确保热敷效果，以防产生继发效应 ✧ 观察皮肤颜色、全身情况，以防烫伤
3.整理用物	整理用物，消毒后备用	
4.洗手记录	（1）按七步洗手法洗手 （2）记录湿热敷部位、起止时间、老年人治疗后全身及局部情况变化，操作者签名	✧ 预防交叉感染

4．评价

（1）老年人了解湿热敷的相关知识，治疗后达到预期疗效。

（2）照护人员操作安全正确，无不良反应发生。

（3）照护人员能与老年人有效沟通，意识和认知功能良好的老年人能够主动配合。

【注意事项】

（1）湿热敷过程中随时与老年人交流并检查敷布的温度及老年人皮肤颜色，每3～5 min 更换一次敷布，维持适当的温度。

（2）湿热敷部位如有伤口，操作时应按照无菌技术原则进行。

（3）瘫痪、糖尿病、肾炎等血液循环不佳或感觉不灵敏的老年人，须控制湿热敷时间，密切观察局部皮肤和全身情况变化，以免发生意外。

（4）进行面部湿热敷时，应嘱老年人在室内休息 30 min 后方可外出，防止感冒。

四、为老年人进行热水坐浴

【操作目的】

消炎、消肿、止痛，促进引流，用于会阴部、肛门疾病及手术后。

【操作程序】

1．评估

（1）老年人年龄、病情、治疗情况、意识状态。

（2）老年人局部皮肤状况，有无伤口、感觉障碍及对热的耐受程度。

（3）老年人心理状态、活动能力及配合程度。

2．计划

（1）环境准备：整洁、安静、舒适、安全、温度适宜，酌情关闭门窗、拉布帘或使用屏风遮挡。

（2）老年人准备：能够配合操作，了解热水坐浴的目的、作用、方法和注意事项；排空大小便，取舒适卧位。

（3）照护人员准备：着装整洁，修剪指甲，洗手，戴口罩。

（4）用物准备：治疗盘内备药物（遵医嘱）、弯盘、无菌纱布、水温计、浴巾，治疗盘外备热水（水温 40～45 ℃）、洗手液。必要时备换药用物。备坐浴椅，消毒坐浴盆。

3．实施　具体实施内容见表 10.8。

表 10.8　为老年人进行热水坐浴

操作流程	操作步骤	要点说明
1．评估沟通	（1）核对老年人信息 （2）评估环境和老年人意识状态、自理能力、心理需求及皮肤的状况 （3）照护人员向老年人解释热水坐浴的目的，取得老年人配合	
2．热水坐浴	（1）携用物至床旁，用布帘或屏风遮挡老年人 （2）将热水倒入盆内至容积的 1/2，调节水温以老年人可以耐受的温度为宜	◇ 坐浴部位有伤口者备无菌坐浴盆、坐浴溶液及换药用物 ◇ 保护老年人自尊

续表

操作流程	操作步骤	要点说明
2. 热水坐浴	（3）协助老年人卷起上衣，脱裤至膝部 （4）协助老年人先用纱布蘸药液擦拭臀部皮肤试温，适应后方可坐入盆中，臀部应完全泡入水中，腿部用浴巾遮盖 （5）注意保暖，及时添加热水及药物 （6）注意观察面色、呼吸、脉搏有无异常，询问老年人感受 （7）坐浴时间以 15～20 min 为宜，坐浴毕，用无菌纱布拭干臀部 （8）协助老年人穿好衣裤，卧床休息	◇ 防止烫伤老年人 ◇ 添加热水时，嘱老年人臀部离开坐浴盆 ◇ 防止老年人跌倒 ◇ 防止继发效应
3. 整理用物	整理用物，消毒后备用	
4. 洗手记录	（1）按七步洗手法洗手 （2）记录热水坐浴起止时间、老年人治疗后全身及局部情况变化，操作者签名	◇ 预防交叉感染

4. 评价

（1）老年人了解热水坐浴的相关知识，治疗后达到预期疗效。

（2）照护人员操作安全正确，无差错，无不良反应发生。

（3）照护人员能与老年人有效沟通，意识和认知功能良好的老年人能够主动配合。

【注意事项】

（1）热水坐浴前嘱老年人先排尿、排便，因坐浴时热水可刺激会阴部、肛门，容易引起排尿、排便反射。

（2）坐浴过程中注意老年人安全，随时观察老年人面色、呼吸和脉搏，如诉头晕、乏力、心慌等不适，应立即停止坐浴，扶其上床休息，并观察病情变化。

（3）会阴、肛门部位有伤口者，操作时应按照无菌技术原则进行。

 思考题

1. 李爷爷，80 岁，自理老年人，两天前因洗澡时不慎受凉引发感冒，遵医嘱口服退烧药。照护人员小王在为李爷爷进行午后照护时发现老年人精神欠佳，测腋温为 38 ℃，小王将情况电话告知医生，医生嘱李爷爷多饮水，并告知照护人员须使用冰袋为老年人进行物理降温。

请问：（1）照护人员应该如何为老年人使用冰袋进行物理降温？

（2）使用冰袋时应注意哪些事项？

2. 赵奶奶，85 岁，自理老年人，在某老年公寓包房居住。两天前突然降温，在晚班照护人员小王查房时，赵奶奶提出因天气冷要在被窝放置装有热水的热水袋，小王婉言劝说，告知赵奶奶使用热水袋容易发生烫伤，如果感觉冷可以帮助其开空调，赵奶奶认为使用空调取暖会使房间内太过干燥不舒服，坚持要使用热水袋。

请问：（1）照护人员应该如何为老年人使用热水袋？

（2）使用热水袋时应注意哪些事项？

老年人用药照护

 学习目标

1. 素质目标

能够倾听老年人的需求，用耐心、爱心、责任心为老年人实施用药照护。

2. 知识目标

（1）掌握老年人安全用药原则及健康指导；

（2）熟悉老年人常见药物不良反应及其原因；

（3）了解老年人药物代谢特点和药效学特点。

3. 能力目标

能够协助老年人口服用药、超声波雾化吸入、氧气雾化吸入、压缩雾化吸入，能够为老年人进行皮下注射胰岛素、滴入给药。

随着年龄的增长，老年人由于受各系统、组织功能减弱，免疫功能下降等诸多因素的影响，容易患上多种慢性疾病和发生感染，并且对药物的敏感性、耐受性也会因器官、组织不同程度的衰老而发生显著的变化，极易导致不良反应的发生。为了保证药物的有效性和安全性，照护人员必须掌握所给药物的相关知识，严格遵循给药原则，做好药物的管理工作，协助和指导老年人正确用药。

 情景导入

李爷爷，82岁，有高血压病史17年。近日检查：血压170/100 mmHg，空腹血糖9.3 mmol/L，尿蛋白（＋），遵医嘱服用降血压药和降血糖药。

 请问

1. 作为照护人员，应该如何正确协助李爷爷口服用药？

2. 如何为李爷爷进行正确服药的健康指导？

任务一　老年人安全用药概述

安全用药及用药照护对维护老年人的健康至关重要。老年人各脏器的组织结构和生理功能随着年龄增长出现退行性变化，机体对药物的吸收、分布、代谢和排泄过程也发生着改变。药物代谢动力学的改变，即机体代谢对组织尤其是靶器官有效药物浓度维持时间的作用，直接影响药物的疗效。同时，老年人常因患有多种疾病，治疗中应用药物品种较多，发生药物不良反应的概率也相对较高。因此，老年人正确、安全用药及给药照护尤为重要。

一、给药的基本知识

（一）药物的种类

1. 内服药　分为固体剂型和液体剂型。其中，固体剂型包括片剂、丸剂、胶囊、散剂等，液体剂型包括溶液、合剂、酊剂等。

2. 外用药　有软膏、溶液、粉剂、洗剂、搓剂、碘剂、滴剂、栓剂、涂膜剂等。

3. 注射药　有水剂、粉剂、油剂、混悬液、结晶等。

4. 新型制剂　有粘贴敷片、胰岛素泵、植入慢溶药片等。

（二）药物的保管

1. 药柜位置　药柜应放置于光线明亮处，避开阳光直射，保持其整洁，由专人负责，定期检查药物质量，以确保用药安全。

2. 药物放置　按内服、外用、注射、剧毒等分类放置，按药物有效期的先后顺序摆放，并有计划地使用，防止失效；剧毒药及麻醉药应加锁保管，专人负责，使用专用登记本，列入交班内容。

3. 标签明确　药瓶上应有明确标签，标签的颜色有区别：内服药用蓝色边，外用药用红色边，剧毒药用黑色边。标签上注明药名（中外文对照）、剂量、浓度、规格，字迹清楚。

4. 定期检查　药品要定期检查，凡没有标签或标签模糊、药物已过期，药物有变色、混浊、沉淀、潮解、发霉和异味等现象，均不可使用。

5. 妥善保存　根据药物的性质分类保存。

（1）遇光变质和易氧化的药物，应装在有色密闭瓶中，放于阴凉处，如维生素C、氨茶碱等。针剂放在用黑纸遮盖的盒内，如氢化可的松、盐酸肾上腺素等。

（2）易挥发、潮解或风化的药物，应置于密闭瓶内，用后须盖紧瓶盖，如乙醇、过氧乙酸、酵母片、糖衣片等。

（3）易被热破坏的药物，须置于冰箱，2～10 ℃冷藏保存，如未开封的胰岛素、未开封的胰岛素笔芯、疫苗、免疫球蛋白等。

（4）易燃的药物，须置于远离明火、阴凉低温处，以防意外，如乙醇、环氧乙烷、乙醚等。

（5）各类中药应置于阴凉干燥处，芳香性药品应加盖密封保存。

（6）老年人个人专用的特种药物应单独放置，并注明床号、姓名。

（三）给药的途径

依据药物的性质、剂型、机体对药物的吸收情况和治疗需要等，选择不同的给药途径。常用的给药途径中，除了动、静脉注射药物直接进入血液循环外，其他药物均有一个吸收过程，吸收顺序依次为：吸入给药 > 舌下含服 > 直肠给药 > 肌内注射 > 皮下注射 > 口服给药 > 皮肤给药。

（四）给药的次数和时间间隔

给药次数与时间间隔取决于药物的半衰期，以能维持药物在血液中的有效浓度、发挥最大药效而又不至于引起毒性反应为最佳选择。同时，要考虑到老年人机体耐受力下降，对药物的应激反应能力下降，肝肾功能下降等因素，这些都会影响药物的正常转化和排出，因此老年人给药时一定要严格控制给药的次数和时间间隔。照护人员要了解医院常用的外文缩写及中文译意（表 11.1），以及给药时间（外文缩写）与时间安排（表 11.2）。

表 11.1　医院常用的外文缩写及中文译意

外文缩写	中文译意	外文缩写	中文译意	外文缩写	中文译意
qd	每日一次	am	上午	q2h	每 2 h 一次
bid	每日二次	pm	下午	q3h	每 3 h 一次
tid	每日三次	12n	中午 12 时	q4h	每 4 h 一次
qid	每日四次	12mn	午夜 12 时	q6h	每 6 h 一次
qod	隔日一次	ac	饭前	PO	口服
biw	每周二次	pc	饭后	H	皮下注射
qh	每 1 h 一次	hs	睡前	ID	皮内注射
qm	每晨一次	st	立即	IM 或 im	肌内注射
qn	每晚一次	sos	需要时，限用一次	IV 或 iv	静脉注射
DC	停止	prn	必要时，长期备用医嘱	ivgtt/ivdrip	静脉滴注

表 11.2　给药时间（外文缩写）与时间安排

外文缩写	时间安排	外文缩写	时间安排
qm	6:00	q2h	6:00，8:00，10:00，12:00……
qd	8:00	q3h	9:00，12:00，15:00，18:00……
bid	8:00，16:00	q4h	8:00，12:00，16:00，20:00……
tid	8:00，12:00，16:00	q6h	8:00，14:00，20:00，2:00……
qid	8:00，12:00，16:00，20:00	qn	20:00

（五）药物作用的影响因素

1. 药物方面

（1）药物剂量：药物必须达到一定的剂量才能产生效应，在一定范围内剂量增加，效应也随之增强，当药物作用达到最大效应后，剂量再增加其疗效也不会增强，反而会导致药物毒性作用增加。老年人的身体抵抗力差，体内各脏器生理储备能力减弱，肝功能减退，代谢缓慢，容易蓄积中毒。因此，必须精准掌握药物的治疗量和中毒量，确保用药安全。

（2）药物剂型：药物剂型不同，生物利用度不同，药物作用的强度和速度也不同，进而影响药效发挥。一般情况下注射药比口服药吸收快，在注射剂中，水溶液比混悬液、油剂吸收快；在口服制剂中，溶液比片剂、胶囊吸收快。剂型的选择要考虑到老年人的生理特点，有些老年人吞咽片剂或胶囊比较困难，尤其是大剂量使用时，故老年人口服给药时宜选用颗粒剂、口服液或喷雾剂。另外，老年人由于胃肠功能减弱，会使缓释、控释制剂药物在肠胃内的停留时间变长，药物释放量增加，吸收量也增加，从而产生不良反应，故老年人不宜使用缓释制剂和控释制剂。

（3）给药途径：不同的给药途径可影响药效的强弱和起效的快慢，如口服硫酸镁后产生导泻和利胆作用，注射硫酸镁后则产生镇静、解痉和降颅内压的作用。冠心病老年人心绞痛发作时立即应用硝酸酯类药物是最有效、最快速终止心绞痛的方法，如舌下含化硝酸甘油 0.3~0.6 mg，1~2 min 即可起效。此种方法作用快，但是只适用于小剂量给药。

（4）给药时间：给药时间与药物的半衰期有关，抗生素类药物应注意维持药物在血液中的有效浓度。老年人器官功能减弱，对药物的应激反应变弱，从而影响药物的代谢与排出。对有肝肾功能障碍的老年人，可适当调整给药间隔时间，并注意药物的不良反应。

（5）联合用药：指两种或两种以上药物同时或先后应用，其目的是增强疗效，减少不良反应。若联合用药使原有的效应增强，称为协同作用；若联合用药使原有的效应减弱，称为拮抗作用，不利于治疗。患有糖尿病、高血压、哮喘的老年人联合用药较多，应特别注意配伍禁忌。

2. 机体方面

（1）性别：男性和女性对药物的反应一般无明显的差异。老年人中高血压患者比较多，有研究报道高血压、利尿药物在女性体内的清除率较低，持续时间较长，在增强药效的同时也容易发生不良反应，故老年女性在使用此类药物时应减少剂量。

（2）年龄与体重：一般情况下，药物用量与体重成正比。老年人对药物的反应与成年人不同，除体重因素外，老年人的组织器官及生理功能随年龄增长出现生理性衰退，对药物的代偿和排泄功能减弱，因而对药物的耐受性降低，故老年人的用药量一般低于成年人。

（3）疾病因素：疾病可影响药物在体内的代谢过程，进而影响药物的疗效。肾功能异常时，药物代谢减慢，容易导致药物中毒。肾功能受损时，经肾脏排泄的某些药物因半衰期延长，造成蓄积性中毒，应减量或避免使用。

（4）心理因素：老年人的心理因素，如老年人的情绪、治疗的依赖性及配合的程度等会影响药物的疗效，照护人员在给药前应了解老年人的情绪状态、对治疗的态度、有无药物依赖等。照护人员应与老年人有效沟通，积极引导老年人及其家属建立遵医行为，保持积极乐观的心态以提高药物的治疗效果。

3. 饮食方面

（1）促进吸收和增加疗效：老年人在饮食方面应特别注意，如粗纤维食物可促进肠蠕动，增进驱虫剂的疗效；酸性食物可促进铁的吸收；高脂饮食可促进脂溶性维生素吸收。因此，老年人在使用维生素 A、维生素 D、维生素 E 时，可适当增加高脂食物的摄入，并在餐后服用以上种类的维生素，这样可以增强药效。

（2）影响吸收和降低疗效：老年人中骨质疏松者较多，在服用补钙剂时不宜同吃菠菜，因菠菜中含有大量草酸，草酸与钙结合形成草酸钙而影响钙的吸收；老年贫血患者在服用铁剂时不能与茶水、高脂肪食物同时服用，因为茶叶中的鞣酸与铁形成铁盐而妨碍铁的吸收，脂肪抑制胃酸分泌，也影响铁的吸收，从而降低疗效。

（3）改变尿液 pH 影响疗效：尿液 pH 的改变，会使药效发生变化。例如，动物脂肪在体内代谢产生酸性物质，牛奶、豆制品、蔬菜等碱性食物在体内代谢产生碳酸氢盐，它们排出时会影响尿液 pH，从而影响药效。氨苄西林、呋喃妥因在酸性尿液中杀菌力强，老年人在使用这些药物治疗泌尿系统感染时宜多食荤食，使尿偏酸性，增强抗菌作用；而应用氨基糖苷类、头孢菌素类、磺胺类药物时，宜多食素食，碱化尿液，增强抗菌疗效。

二、老年人安全用药原则

1. 准确用药原则

（1）给药时严格执行"三查八对"制度。"三查"即操作前、操作中、操作后查，"八对"即对床号、姓名、药名、剂量、浓度、方法、时间、有效期。

（2）药物剂型应适合老年人服用，如有吞咽困难的老年人不宜选用片剂、胶囊剂，最好选用冲剂、口服液等液体剂型，遵医嘱选用注射给药。

（3）胃肠功能改变可影响缓释药物的吸收，因此胃肠功能不稳定的老年人不宜服用缓释剂。

（4）选择药物时应综合考虑老年人既往疾病及各器官的功能情况，对部分病症可不用首选药物治疗，如轻度消化不良、入睡困难、便秘的老年人，可通过注意饮食卫生、避免情绪波动、调整日常生活习惯及改变生活方式达到平衡身心、改善症状的作用。

（5）治疗过程中若病情好转、治愈或达到疗程，应及时减量或停药。

（6）不滥用抗生素、滋补类药物，慎用或不使用高危险的药物，以避免产生药物不良反应。

2. 受益原则
当有明确适应证且受益大于风险时，考虑使用药物；当有适应证但受益小于风险时，则应暂不考虑使用药物。如老年人心律失常，经检查发现既无器质性心脏病，又无血流动力学障碍，而长期服用抗心律失常药可使死亡率增加，此时受益小于风险，应尽量不用或少用抗心律失常药物。

3. 小剂量原则
即要求从小剂量开始逐步增加至适宜个体的最佳剂量。按照《中华人民共和国药典》的规定，老年人用药量为成年人剂量的 3/4，一般从成年人剂量的

1/4～1/3 开始，然后根据临床反应调整剂量。

4. 择时原则　为提高用药疗效与减少药物不良反应的发生，应遵循时间生物学和药理学原理，指导老年人选择最佳的用药时间。例如，口服长效硝酸酯类药物预防心绞痛发作时，患劳累型心绞痛者应在早餐前服药，患变异型心绞痛者则应在临睡前服药；驱虫药和某些泻药等宜空腹或半空腹时服用；健胃药、润肠解痉药、抗酸药、收敛药和利胆药等宜在饭前服用；左旋多巴和阿卡波糖等宜在饭中服用；多数药物可在饭后服用，尤其对消化道有不良反应的药物宜在饭后服用，如阿司匹林、铁剂和某些抗生素等；催眠药宜在睡前服用。

5. 限制数量原则　老年人常因机体功能衰退，多种急、慢性疾病共存。有资料表明，2种药物同时使用药物产生相互作用的概率增加6%，5种药物增加50%，8种药物增加100%。对患有多种疾病的老年人，不宜盲目应用多种药物，应按照使用药物的轻重缓急，排列好使用顺序，同时使用时数量最好控制在5种以下。

6. 全程评估原则　老年人在用药过程中，应进行全程评估，密切观察老年人身体状况，一旦出现新的症状应考虑是药物的不良反应还是病情变化。前者应暂时停药，后者则应酌情调整药物或剂量。对于需要长期服用的安全范围较窄的药物，如强心苷类药物地高辛、抗癫痫药物苯妥英钠等，要进行血药浓度的监测，根据血药浓度来调整老年人用药。部分药物在使用过程中应定期对老年人的肝肾功能指标进行监测和评估，并根据评估结果调整老年人用药方案，包括治疗时间、用药剂量、用药方式、药物类别等。

三、老年人常见药物不良反应与预防

1. 常见的药物不良反应　照护人员协助老年人用药前应了解老年人的病情、药物作用及可能出现的不良反应。老年人常见药物不良反应见表 11.3。

表 11.3　老年人常见药物不良反应

不良反应	具体表现
胃肠道反应	恶心、呕吐、腹痛、腹泻、便秘等
泌尿系统反应	血尿、排尿困难、肾功能下降等
神经系统反应	烦躁不安、头痛、乏力、头晕、失眠、抽搐、大小便失禁等
循环系统反应	心慌、面色苍白、眩晕、血压改变等
呼吸系统反应	胸闷、心悸、喉头堵塞感、呼吸困难、哮喘发作等
皮肤反应	皮炎、麻疹等
全身反应	过敏性休克等

2. 老年人药物不良反应的特点　老年人药物不良反应的特点是发生率高、程度重、死亡率高、表现特殊。

（1）发生率高：据统计，60 岁及以上老年人药物不良反应发生率为 15%～27%，比成年人高 3 倍以上。药物不良反应的发生率与年龄成正比。常见原因包括：

① 生理因素：肝、肾功能衰退，药物代谢灭活和消除延缓，半衰期延长，老年人用

药反应、剂量、个体差异大。

② 病理因素：老年人常患多种疾病，脏器功能衰退，对药物耐受性差，同时对疾病或不适的感受性降低，从而易发生药物不良反应。

③ 药物因素：老年人用药种类越多，产生药物不良反应的发生率越高。药物之间可能会产生协同作用、抑制作用甚至是毒性作用，对增加药物不良反应有一定影响。

④ 服药依从性差：服药依从性是指患者服药行为与医嘱的符合程度。老年人未按医嘱准确服药的比例高达40%，表现为服用药量过大或过小、不规则服药、擅自停药或停药过快、处方药与非处方药合并使用、服药时未控制饮酒吸烟等。这可能与年龄增大致理解和记忆力减退、对遵医嘱用药的认识不足、需要同时使用多种药物、无力购买药物、缺少家人和照顾者的支持关心等因素有关。

（2）程度重、死亡率高：老年人发生药物不良反应的程度较重，后果也较严重。例如，老年人使用药物后发生体位性低血压，会引起晕厥、跌倒，甚至死亡。

（3）表现特殊：

① 症状常不典型，与原发病不易鉴别：老年人药物不良反应的表现，如体位性低血压、精神症状、便秘、尿潴留或尿失禁、共济失调致跌倒等，易与老年病症状相混淆。

② 药物矛盾反应多见：老年人用药后易出现与用药治疗效果相反的特殊不良反应。例如，应用激素类药物治疗过敏症状，反而引起过敏反应等。

3. 老年人药物不良反应发生的原因

（1）同时接受多种药物治疗：老年人常患多种疾病，接受多种药物治疗，易产生药物的相互作用，加强或减弱药物的效果，增加药物的不良反应。

（2）药代动力学和药效学改变：老年药效学改变是指机体效应器官对药物的反应随老化而发生的改变。老年药效学改变的特点包括对大多数药物的敏感性增高、作用增强，对少数药物的敏感性降低，药物耐受性下降，药物不良反应发生率增加。由于老年人药代动力学改变，药物在老年人血液和组织内的浓度发生改变，导致药物作用增强或减弱。在药效欠佳时，临床医生加大剂量，易造成药物不良反应发生率增高。

（3）滥用非处方药：有些老年人盲目服用、滥用滋补药、保健药、抗衰老药和多种维生素，用药的次数和剂量不当，易产生药物的不良反应。

4. 密切观察和预防药物不良反应

（1）用药从小剂量开始：为了预防药物不良反应的发生，用药一般从成年人剂量的1/4开始，逐渐增大至1/3、1/2、2/3、3/4；同时要注意个体差异，治疗过程中要求持续观察，一旦发现不良反应，及时协助医生处理。

（2）选用适合老年人服用的药物剂型：口腔黏膜干燥的老年人，服用片剂、胶囊制剂时要给予充足的水送服；吞咽困难的老年人宜选用液体剂型或使用注射给药。老年人由于皮肤弹性组织减少，注射部位皮肤常出血，应延长按压时间。由于体温下降，血液循环减慢，老年人使用栓剂药物需要更长的融化时间。接受静脉治疗的老年人要预防循环超负荷，特别注意观察出现血压升高、呼吸加快、气喘等急性肺水肿的症状和体征。

（3）密切观察药物副作用：要注意观察老年人用药后可能出现的不良反应，及时处理。例如，对使用降压药的老年人，要注意提醒其站立、起床时动作要缓慢，避免体位性低血压。

（4）注意观察药物矛盾反应：老年人在用药后容易出现药物矛盾反应，即用药后出现与用药治疗效果相反的特殊不良反应，如用硝苯地平治疗心绞痛反而加重心绞痛，甚至诱发心律失常，所以用药后需要密切观察，一旦出现不良反应要及时停药、就诊，遵医嘱换服其他药物，并保留剩余药物。

（5）规定适当的用药时间和用药间隔：根据老年人的用药能力、生活习惯，给药方式尽可能简单，当口服药物与注射药物疗效相似时，宜采用口服给药。许多食物和药物同时服用会产生相互作用而干扰药物的吸收，如含钠基或碳酸钙的制酸剂不宜与牛奶或其他富含维生素D的食物一起服用，以免刺激胃液过度分泌或造成血钙、血磷过高。给药时合理安排用药时间和用药间隔，考虑老年人的作息时间，以保证有效的血药浓度。

（6）其他预防药物不良反应的措施：当药物未达到预期疗效时，要仔细询问老年人是否按医嘱用药，提高用药的依从性。对长期服用某一种药物的老年人，要注意监测血药浓度。对老年人所用的药物剂量要进行认真记录并注意保存。

四、老年人安全用药指导

（一）老年人用药的评估

1. 评估用药能力　老年人用药能力包括老年人的视力、听力、理解力、记忆力、阅读能力、吞咽能力、打开药瓶能力、正确执行用药方法能力等。通过评估，选择适当的给药途径、辅助手段和观察方法，确保老年人准确顺利用药。

2. 评估用药史　了解和建立老年人完整的用药记录，包括用药史、家族史、过敏史等，尤其是曾引起不良反应的药物，保证老年人安全合理用药。

3. 评估身体脏器功能　评估老年人各系统老化程度及重要脏器的功能情况，如配合体位能力、肢体协调能力，心脏、肝脏、肾脏功能指标等。若肝脏、肾脏功能明显减退，应避免使用损害肝脏、肾脏功能的药物。

4. 评估饮食习惯　老年人的饮食是否有规律，进食时间、饮食种类、饮食习惯与服药方法是否冲突等，均可影响老年人用药安全。

5. 评估社会-心理因素　评估老年人文化程度、家庭经济状况、家庭和社会支持情况、是否期待药效、是否依赖药物的作用、是否对药物持抵触情绪和恐慌心理等，这些均对老年人正确用药有重要作用。

（二）影响老年人准确服药的原因分析

1. 用药方案复杂　老年人常患多种疾病，服药种类多，服药方案复杂，随着记忆力减退，常出现漏服或错服药物。用药种类和服药次数越多，方法越复杂，疗程越长，用药依从性就越低。

2. 药物剂型、规格、包装不当　药片过大难以吞咽、过小不便抓取，标签字迹太小看不清楚，用药包装难以打开等因素都会导致老年人服药困难。

3. 药物不良反应　老年人在使用药物过程中，可出现不同程度的不良反应，常因难以忍受不良反应，出现私自减量甚至停药的行为。

4. 缺乏用药指导　部分老年人文化程度低、理解能力差，无法阅读或理解药物使用说明书，不知如何用药，需要他人指导服药。

5．药物吞咽困难

（1）生理性原因：消化液分泌减少，尤其是唾液减少；吞咽功能障碍，吞咽无力，咽下困难；食管肌肉蠕动减慢；反射迟钝，吞咽反射、收缩、蠕动不同步。

（2）病理性原因：脑血管病变后遗症，反流性食管炎、食管裂孔、食管狭窄或肿瘤压迫等消化系统疾病。

（3）心理因素：精神过度紧张，抑郁症，思维、精神异常，情绪激动、悲伤。

（4）其他因素：服药速度过快、种类多，服药体位不合适等。

（三）老年人用药的照护

1．提高老年人用药依从性

（1）加强药物照护：

① 住院的老年人：照护人员应严格执行给药操作规程，按时将早晨空腹服、饭前服、饭中服、饭后服、睡前服的药物分别送到老年人床前，并协助其服下。

② 出院带药的老年人：照护人员要通过口头和书面的形式向老年人解释药物名称、剂量、用药时间、作用和不良反应。用较大字体的标签注明用药剂量和时间，以便老年人识别。

③ 空巢、独居的老年人：照护人员可将老年人每日需要服用的药物放置在专用的药盒内，每个小格标明用药的时间，并将药盒放置在醒目的位置，促使老年人养成按时用药的习惯。此外，照护人员定期到老年人家中清点剩余药片数目，也有助于提高老年人的用药依从性。

④ 有肢体功能障碍的老年人：帮助其用健侧肢体服药，严重者送药到口。

⑤ 精神异常或不配合治疗的老年人：照护人员需要协助和督促老年人用药并确定其是否将药物服下。老年人若在家中，应要求其家属配合做好协助督促工作，可通过电话追踪确定老年人的用药情况。

⑥ 吞咽障碍与神志不清的老年人：一般通过鼻饲管路给药，可将药物加工成糊状物后再给予服用。

⑦ 应用外用药物的老年人：照护人员应向老年人及其家属详细说明外用药的名称、用法及用药时间，在盒子外贴红色标签，注明外用药不可口服。

（2）开展健康教育：照护人员可借助宣传媒介，采取专题讲座、小组讨论、发宣传材料、个别指导等综合性教育方法。通过实施健康教育，强化老年人循序渐进学习疾病相关知识、药物的作用及自我照护技能，提高老年人的自我管理能力，提升用药依从性。

（3）建立合作性关系：照护人员要鼓励老年人参与治疗方案与照护计划的制订，邀请老年人谈论对病情的看法和感受，倾听老年人的治疗意愿，注意老年人对治疗费用的关注。与老年人建立合作性关系，使其对治疗充满信心，形成良好的治疗意向，提升其用药依从性。

2．老年人用药后反应观察与处理

（1）用药后观察要点：照护人员协助老年人用药后，应及时询问老年人的感受，观察老年人异常反应并及时报告处理。常见老年人用药后观察要点见表11.4。

表 11.4 老年人用药后观察要点

药物类别	观察要点
心血管疾病药物	观察心前区疼痛、胸闷、心慌等自觉症状是否减轻
	服用利尿剂要观察、记录尿量
	服用降压药应注意有无头晕、乏力、晕厥等
呼吸系统疾病药物	观察咳嗽的频率、程度及伴随症状
	观察痰液的颜色、量、气味及有无咯血
	监测体温变化，了解感染控制情况
消化系统疾病药物	观察食欲，恶心、呕吐程度，腹痛、腹泻、发热症状
	有无尿少、口渴、皮肤黏膜干燥等脱水现象
	准确记录入水量、进食量、尿量、排便量、呕吐量及出汗情况
泌尿系统疾病药物	观察排尿次数、尿量、颜色
	有无尿液浑浊，有无尿频、尿急、尿痛等尿路刺激症状
循环系统疾病药物	观察老年人面色，有无头晕、耳鸣、疲乏无力、活动后心悸、气短等贫血表现
	有无皮肤黏膜瘀点、瘀斑及消化道出血等情况
内分泌及代谢疾病药物	服用降糖药时要观察老年人有无心慌、出汗、嗜睡或者昏迷等低血糖症状
	服用治疗代谢疾病的药物要观察身体异常（如突眼、毛发异常、身体外形异常、情绪变化）是否逐渐改善
风湿性疾病药物	观察老年人关节疼痛与肿胀、关节僵硬及活动受限情况
神经系统疾病药物	观察老年人头疼、头晕程度及变化
	是否出现呕吐、神志变化、肢体抽搐等伴随症状
	有无嗜睡、昏睡、昏迷等情况
	观察发音困难、语音不清、语言表达不清等言语障碍程度及变化
	观察肢体随意活动能力

（2）处理措施：查看药物说明书，了解不良反应及处理方法，情况严重时应做如下处理。

① 立即停药，马上通知医生和老年人家属。

② 协助老年人平卧，头部偏向一侧，保持呼吸道通畅，防止其呕吐时窒息。

③ 如果发生心搏、呼吸骤停，立即就地抢救，进行心肺复苏，有条件时给予吸氧。

④ 观察病情并记录，密切观察老年人心跳、呼吸、意识、尿量，做好病情变化的动态记录。注意保暖。

⑤ 及时送往医院。

3. 加强老年人用药的健康指导

（1）正确告知老年人用药的注意事项。如药物的种类、名称、服用时间、药物作用、不良反应、用药方式、期限及用药禁忌证等，务必使其完全了解。必要时，以书面的方式标明用药的注意事项，以达到安全有效用药的目的。

（2）规定适当的用药时间及服药间隔。考虑到老年人的生活作息，给药的方式应尽量简单，以免影响老年人的休息。若口服药与注射药疗效相差不大，应尽量采用口服给药的方式。

（3）服用刺激性或异味较重的药物时，可根据药物性质将其溶于水，用吸水管饮服，服药后应多饮水。没有禁忌的情况下，片剂可以研碎，但糖衣片不可碾碎服用。对每次服用药物种类较多的老年人，要协助其分次吞服以免发生误咽或哽咽。

（4）指导老年人将药物放在指定的位置，注意观察老年人的服药能力及生活习惯，应将药物放在固定、易看到、易拿取的地方，以防老年人错服或漏服。

（5）特殊老年人如面部肌肉麻痹的老年人，口腔内可能残留药物，服药后应检查老年人口腔内有无残留；患脑血管病的老年人多有肢体瘫痪、手指颤抖及吞咽困难等症状，服药时应由他人协助，平时则应注意肢体的功能训练，训练老年人自己从药盒取药。

 思政案例

居家老年人的"用药安全员"

大多数老年人都患有慢性病，并且多种疾病共存，如高血压、糖尿病、冠心病等，需要遵医嘱长期用药。但如果老年人不按时用药，随意调节用药剂量甚至停药，用药依从性降低，会延误病情，影响身体健康。

小李是一家养老机构的照护人员，也是一名养老服务志愿者，志愿服务中主要关注居家老年人的用药安全问题，是老年人的"用药安全员"。"用药安全员"可定期为老年人提供家庭安全用药宣传、入户整理药品服务，为老年人节省时间、节省费用、节约社会医疗资源，并且最大限度保证慢性病老年人的合理用药，为居家老年人提供安全、有效、连续、便捷的基本用药安全服务。

"用药安全员"身体力行，严把老年人用药安全关，坚持把人民群众生命安全和身体健康放在第一位，展现出对人民健康高度负责的情怀与担当。

任务二　协助老年人口服用药

口服用药法是最常用、最方便、较安全的用药方法，药物经口服后被胃肠道吸收进入血液循环，从而达到局部或全身治疗的目的。但口服用药因吸收较慢，故不适于急危重症老年人的救治，也不宜用于意识不清、呕吐不止、禁食等老年人，失智老年人也常容易出现漏服、误服、拒服药等情况。因此，要求照护人员应在取得老年人信任和配合的前提下，掌握给药方法和注意事项，督促、协助老年人按时按量准确服药。

一、安全有效用药指导

（一）一般用药指导

（1）须吞服的药物用温开水送服，不宜用茶水。

（2）胶囊、缓释片、肠溶片吞服时不可嚼碎。

（3）舌下含片应放在舌下或两颊黏膜与牙齿之间待其溶化。

（4）对于老年慢性病患者和出院后需要继续服药的老年人，应使其了解用药的相关知识和服药中的注意事项，主动配合药疗，减少不良反应。

（二）特殊药物用药指导

（1）抗生素及磺胺类药物应准时服药，以保持有效的血药浓度。

（2）健胃及刺激食欲的药物宜饭前服用，因其刺激舌味觉感受器，促进胃液分泌，可以增进食欲。助消化药及对胃黏膜有刺激性的药物宜饭后服用，以便使药物和食物均匀混合，有助于消化或减少对胃壁的刺激。

（3）对牙齿有腐蚀作用或会使牙齿染色的药物，如酸剂、铁剂，服用时可使用吸管，避免药物与牙齿接触，服药后立即漱口，保护牙齿。

（4）止咳糖浆对呼吸道黏膜有安抚作用，服后不宜立即饮水，以免冲淡药液，降低药效；同时服用多种药物时，止咳糖浆应最后服用。

（5）磺胺类药和退热药服用后宜多饮水，前者由肾脏排出，尿少时易析出结晶，阻塞肾小管；后者起发汗降温作用，多饮水有利于增加疗效。

（6）强心苷类药物服用前需要先测脉率（心率）及脉律（心律），若脉率低于60 次 /min 或心律异常，应停止服用并报告医生。

二、协助老年人口服用药

【操作目的】

协助老年人用药，用于诊断、预防和治疗疾病。

【操作程序】

1. 评估

（1）老年人年龄、性别、体重、病情、用药史和过敏史，治疗情况，肝肾功能情况。

（2）老年人意识状态、合作程度、对治疗的态度、有无药物依赖、对所用药物的认知程度等。

（3）老年人有无吞咽困难、呕吐，有无口腔、食管疾患等。

2. 计划

（1）环境准备：整洁、安静、舒适、安全、温度适宜。

（2）老年人准备：能够配合操作，了解所服用药物的性状、作用及不良反应。

（3）照护人员准备：着装整洁，修剪指甲，洗手，戴口罩。

（4）用物准备：药盘、药杯、量杯、药匙、滴管、包药纸、研钵、纱布、治疗巾、小药卡、服药本、吸管、水杯、洗手液。

3. 实施　具体实施内容见表 11.5。

表 11.5　协助老年人口服用药

操作流程	操作步骤	要点说明
1. 评估沟通	（1）核对老年人信息 （2）评估环境和老年人意识状态、自理能力、心理需求及皮肤的状况 （3）照护人员向老年人解释服药的目的，取得老年人配合	◇ 严格遵医嘱给药和执行查对制度，认真检查药物，准确无误后方可备药
2. 备物核对	核对医嘱、服药本和小药卡，按床号顺序将小药卡插入药盘内，放好药杯，备好用物	◇ 严格执行"三查八对"
3. 规范配药	（1）遵医嘱核对服药本、小药卡，无误后配药 （2）根据不同剂型的药物，采用不同的取药方法 ① 配固体药 药片、胶囊等固体药用药匙取出所需药量，放入药杯。同一位老年人、同一时间内服用的多种药片放入同一药杯内 ② 配液体药 a. 摇匀药液，打开瓶盖 b. 取量杯，一手拇指置于所需刻度，使其与视线平齐；另一手持药瓶，瓶签向上，倒药液至所需刻度处 c. 将药液倒入药杯，用湿纱布擦净瓶口，盖好 d. 倒取不同药液须清洗量杯 e. 油剂或不足 1 mL 的药液，用滴管吸取，滴于事先加入少量温开水的药杯内 f. 不宜稀释的药物，可用滴管直接滴入老年人口中	◇ 配好一位老年人的药后，再配另一位老年人的药 ◇ 先备固体药，再备水剂与油剂药 ◇ 粉剂、含化及特殊要求的药物需要用纸包好放在药杯内 ◇ 避免药液内溶质沉淀而影响给药浓度 ◇ 瓶签向上，以免药液沾污瓶签 ◇ 同时服用几种药液时应倒入不同药杯 ◇ 防止更换药液引起化学反应 ◇ 防止药液黏附杯内，影响剂量 ◇ 1 mL 按 15 滴计算，滴药时使滴管稍倾斜，使药量准确
4. 再次核对	（1）配药完毕，重新核对药物、服药卡、医嘱本，盖上治疗巾备用 （2）整理、清洁药柜及用物 （3）按七步洗手法洗手	◇ 确保药物正确无误
5. 口服用药	（1）在规定时间内送药至老年人床前，协助老年人采取合适体位	

操作流程	操作步骤	要点说明
5. 口服用药	① 坐位：坐直，上半身稍向前倾，头略低，下颌微向前 ② 半坐卧位：抬高床头 30°～50°，头面向照护人员或坐起，背后垫软枕 （2）协助老年人服药，检查温开水温度是否合适 ① 指导自理老年人准确服药：做好讲解示范，告知服药注意事项，确认吞服成功。可指导老年人借助分药盒、定闹钟等方式按时准确服药 ② 协助半自理老年人服药：协助老年人先喝一口温水，将药物放入口中，再喝水约 100 mL，将药物咽下，确认吞服成功 ③ 帮助失能失智老年人服药：根据老年人病情，可用吸管或汤匙给水，将药置于老年人口中，再给水，指导协助老年人吞药，根据情况教会并指导失智老年人用药，确认吞服成功 （3）协助老年人擦净口周，保持服药体位 5～10 min 后，取舒适的体位 （4）服药后再次查对所服药物是否正确 （5）用药后观察药物疗效和副作用，发现异常情况立即报告医生	◇ 如遇老年人不在而暂不能服药，应将药物带回保管，适时再发或交班记录 ◇ 如遇老年人拒绝服药，应做好解释和劝说工作，保证老年人用药的连续性 ◇ 对鼻饲老年人须将药物碾碎，用水溶解后，从胃管注入，再用少量温开水冲净胃管 ◇ 保持服药体位，防止造成呛咳或窒息
6. 整理用物	整理用物，将物品放回原处，洗净药杯	
7. 洗手记录	（1）按七步洗手法洗手 （2）记录老年人姓名、药名、剂量、给药时间、途径、副作用，发药者签名 （3）老年人未服药时，应及时报告并记录	◇ 预防交叉感染

4. 评价

（1）与老年人有效沟通，老年人主动配合并了解口服给药的相关知识。

（2）老年人服药后无不良反应发生并达到预期疗效。

（3）照护人员做到安全、正确给药，无差错。

【注意事项】

（1）备药、发药时严格执行查对制度，防止差错事故发生，确保老年人用药安全。

（2）对拒绝服药的老年人要耐心解释，解除其思想顾虑，督促其服药。

（3）老年人未服药时应及时报告并做记录。

（4）用药后观察药物疗效和不良反应，发现异常及时报告、就诊。

（5）协助患有精神疾病的老年人服药时，须要求其张口，检查药物是否全部咽下。

任务三　协助老年人雾化吸入

一、雾化吸入概述

雾化吸入法是一种以呼吸道和肺为靶器官，应用雾化吸入装置将药液分散成细小的雾滴，经鼻或口吸入呼吸道，以达到预防和治疗疾病目的的直接给药方法。它具有起效快、用药量少、局部药物浓度高、应用方便及全身不良反应少等优点，已成为呼吸系统相关疾病重要的治疗手段。雾化吸入装置能使药液形成粒径为 $0.01\sim10\ \mu m$ 的气溶胶微粒而被吸入并沉积于呼吸道和肺部，发挥治疗作用。

雾化颗粒的粒径对药物沉积位置有直接影响，有效范围应在 $0.5\sim10\ \mu m$。其中，粒径 $5\sim10\ \mu m$ 的雾化颗粒主要沉积于口咽部，粒径 $3\sim5\ \mu m$ 的雾化颗粒主要沉积于肺部，粒径 $<3\ \mu m$ 的雾化颗粒 $50\%\sim60\%$ 沉积于肺泡。常用的雾化吸入装置有超声波雾化器、氧气雾化吸入器和手压式雾化器。

二、雾化吸入给药的目的

1. 湿化气道　常用于呼吸道湿化不足、长期使用人工呼吸机的老年人。

2. 控制感染　消除炎症，常用于支气管、肺部感染治疗的老年人。

3. 改善通气　解除支气管痉挛，常用于有支气管哮喘等疾病的老年人。

4. 祛痰镇咳　稀释痰液，帮助老年人祛痰。

三、雾化吸入常用药物

1. 吸入性糖皮质激素　常用吸入用布地奈德混悬液、丙酸倍氯米松混悬液、丙酸氟替卡松混悬液（不推荐超声波雾化吸入）。

2. 支气管舒张剂　常用吸入用硫酸沙丁胺醇溶液、硫酸特布他林雾化液等短效 β_2 受体激动剂，异丙托溴铵雾化吸入溶液、复方异丙托溴铵雾化吸入溶液等短效胆碱 M 受体拮抗剂。

3. 黏液溶解剂　常用 N-乙酰半胱氨酸。

4. 抗菌药物　抗感染药物的雾化吸入剂型尚未在我国上市，我国目前仅有部分厂家的注射用两性霉素 B 被批准用于治疗严重的系统性真菌感染。

 知识链接

不推荐应用于雾化吸入疗法的药物

非雾化吸入制剂应用于雾化吸入疗法，安全隐患较大。根据《雾化吸入疗法合理用药专家共识（2019 版）》，不推荐应用于雾化吸入疗法的药物有以下几种：①不推荐以静脉制剂替代雾化吸入制剂使用，如抗感染药物注射剂、盐酸氨溴索注射液等；②不推荐传统"呼三联"方案（地塞米松、庆大霉素、α-糜蛋白酶）；③不推荐雾化吸入中成药；④因无雾化吸入剂型而不推荐的药物有抗病毒药物、干扰素、低分子肝素、顺铂、氟尿嘧啶、羟喜树碱、生物反应调节剂等。

四、常用雾化吸入技术

（一）超声波雾化吸入法

超声波雾化吸入法是指利用超声波声能将药液分散成细微的气雾，由呼吸道吸入，以达到改善呼吸道通气功能和防治呼吸道疾病的作用。

仪器构造：超声波雾化器由超声波发生器、晶体换能器、水槽、雾化罐、透声膜、螺纹管、口含嘴等组成（图11.1）。

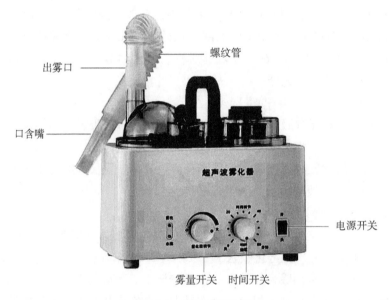

出雾口 —

口含嘴 —

螺纹管

超声波雾化器

电源开关

雾量开关　时间开关

图 11.1　超声波雾化器

作用原理：超声波发生器通电后输出高频电能，电能通过水槽底部的晶体换能器转换为超声波声能，声能透过雾化罐底部的透声膜作用于药液，破坏药液表面的张力和惯性，使药液变为细微雾滴，再经呼吸道吸入。

【操作目的】

同"雾化吸入给药的目的"。

【操作程序】

1. 评估

（1）老年人病情、治疗用药情况。

（2）老年人呼吸道情况，如呼吸道是否感染、通畅，有无支气管痉挛、黏膜水肿、痰液等。

（3）老年人面部及口腔黏膜情况，如有无感染、溃疡等。

（4）老年人意识状态、自理能力、心理状态及对雾化给药的认知和合作程度。

2. 计划

（1）环境准备：整洁、安静、舒适、安全、温度适宜。

（2）老年人准备：能够配合操作，了解所服用药物的作用、副作用。

（3）照护人员准备：着装整洁，修剪指甲，洗手，戴口罩。

（4）用物准备：毛巾、水杯、吸管、冷蒸馏水、超声波雾化器、无菌盘（内放纱布、注射器、螺纹管、口含嘴）、弯盘、用药单、水温计、洗手液。

3. 实施　具体实施内容见表 11.6。

表 11.6　协助老年人行超声波雾化吸入

操作流程	操作步骤	要点说明
1. 评估沟通	（1）核对老年人信息 （2）评估环境和老年人意识状态、自理能力及心理需求 （3）照护人员向老年人解释超声波雾化吸入的目的，取得老年人配合	◇ 严格遵医嘱给药和执行查对制度，认真检查药物，准确无误后方可备药
2. 超声波雾化吸入	（1）雾化器水槽注入适量冷蒸馏水，浸没透声膜，水量在最高和最低水位之间 （2）将雾化罐放入水槽中，稀释药液加入雾化罐内，旋紧罐盖 （3）携物品至老年人旁，核对老年人姓名，帮助老年人取舒适体位（坐位或半坐卧位），毛巾围于颌下 （4）协助行超声波雾化：接通电源，指示灯亮，预热 3 min；调节定时开关，一般雾化时间为 15～20 min；调节雾量大小；将面罩罩住老年人口鼻或是放置好口含嘴，指导老年人紧闭口唇深吸气，用鼻呼气，以利于药液吸入 （5）雾化结束，取下面罩或口含嘴，先关雾化开关，再关电源开关 （6）协助老年人漱口，用毛巾擦干脸部，取舒适卧位，整理床单位	◇ 药液稀释至 30～50 mL ◇ 防止损坏机器 ◇ 连续使用超声波雾化器时，中间应间歇 30 min
3. 整理用物	（1）倒掉水槽的水，擦干、盖好罐盖 （2）将雾化罐、口含嘴、螺纹管和面罩在消毒剂内浸泡 30 min，洗净，晾干	◇ 口含嘴、螺纹管每次使用后均要消毒，专人专用
4. 洗手记录	（1）按七步洗手法洗手 （2）记录老年人姓名、雾化药物、雾化方式、雾化时间、雾化后反应，操作者签名	◇ 预防交叉感染

4. 评价

（1）老年人了解超声波雾化吸入给药的相关知识，雾化吸入后达到预期疗效。

（2）照护人员做到安全正确给药，操作规范，无不良反应发生。

（3）与老年人有效沟通，老年人主动配合，对照护表示理解和满意。

【注意事项】

（1）操作时严格执行查对制度，确保老年人用药安全。

（2）水槽内加入足够的冷蒸馏水，使用过程中水温不宜超过 50 ℃，否则应关机更换冷蒸馏水；需要连续使用时，中间应间歇 30 min。

（3）治疗过程中，如发现雾化罐内药液过少需要添加药液，可直接从小孔加入，不必关机。

（4）水槽底部的晶体换能器和雾化罐底部的透声膜薄而脆，易损坏，在操作和清洗过程中应注意保护。

（5）雾化前 1 h 不应进食，清洁口腔分泌物和食物残渣，以防雾化过程中气流刺激引起呕吐。

（6）雾化后及时漱口，减少真菌感染等不良反应的发生。雾化后嘱使用面罩者及时清洁面部，以防残留雾滴刺激面部皮肤引起皮肤过敏或受损。

（7）雾化后及时翻身拍背有助于使黏附于气管、支气管壁上的痰液脱落，保持呼吸道通畅。

（二）氧气雾化吸入法

氧气雾化吸入法是以氧气为驱动力，利用高速运动气体造成的压力直接将液体药物撞击成微小颗粒，使药液雾化并推动雾化后的颗粒进入呼吸道深部的方法。

仪器构造：氧气雾化吸入器由吸嘴、贮药瓶、T 形接头、喷嘴、输氧管等组成（图 11.2）。

作用原理：借助高速氧气气流通过毛细管时在管口产生的负压，将药液由邻近的小管吸出至毛细管口，在此被高速气流吹成细小的雾滴，形成气雾喷出。

【操作目的】

（1）预防和治疗呼吸道感染，消除炎症，减轻黏膜水肿。

（2）解除支气管痉挛，使呼吸道通畅，改善通气功能。

（3）稀释痰液，帮助祛痰。

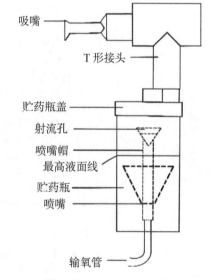

图 11.2　氧气雾化吸入器

【操作程序】

1. 评估　同"超声波雾化吸入法"的评估内容。

2. 计划

（1）环境准备：整洁、安静、舒适、安全、温度适宜，无易燃易爆物品，无明火。

（2）老年人准备：能够配合操作，了解所服用药物的作用、副作用。

（3）照护人员准备：着装整洁，修剪指甲，洗手，戴口罩。

（4）用物准备：氧气雾化吸入器 1 套（专人专用）、给氧装置、注射器（已抽吸医嘱用药）、弯盘、水杯、吸管、治疗巾、毛巾、用药单、洗手液。

3. 实施　具体实施内容见表 11.7。

表 11.7　协助老年人行氧气雾化吸入

操作流程	操作步骤	要点说明
1. 评估沟通	（1）核对老年人信息 （2）评估环境和老年人意识状态、自理能力及心理需求 （3）照护人员向老年人解释氧气雾化吸入的目的，取得老年人配合	✧ 严格遵医嘱给药和执行查对制度，认真检查药物，准确无误后方可备药
2. 氧气雾化吸入	（1）协助老年人取坐位或半坐卧位，毛巾围于颌下 （2）使用前检查雾化吸入器各部件是否完好，有无松动、脱落、漏气等异常情况 （3）核对医嘱，正确配制药液，注入氧气雾化吸入器内；连接氧气雾化吸入器和给氧装置 （4）打开氧气开关，调节氧气流量为 6～8 L/min；指导老年人手持雾化器，紧闭口唇深吸气，用鼻呼气，如此反复，直至药液全部喷完 （5）雾化时间结束，取下面罩或口含嘴，关闭氧气开关和流量开关；协助老年人漱口，用毛巾擦脸，取舒适卧位，整理床单位	✧ 氧气湿化瓶内不加水 ✧ 一般 5 mL 药液在 10～15 min 吸完
3. 整理用物	将雾化器、连接管在消毒剂内浸泡 30 min，洗净，晾干	
4. 洗手记录	（1）按七步洗手法洗手 （2）记录老年人姓名、雾化药物、雾化方式、雾化时间、雾化后反应，操作者签名	✧ 预防交叉感染

4. 评价

（1）老年人了解氧气雾化吸入给药的相关知识，雾化吸入后达到预期疗效。

（2）照护人员做到安全正确给药，操作规范，无不良反应发生。

（3）与老年人有效沟通，老年人主动配合，对照护表示理解和满意。

【注意事项】

（1）操作时严格执行查对制度，确保老年人用药安全。

（2）雾化器专人专用，防止交叉感染。

（3）正确使用供氧装置，操作时严禁接触烟火和易燃品，注意用氧安全。雾化时氧流量不可过大，以免损坏雾化器。

（4）氧气湿化瓶内勿放水，防止液体进入雾化器内稀释药液，降低药物的浓度和疗效。

（5）雾化前不抹油性面膏，并需要清洁面部，以免药物吸附在皮肤上。

（三）手压式雾化吸入法

手压式雾化吸入法是将药液预置于雾化器内的送雾器中，将雾化器倒置，利用其内腔形成的高压，用拇指按压雾化器顶部（图 11.3），使药液从喷嘴喷出，形成细微的气雾，作用于口腔及咽部气管、支气管黏膜，进而被局部吸收的治疗方法。此法适用于支气管哮喘和喘息性支气管炎的对症治疗。

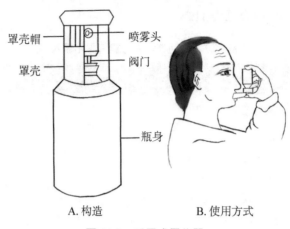

A. 构造   B. 使用方式

图 11.3　手压式雾化器

【操作目的】

肾上腺素类药、氨茶碱或沙丁胺醇等支气管解痉药的吸入给药。

【操作程序】

1. 评估　同"超声波雾化吸入法"的评估内容。

2. 计划

（1）环境准备：整洁、安静、舒适、安全、温度适宜。

（2）老年人准备：能够配合操作，了解所服用药物的作用、副作用。

（3）照护人员准备：着装整洁，修剪指甲，洗手，戴口罩。

（4）用物准备：手压式雾化器1个、弯盘、遵医嘱备药液、洗手液。

3. 实施　具体实施内容见表 11.8。

表 11.8　协助老年人行手压式雾化吸入

操作流程	操作步骤	要点说明
1. 评估沟通	（1）核对老年人信息 （2）评估环境和老年人意识状态、自理能力及心理需求 （3）照护人员向老年人解释手压式雾化吸入的目的，取得老年人配合	✧ 严格遵医嘱给药和执行查对制度，认真检查药物，准确无误后方可备药
2. 手压式雾化吸入	（1）协助老年人取舒适体位 （2）将雾化器倒置，接口端放入双唇间，平静呼气 （3）吸气开始时按压气雾瓶颈部，使之喷药，深吸气、屏气、呼气，反复1～2次 （4）治疗毕，取下雾化器	✧ 紧闭嘴唇 ✧ 尽可能延长屏气时间（最好能维持10 s左右），然后呼气
3. 整理用物	协助清洁口腔，擦干老年人面部，安置舒适卧位	
4. 洗手记录	（1）按七步洗手法洗手 （2）记录老年人姓名、雾化药物、雾化方式、雾化时间、雾化后反应，操作者签名	✧ 预防交叉感染

4．评价

（1）老年人了解手压式雾化吸入给药的相关知识，雾化吸入后达到预期疗效。

（2）照护人员做到安全正确给药，操作规范，无不良反应发生。

（3）与老年人有效沟通，老年人主动配合，对照护表示理解和满意。

【注意事项】

（1）使用手压式雾化器之前应检查雾化器各部件是否完好，有无松动、脱落等异常情况。

（2）深吸气时药液经口腔吸入，尽量延长屏气时间，然后再呼气，以提高治疗效果。

（3）每次给药喷1～2次，2次之间的间隔时间不少于4 h。

（4）雾化器使用后应放置在阴凉处保存，塑料外壳要定期清洁。

任务四　皮下注射胰岛素

一、概述

血糖是指血液中的葡萄糖，是人体能量的重要来源。血糖必须保持一定的水平才能维持人体内各器官和组织的正常运行，过高或过低均不利于机体的正常功能。世界卫生组织 1999 年制定的糖尿病诊断标准和分类标准中，血糖正常时空腹血浆葡萄糖 < 6.1 mmol/L，葡萄糖负荷后 2 h 血糖 < 7.8 mmol/L。患糖尿病时空腹血浆葡萄糖 ≥ 7.0 mmol/L，葡萄糖负荷后 2 h 血糖 ≥ 11.1 mmol/L。一般将血糖 < 2.8 mmol/L 作为低血糖的诊断标准。

若测得血糖值超出正常参考范围，这提示老年人血糖偏低或偏高，应及时就医。血糖监测的结果可用来反映饮食控制、运动治疗和药物治疗的结果，实施血糖监测可以更好地掌控自身的血糖变化，对老年人的生活、饮食、活动、合理用药都具有重要指导意义。

二、为老年人皮下注射胰岛素

糖尿病是老年人常见的基础疾病之一，皮下注射胰岛素是糖尿病老年人控制血糖的有效方法。照护人员为老年人皮下注射胰岛素时，胰岛素笔必须严格实行专人、专笔、专用，注射部位禁忌用碘消毒（碘和胰岛素相互作用会降低胰岛素的效果）。胰岛素笔应和胰岛素笔芯匹配，同时胰岛素笔应在 25 ℃的常温下保存，有效期 28 d，无须放入冰箱。未开封的胰岛素笔芯放置在冰箱冷藏室，温度为 2～8 ℃，严禁冷冻。根据老年人的饮食习惯，安排好注射胰岛素与进食的时间。老年人注射胰岛素后 15～30 min 必须进食，以免发生低血糖。

照护人员应正确指导老年人注意有无低血糖症状出现，如面色苍白、手颤、出冷汗、脉搏快、瘫软无力等，嘱老年人家中常备食物或含糖饮料，如方糖、饼干、果汁等，以便出现低血糖反应时应急使用。

【操作目的】

控制血糖。

【操作程序】

1. 评估

（1）老年人年龄、病情、血糖、过敏史、注射部位皮肤情况、治疗情况。

（2）老年人意识状态、合作程度、对胰岛素的认知程度等。

2. 计划

（1）环境准备：整洁、安静、舒适、安全、温度适宜。

（2）老年人准备：能够配合操作，了解胰岛素的作用、副作用。

（3）照护人员准备：着装整洁，修剪指甲，洗手，戴口罩。

（4）用物准备：治疗盘、胰岛素笔、胰岛素笔芯、75% 乙醇、无菌棉签、锐器盒、洗手液。

3. 实施　具体实施内容见表11.9。

表 11.9　为老年人皮下注射胰岛素

操作流程	操作步骤	要点说明
1.评估沟通	（1）核对老年人信息 （2）评估环境和老年人意识状态、自理能力、心理需求及皮肤的状况 （3）照护人员向老年人解释皮下注射胰岛素的目的，取得老年人配合	✧ 严格遵医嘱给药和执行查对制度，认真检查药物，准确无误后方可备药
2.皮下注射胰岛素	（1）安装胰岛素笔 ① 检查胰岛素制剂的种类、有效期及瓶口是否密封无损。查看胰岛素制剂：速效胰岛素和短效胰岛素外观澄清，中效胰岛素和预混胰岛素则为混悬液（久置后分层） ② 检查胰岛素笔的旋钮和推杆是否正常 ③ 旋开笔芯架，将推杆归位，装入胰岛素笔芯，旋回笔芯架。 ④ 用无菌棉签蘸取75%乙醇消毒胰岛素笔芯前端橡皮膜，取出针头，打开包装，顺时针旋紧针头 ⑤ 将胰岛素笔放入治疗盘待用 （2）注射胰岛素 ① 协助老年人取合适的体位，选择注射部位 ② 用无菌棉签蘸取75%乙醇消毒注射部位皮肤，待干 ③ 再次核对老年人信息及胰岛素种类和剂量 ④ 摘去针头保护帽，排气后将旋钮调至所需单位数。如所注射的胰岛素为混悬液（中效胰岛素或预混胰岛素），应先将胰岛素笔上下颠倒10次左右，直至药液变为均匀白色混悬液为止 ⑤ 左手捏起或绷紧注射部位皮肤，右手握笔垂直进针，右手拇指按压旋钮缓慢匀速推注药液。注射完毕后，针头在皮下停留至少10 s后再顺着进针方向快速拔出针头，用无菌棉签按压针眼处30 s ⑥ 协助老年人取舒适体位	✧ 注射部位应有规律更换，腹部的注射部位应在脐左、脐右、脐下旁开2 cm处 ✧ 注射剂量较大时针头有必要停留大于10 s
3.整理用物	整理床单位，整理用物	
4.洗手记录	（1）按七步洗手法洗手 （2）记录老年人姓名、胰岛素剂量，操作者签名	✧ 预防交叉感染

4. 评价

（1）老年人了解皮下注射胰岛素的相关知识，使用药物后达到预期疗效。

（2）照护人员做到安全正确给药，操作规范，无不良反应发生。

（3）与老年人有效沟通，老年人主动配合，对照护表示理解和满意。

【注意事项】

（1）笔芯上的色带代表胰岛素不同剂型，注射前核对，确认无误后方可注射。

（2）每次注射之前，都应将针尖朝上，排尽空气。注射完毕后应将针头取下，以免温度变化造成药液外溢。

（3）注射用针头一次性使用，不得重复使用。

（4）监测血糖变化，定期随诊，一定要遵医嘱调整胰岛素用量。

任务五　局部给药法

一、滴入给药照护技术

（一）滴眼药

【操作目的】

协助老年人用药，用于诊断、预防、治疗、缓解眼部症状。

【操作程序】

1. 评估

（1）老年人年龄、病情、用药史、过敏史、治疗史、有无药物依赖史。

（2）老年人意识状态、心理状态、合作程度、对疾病的态度和对所用眼药的认知
程度。

（3）老年人有无其他眼部疾患。

2. 计划

（1）环境准备：整洁、安静、舒适、安全、温度适宜。

（2）老年人准备：能够配合操作，了解所用药物的作用、副作用。

（3）照护人员准备：着装整洁，修剪指甲，洗手，戴口罩。

（4）用物准备：用药单、眼药水或眼药膏、医用棉签或棉球、洗手液。

3. 实施　具体实施内容见表 11.10。

表 11.10　协助老年人使用滴眼剂

操作流程	操作步骤	要点说明
1. 评估沟通	（1）核对老年人信息 （2）评估环境及老年人年龄、身体及患眼状况、意识状态、合作程度 （3）照护人员向老年人解释滴眼剂的作用，取得老年人配合	✧ 严格遵医嘱给药和执行查对制度，认真检查药物，准确无误后方可备药
2. 协助滴眼	（1）协助老年人取坐位或仰卧位 （2）清洁眼部，先用棉签拭净眼部分泌物，嘱老年人头略向后仰，眼往上看；打开瓶盖，瓶盖内面或侧面朝上 （3）协助滴药 　① 滴眼药水：照护人员左手（或用棉签）向下轻拉下眼睑并固定，右手持药水瓶，摇匀，距眼约 2～3 cm 将眼药水滴入下眼睑结膜内 1～2 滴 　② 涂眼药膏：照护人员左手（或用棉签）向下轻拉下眼睑并固定，右手挤大约 1 cm 药膏自内眼角向外眼角方向挤入下穹隆部，最后以旋转方式将药膏膏体离断	✧ 开盖后眼药水弃去 1 滴，眼药膏弃去一小段，以防污染 ✧ 药液不可直接滴落在角膜上

续表

操作流程	操作步骤	要点说明
2.协助滴眼	（4）轻提上眼睑，使药膏在结膜囊内充盈。嘱老年人闭上眼睛，轻轻转动眼球，用干净棉签为老年人擦去眼部外溢药剂，用棉球紧压泪囊部 1～2 min （5）观察、询问老年人有无不适	✧ 如角膜有溃疡或眼部有外伤，滴药后不可压迫眼球，也不可拉高上眼睑
3.整理用物	整理用物，清理污物	
4.洗手记录	（1）按七步洗手法洗手 （2）记录老年人姓名、药名、剂量、给药方式、时间、用药后反应，操作者签名	✧ 预防交叉感染

4．评价

（1）老年人了解滴眼给药的相关知识，使用药物后达到预期疗效。

（2）照护人员做到安全正确给药，无不良反应发生。

（3）与老年人有效沟通，老年人主动配合，对照护表示理解和满意。

【注意事项】

（1）操作时严格执行查对制度。

（2）白天宜用滴眼剂，眼药膏宜临睡前使用。

（3）使用眼药水前应先摇匀药液。

（4）上药动作轻柔，避免损伤黏膜。

（5）若老年人有传染性眼病，如急性细菌性结膜炎（"红眼病"）等，需要先滴健眼后滴患眼，先滴病情较轻侧后滴病情较重侧，防止交叉感染。

（6）老年人散瞳主要用于眼部检查或眼病治疗，根据需要也可以只给患眼散瞳。散瞳时常规压迫内眦泪囊区，可预防药物吸收中毒。如果老年人有青光眼家族病史，不宜散瞳。

（二）滴耳药

【操作目的】

协助老年人用药，用于治疗或缓解局部症状。

【操作程序】

1．评估

（1）老年人年龄、病情、用药史、过敏史、治疗史、有无药物依赖史。

（2）老年人意识状态、心理状态、合作程度、对疾病的态度和对所用滴耳剂的认知程度。

（3）老年人有无其他耳部疾患。

2．计划

（1）环境准备：整洁、安静、舒适、安全、温度适宜。

（2）老年人准备：能够配合操作，了解所用药物的作用、副作用。

（3）照护人员准备：着装整洁，修剪指甲，洗手，戴口罩。

（4）用物准备：洗手液、用药单、滴耳剂、医用棉签。

3. 实施　具体实施内容见表 11.11。

表 11.11　协助老年人使用滴耳剂

操作流程	操作步骤	要点说明
1. 评估沟通	（1）核对老年人信息 （2）评估环境和老年人年龄、身体及耳部状况、意识状态、合作程度 （3）照护人员向老年人解释滴耳剂的目的，取得老年人配合	✧ 严格遵医嘱给药和执行查对制度，认真检查药物，准确无误后方可备药
2. 协助滴耳	（1）帮助老年人取坐位或半坐卧位；头偏向一侧，患侧耳在上，健侧耳在下 （2）先用棉签将耳道分泌物反复清理至干净 （3）打开瓶盖，瓶盖内面或侧面朝上，将滴耳剂在手中握紧升温，避免过凉 （4）照护人员左手轻轻牵拉老年人耳廓后上方，使耳道变直，右手持药瓶，沿耳道后壁滴5～10滴（或遵医嘱）药液入耳道，轻轻压住耳屏，使得药液充分进入中耳 （5）观察、询问老年人有无不适	✧ 若药液过凉，滴入耳道后可引起眩晕、恶心等不适症状
3. 整理用物	整理用物，清理污物	
4. 洗手记录	（1）按七步洗手法洗手 （2）记录老年人姓名、药名、剂量、给药方式、时间、用药后反应，操作者签名	预防交叉感染

4. 评价

（1）老年人了解滴耳给药的相关知识，使用药物后达到预期疗效。

（2）照护人员做到安全正确给药，操作规范，无不良反应发生。

（3）与老年人有效沟通，老年人主动配合，对照护表示理解和满意。

【注意事项】

（1）严格遵医嘱给药和执行查对制度。

（2）注意滴入药液时，瓶口不要碰触耳朵，尤其是病灶部位或渗出液体，以免污染药液。

（3）使用滴耳药前，如果外耳道有分泌物应及时清理，上药时患耳朝上。

（4）使用滴耳药时须将耳廓向后上方轻轻牵拉，使耳道变直，便于药液流入耳内，使药液充分吸收。

（5）使用滴耳药后注意观察老年人用药疗效和反应，如有不良反应发生，应立即通知医生。

（三）滴鼻药

【操作目的】

协助老年人用药，用于诊断、预防、治疗、缓解局部症状。

【操作程序】

1. 评估

（1）老年人年龄、病情、用药史、过敏史、治疗史、有无药物依赖史。

（2）老年人意识状态、心理状态、合作程度、对疾病的态度和对所用滴鼻剂的认知程度。

（3）老年人有无其他鼻部疾患。

2. 计划

（1）环境准备：整洁、安静、舒适、安全、温度适宜。

（2）老年人准备：能够配合操作，了解所用药物的作用、副作用。

（3）照护人员准备：着装整洁，修剪指甲，洗手，戴口罩。

（4）用物准备：用药单、滴鼻剂、医用棉签、洗手液。

3. 实施　具体实施内容见表 11.12。

表 11.12　协助老年人使用滴鼻剂

操作流程	操作步骤	要点说明
1. 评估沟通	（1）核对老年人信息 （2）评估环境和老年人年龄、身体及鼻部状况、意识状态、合作程度 （3）照护人员向老年人解释滴鼻剂的目的，取得老年人配合	✧ 严格遵医嘱给药和执行查对制度，认真检查药物，准确无误后方可备药
2. 协助滴耳	（1）帮助老年人取仰卧位 （2）协助老年人将鼻涕等分泌物排出，并擦拭干净 （3）协助老年人取平卧位，可以在肩下垫软枕，头尽量向后仰，嘱咐老年人先吸气，向患侧鼻腔滴入药液 2 滴（或遵医嘱），瓶口不要碰到鼻黏膜；轻轻地揉按鼻翼两侧，使药液能均匀地渗到鼻黏膜上 （4）观察、询问老年人有无不适	
3. 整理用物	整理用物，清理污物	
4. 洗手记录	（1）按七步洗手法洗手 （2）记录老年人姓名、药名、剂量、给药方式、时间、用药后反应，操作者签名	✧ 预防交叉感染

4. 评价

（1）老年人了解滴鼻给药的相关知识，使用药物后达到预期疗效。

（2）照护人员做到安全正确给药，操作规范，无不良反应发生。

（3）与老年人有效沟通，老年人主动配合，对照护表示理解和满意。

【注意事项】

（1）严格遵医嘱给药和执行查对制度。

（2）如果鼻腔内有干痂，先用温盐水清洗浸泡，待干痂变软取出后再滴药。

（3）照护人员滴药动作应轻柔，避免损伤鼻腔黏膜。

（4）向鼻内滴药时，注意瓶口不要碰触鼻部，防止药液污染。

（5）注意观察疗效和不良反应，避免出现反跳性黏膜充血加重。

二、插入给药照护技术

插入给药法包括直肠给药和阴道给药，常用栓剂进行插入给药。栓剂是药物与相应基质制成的供腔道给药的固体制剂，其熔点为 37 ℃左右，进入体腔后能缓慢融化而产生疗效。

（一）直肠栓剂插入法

直肠栓剂给药可以软化粪便，利于粪便排出，如甘油栓。此外，栓剂中的有效成分可以被直肠黏膜吸收，产生全身治疗的作用，如解热镇痛药栓剂。使用时协助老年人取侧卧位，双膝屈曲并露出肛门。嘱其张口深呼吸，降低腹部压力；照护人员戴上指套或手套，将栓剂插入老年人肛门，用示指将栓剂沿直肠壁轻轻推入 6～7 cm，嘱老年人保持侧卧位姿势 15 min，防止药栓滑脱或融化后渗出肛门。

（二）阴道栓剂插入法

阴道栓剂是治疗阴道、宫颈炎症的常用药物。使用时协助老年人取仰卧位，双腿分开，屈膝或卧于检查床上，双腿屈曲，露出会阴部。照护人员一手戴指套或手套，以示指或置入器将阴道栓剂以向下向前的方式，置入阴道内 5 cm 以上。嘱老年人尽量至少仰卧 15 min，以便药物扩散至整个阴道组织以利于药物充分吸收。

三、皮肤给药照护技术

皮肤给药是将药物直接涂于皮肤，皮肤有吸收功能，从而起到局部治疗的作用。常见的皮肤给药的剂型有溶液、软膏、糊剂、粉剂等。

（一）溶液剂

溶液剂一般是非挥发性药物的水溶液，如 3% 硼酸溶液，具有清洁、收敛、消炎等作用。使用时用一次性治疗巾垫于老年人患处下方，用持物钳夹取蘸有药液的棉球，涂抹患处，直至局部皮肤清洁后，再用干棉球擦干。溶液剂主要适用于患急性皮炎且伴有大量渗液或脓液的老年人。

（二）软膏剂

软膏剂是由药物与适宜基质制成的有适当稠度的膏状制剂，如硼酸软膏，具有保护、消炎、润滑、软化痂皮等作用。用棉签将药物直接涂于患处，药物不宜涂得太厚，一般不需要包扎；对于角化过度的受损皮肤，应略加摩擦；局部有溃疡或大片糜烂受损皮肤时，涂药后应予以包扎。软膏剂一般适用于有慢性增厚性皮损的老年人。

（三）糊剂

糊剂是含有大量粉末的半固体制剂，如甲紫糊、氧化锌糊等，具有保护皮肤、吸收渗液和消炎等作用。使用时用棉签将药物直接涂于患处，不宜过厚，或先将药物涂在无菌纱布上，后贴于皮肤患处，并包扎固定。糊剂主要适用于患亚急性皮炎且有少量渗液或轻度糜烂的老年人。

（四）粉剂

粉剂是由一种或数种药物的极细粉末均匀混合制成的干燥粉末样制剂，如滑石粉等，具有干燥、保护皮肤的作用。使用时将药粉均匀地扑撒在受损皮肤处。注意粉剂多次应用后如有粉块形成，可用无菌等渗盐水湿润后除去。用药后观察局部皮肤反应，询问老年人主观感受，倾听老年人自觉症状以评价用药效果。粉剂一般适用于患急性或亚急性皮炎而无糜烂渗液的皮损的老年人。

四、舌下给药照护技术

舌下给药是通过舌下黏膜丰富的毛细血管将药物吸收的一种给药方式。舌下给药可避免胃肠道刺激，同时吸收好且起效快，老年人心绞痛发作时可以采用此方法缓解或消除心前区压迫感、疼痛感。例如，舌下含化硝酸甘油 0.3～0.6 mg，1～2 min 即可起效，作用持续 30 min 左右；舌下含化硝酸异山梨酯 5～10 mg，2～5 min 起效，作用持续 2～3 h。使用时告知老年人将药物放在舌下让其自然溶解吸收，不可咀嚼、不可直接吞下，否则会降低药效。

知识链接

智能电子药盒

随着养老需求的增加和科技的发展，智慧养老市场越来越受大家关注，助老科技逐渐运用到老年人生活中，给老年人带来了很多便利。为了解决老年人的用药问题，智能药盒应运而生。老年人经常容易忘记按时用药，智能电子药盒能每日准时提醒用药。它可按照容量大小分为 1～7 d 内存，盒内可直接放置片剂、胶囊、液体制剂等剂型药物，并内置多个分隔开的药格，方便对药品、时间进行分类管理。到了设定的服药时间，它会通过有节奏的灯光与声音来提醒服药，直到拿起药盒打开或出药后，灯光与声音才会停止。智能电子药盒还可通过与专属应用程序连接实现诸多功能，方便家人了解老年人用药进展。智能电子药盒是老年人准确、安全用药的贴心助手。

 思考题

1. 刘爷爷，82 岁，患高血压 15 年，平日记性不好，总不记得按时服用降压药，去医院测血压为 170/100 mmHg。医嘱给予硝苯地平 10 mg，口服，每日 2 次，并嘱其坚持规律用药。

请问：（1）作为照护人员，应该如何正确协助刘爷爷口服用药？

（2）协助老年人口服用药时应注意哪些事项？

2. 钱爷爷，75 岁，患慢性支气管炎 20 余年，近期又发作，出现咳嗽、咳痰、喘息，精神状态较差。医嘱给予 0.9% 氯化钠溶液 2 mL 加入吸入用布地奈德混悬液 1 mg，氧气雾化吸入，每日 2 次。

请问：（1）应该如何照护钱爷爷进行氧气雾化吸入？

（2）协助老年人氧气雾化吸入时应注意哪些事项？

偏瘫老年人常用康复技术

 学习目标

1. 素质目标

具有尊重老年人、促进老年人重返社会的意识，用耐心、爱心、责任心为老年人实施康复照护。

2. 知识目标

（1）掌握良肢位的定义和偏瘫老年人常用康复技术的注意事项；

（2）熟悉偏瘫老年人良肢位摆放的目的；

（3）了解偏瘫老年人良肢位摆放的原则。

3. 能力目标

能够协助偏瘫老年人正确进行良肢位的摆放，学会指导老年人正确进行桥式运动训练、翻身训练和穿脱衣训练。

偏瘫是脑卒中、颅脑损伤等老年人常见的一种症状，严重影响老年人的运动功能和日常生活活动能力。正确协助偏瘫老年人进行良肢位的摆放，指导老年人正确进行康复训练，不仅可以预防由长期卧床或制动导致的并发症，还可作为治疗的一部分促进老年人的功能恢复，最大限度地发挥老年人的残存功能，尽可能地恢复其日常生活活动能力。

 情景导入

王奶奶，76岁，以"左侧肢体无力10余天"为主诉入院。家人发现她反应迟钝、左侧肢体乏力，急送入院。头颅CT检查示"脑梗死"。经各种康复治疗后，王奶奶神智转清，病情稳定，遗留左侧肢体无力，左上肢肌力Ⅱ级，左下肢肌力Ⅱ级。

 请问

1. 照护人员该如何为王奶奶摆放良肢位？

2. 如何指导王奶奶进行翻身训练？

任务一　协助老年人进行良肢位的摆放

在康复治疗和照护中，应根据老年人疾病和肢体障碍的特点，协助并指导老年人摆放正确舒适的体位。偏瘫老年人处于软瘫期时，患肢肌力减退，肌张力下降，腱反射减弱或消失。因患肢不能维持抗重力体位，在老年人坐起或站立时，患侧上肢的重量牵拉关节囊，易导致肩关节半脱位和肩痛；偏瘫老年人处于痉挛期时，患肢肌张力增高，腱反射亢进。典型的痉挛姿势表现为头屈向患侧，上肢呈屈肌模式，下肢呈伸展模式。早期保持正确的体位，有助于预防或减轻上述痉挛姿势的出现和加重，同时为下一步功能训练做准备。

一、概述

（一）定义

良肢位是指偏瘫老年人在卧位或坐位时，为保持肢体的良好功能而摆放的一种体位，具有预防畸形、减轻症状、使躯干和肢体保持在功能状态的作用。

偏瘫老年人的良肢位，是指通过肢体位置的正确摆放，防止或对抗上肢屈肌、下肢伸肌的典型痉挛模式的出现，为保护肩关节及早期诱发分离运动而设计的一种治疗性体位，是早期抗痉挛的重要措施之一。

（二）目的

正确的体位摆放具有预防畸形、减轻痉挛发生，使躯干和肢体保持在功能状态的作用，定时更换体位有助于预防并发症的发生。

（三）原则

1. 舒适　摆放后的体位，应尽量使老年人感觉舒适，有利于促进肢体的静脉血液回流。

2. 符合人体力学的要求　老年人的体位应尽量符合人体力学的要求，将身体重量平均分配至各负重部位，使肢体及各关节均处于功能位置，体位的摆放应能达到对抗痉挛模式的出现和发展的治疗目的。

3. 保持稳定性　卧位应保持一定的稳定性，如无法维持稳定性，卧位可恰当使用支持物及保护性设施。

二、偏瘫老年人的体位摆放

（一）患侧卧位

1. 患侧卧位　患侧肢体在下、健侧肢体在上的卧位。老年人头颈下垫枕，和躯干成直线，使头颈稍向健侧屈曲，头稍高于胸部，纠正头屈向患侧的姿势；躯干稍向后仰，后背用枕头支撑；患侧上肢的肩部拉出，避免受压和后缩，肩关节前屈 60°～90°，肘关节伸直，前臂旋后，手指伸展，掌心向上；患侧下肢的髋关节略后伸，膝关节略屈曲，患侧踝关节置于中立位，防止足下垂；健侧上肢放在身上或后边的软枕上，避免放在身前；健侧下肢自然微屈，膝内侧放软枕，避免压迫患侧膝关节。该体位有利于伸展患侧躯体，减轻痉挛，使患侧关节韧带受到一定压力，促进本体感觉的输入，同时有利于健侧肢体的活动，是对偏瘫老年人的康复最重要的体位，又称第一体位或首选体位（图12.1）。

2. 注意事项

（1）应将老年人的患肩拉出，避免患侧肩部受压和肩胛骨后缩。

（2）禁止直接牵拉患侧上肢，以免引起肩关节脱位。

（二）健侧卧位

1. 健侧卧位　健侧肢体在下、患侧肢体在上的卧位。老年人头颈下垫枕，和躯干成直线，头枕不宜过高，避免头部侧屈及颈部悬空；躯干略向前倾；患侧上肢置于枕上，肩关节前屈 90°～130°，肘关节伸展，前臂旋前，腕、指关节伸展放于枕上，掌心向下；患侧下肢置于另一枕上，患侧髋关节和膝关节尽量前屈 90°；健侧肢体舒适、自然摆放。该体位有对抗上肢屈肌痉挛和下肢伸肌痉挛的作用（图12.2）。

2. 注意事项

（1）患侧上肢与下肢应给予枕头支撑，高度略高于心脏水平以促进静脉回流，减轻肢体水肿。

（2）手保持张开，手中勿放置任何东西来对抗肌痉挛，否则因抓握反射，手会紧握掌中的物体。

（3）患手、患足不可外悬于枕头边缘，避免加重腕掌屈及足内翻。

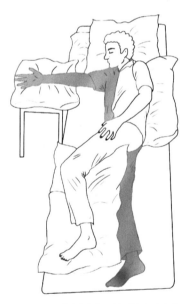 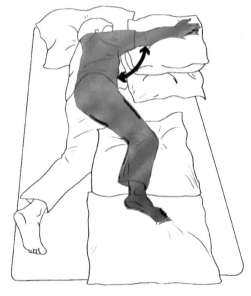

图 12.1　患侧卧位（阴影为患侧）　　图 12.2　健侧卧位（阴影为患侧）

（三）仰卧位

1. 仰卧位　老年人头颈下垫枕，呈中立位，避免头过屈、侧屈及颈部悬空；患侧肩胛骨下垫小枕，肩关节稍外展，肘关节伸直，前臂旋后，腕、指关节伸展放在枕上，掌心向上；患侧臀部至大腿外侧下放一枕头，其长度要足以支撑整个大腿外侧，使髋关节向内旋，膝关节下用小枕垫起保持微屈，足部处于中立位，足尖向上，足底外侧放置小枕，防止足下垂和足内翻；健侧肢体舒适、自然摆放（图 12.3）。

2. 注意事项

（1）仰卧位受颈紧张反射和迷路反射影响，易出现姿势异常，且长时间采取仰卧位易引起骶尾部、足跟外侧或外踝部发生压疮，故应该尽量缩短仰卧位时间。

（2）患手、患足避免悬于枕头边缘，避免加重患侧肢体肿胀。

（3）不在足底放置任何物品，防止增加下肢伸肌模式的反射活动。

（四）床上坐位

1. 床上坐位　老年人伸腰挺胸，头颈保持直立，脊柱垂直于骨盆，上身重心平分于臀两侧；双上肢对称置于身体前面小桌上，肘下可放枕头；髋关节屈曲 90°，膝关节下垫小枕，保持微屈，足部处于中立位，足尖向上，防止足下垂和足内翻（图 12.4）。

2. 注意事项　老年人无良好支持、保持直立床上坐位有困难时，应禁止使用坐姿，避免不良姿势形成和强痉挛模式。

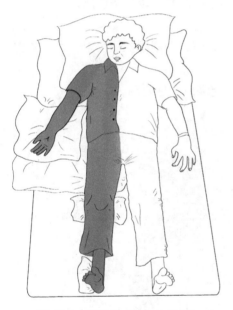

图 12.3　仰卧位（阴影为患侧）

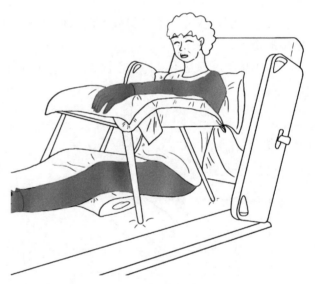

图 12.4　床上坐位（阴影为患侧）

三、协助老年人进行良肢位的摆放

【操作目的】

协助老年人进行良肢位的摆放，防止或对抗偏瘫老年人痉挛姿势的出现，预防肩关节半脱位，减轻肢体僵硬、疼痛等症状。

【操作程序】

1. 评估

（1）与老年人沟通，取得老年人配合。

（2）评估老年人情况。

2. 计划

（1）环境准备：整洁、安静、舒适、安全，室温保持在 22～24 ℃。

（2）老年人准备：能够配合操作，了解良肢位摆放的目的。

（3）照护人员准备：着装整洁，修剪指甲，洗手，戴口罩。

（4）用物准备：软枕、洗手液。

3. 实施　具体实施内容见表12.1。

表12.1　协助老年人进行良肢位的摆放

操作流程	操作步骤	要点说明
1. 评估沟通	（1）核对老年人信息 （2）评估老年人病情、意识状态、肢体活动度、肌力、肌张力和心理、认知能力及合作程度 （3）照护人员向老年人解释摆放良肢位的目的，取得老年人配合	
2. 协助老年人摆放良肢位	（1）关闭门窗，调节室内温度，放下近侧床档 （2）根据老年人的病情摆放合适体位，如协助老年人取患侧卧位 （3）头颈下垫枕，和躯干成直线，使头颈上端稍向健侧屈曲，头稍高于胸部 （4）躯干稍向后仰，后背用枕头支撑；患侧上肢的肩部拉出，避免受压和后缩，肩关节前屈60°～90°，肘关节伸直，前臂旋后，手指伸展，掌心向上 （5）患侧下肢的髋关节略后伸，膝关节略屈曲，患侧踝关节置于中立位 （6）健侧上肢放在身上或后边的软枕上，避免放在身前；健侧下肢自然微屈，膝内侧放软枕，避免压迫患侧膝关节 （7）为老年人盖好盖被，拉上床档	◇ 注意保暖 ◇ 每1～2 h变换一次体位 ◇ 纠正头屈向患侧的姿势 ◇ 禁止直接牵拉患侧上肢，以免引起肩关节脱位 ◇ 防止或对抗上肢屈肌痉挛模式的出现 ◇ 防止或对抗下肢伸肌痉挛模式的出现，防止足下垂 ◇ 防止压迫患侧肩关节
3. 整理用物	整理用物	
4. 洗手记录	（1）按七步洗手法洗手 （2）记录操作时间、老年人体位	

4. 评价

（1）老年人安全，无损伤，无不适。

（2）照护人员摆放方法正确。

（3）照护人员与老年人的沟通顺畅，老年人主动配合。

【注意事项】

（1）协助老年人更换体位时，应注意保暖，防止老年人受凉。

（2）操作过程中注意保护老年人，及时拉起床档，防止坠床。

（3）操作过程中应动作轻柔，注意与老年人沟通，如有不适应立刻停止并给予处理。

（4）老年人手保持张开，手中勿放置任何东西来对抗肌痉挛，否则因抓握反射，手会紧握掌中的物体。

（5）禁止拖、拉患侧上肢，以防止肩关节半脱位。

任务二　指导老年人进行翻身训练

在康复治疗和照护中，应根据老年人疾病和肢体障碍的特点，协助并指导老年人进行翻身训练。偏瘫老年人易出现肢肌力减退、肌张力下降、腱反射减弱或消失，长期卧床也容易出现肌肉萎缩、消化不良、便秘等症状，以及发生坠积性肺炎和压疮。因此，对卧床的偏瘫老年人特别需要经常变换体位，在保持舒适、安全和预防并发症的基础上维护老年人的身心健康。但老年人因肌力减退、运动平衡能力下降、动作迟缓、反应迟钝、肌肉萎缩、神经系统进行性衰退等，在翻身及离床的过程中容易发生跌倒、扭伤，甚至骨折，特别是高龄的偏瘫老年人，其发生上述情况的风险更高。因此，为偏瘫老年人进行翻身训练、提供正确的照护十分重要。

【操作目的】

（1）防止压疮，是穿衣、站立、转移等日常生活活动的前提。

（2）增加老年人的舒适度，改善患侧肢体的血液循环，预防下肢深静脉血栓的发生，预防长期卧床引起的各类并发症。

（3）可提高上下肢肌力和平衡协调能力。

【操作程序】

1. 评估

（1）与老年人沟通，取得老年人配合。

（2）评估老年人情况。

2. 准备

（1）环境准备：整洁、安静、舒适、安全，室温保持在 22～24 ℃。

（2）老年人准备：能够配合操作，了解翻身训练的目的。

（3）照护人员准备：着装整洁，修剪指甲，洗手，戴口罩。

（4）用物准备：软枕、洗手液。

3. 实施　具体实施内容见表 12.2。

表 12.2　指导老年人进行翻身训练

操作流程	操作步骤	要点说明
1. 评估沟通	（1）核对老年人信息 （2）评估老年人病情、意识状态、肢体活动度、肌力、肌张力和心理、认知能力及合作程度 （3）照护人员向老年人解释翻身训练的目的，取得老年人配合	
2. 指导老年人进行向患侧翻身训练	（1）关闭门窗，调节室内温度，放下近侧床档 （2）根据老年人的病情摆放患侧上肢和手	◇ 注意保暖 ◇ 每 1～2 h 变换一次体位

操作流程	操作步骤	要点说明
2. 指导老年人进行向患侧翻身训练	（3）协助老年人健腿屈膝 （4）指导老年人向患侧转动头和颈，照护人员一手辅助肩胛部，一手放于髋部 （5）用健侧手带动患侧手，呈鲍巴斯（Bobath）握手，患侧大拇指在上方 （6）旋转躯干、腰部、骨盆，并把健腿跨到患侧 （7）为老年人盖好盖被，拉上床档	◇ 确保床边留有足够空间，防止坠床 ◇ 禁止直接牵拉患侧上肢，以免引起肩关节脱位 ◇ 确保患侧肩膀有足够支撑，防止压迫患侧肩关节
3. 指导老年人进行向健侧翻身训练	（1）根据老年人的病情摆放患侧上肢和手 （2）指导老年人将健侧腿插于患侧腿下方 （3）指导老年人把头和颈转向健侧 （4）用健侧手带动患侧手，呈 Bobath 握手，患侧大拇指在上方 （5）躯干、腰、骨盆和患腿转向健侧（图12.5）	◇ 确保床边留有足够空间，防止坠床 ◇ 禁止直接牵拉患侧上肢，以免引起肩关节脱位 ◇ 确保患侧肩膀有足够支撑，防止压迫患侧肩关节
4. 整理用物	整理用物	
5. 洗手记录	（1）按七步洗手法洗手 （2）记录操作时间、老年人体位	

4. 评价

（1）老年人安全，无损伤，无不适。

（2）照护人员翻身方法正确。

（3）照护人员与老年人的沟通顺畅，老年人主动配合。

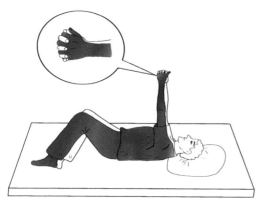
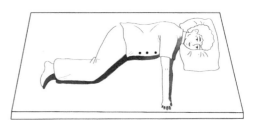

A. Bobath 握手　　　　　　　　　　　B. 向患侧翻身

图 12.5　翻身训练（阴影为患侧）

【注意事项】

（1）协助老年人翻身训练时，应注意保暖，防止老年人着凉。

（2）操作过程中注意保护老年人，及时拉起床档，防止坠床。

（3）操作过程中应动作轻柔，注意与老年人沟通，如有不适应立刻停止并给予处理。

（4）禁止拖、拉患侧上肢，以防止肩关节脱位。

（5）不管转向患侧或健侧，整个活动都应先转头和颈，然后正确地连续转动肩和上肢躯干、腰、骨盆及下肢。

（6）确认床边留有足够的空间给老年人翻身，以确保翻身后的安全和舒适，要确保患侧肩膀有足够支撑。

任务三 指导老年人进行桥式运动训练

桥式运动训练是偏瘫老年人早期床上体位变换和训练的重要内容之一。桥式运动训练就是选择性髋伸展运动，因姿势像"桥"而得名，主要分为双桥运动和单桥运动等形式。桥式运动可有效预防下肢伸肌痉挛，提升髋关节和膝关节的活动度及稳定性，改善老年人的日常生活能力，是偏瘫老年人回归生活自理的重要康复训练内容。

【操作目的】

（1）提升髋关节和膝关节的活动度及稳定性。

（2）改善老年人的下肢步行功能，为以后的站和坐打下基础。

（3）预防压疮的发生。

（4）改善老年人在床上大小便的能力，提高其日常生活能力。

【操作程序】

1. 评估

（1）与老年人沟通，取得老年人配合。

（2）评估老年人情况。

2. 准备

（1）环境准备：整洁、安静、舒适、安全，室温保持在 22～24 ℃。

（2）老年人准备：能够配合操作，了解桥式运动训练的目的。

（3）照护人员准备：着装整洁，修剪指甲，洗手，戴口罩。

（4）用物准备：记录单、洗手液。

3. 实施　具体实施内容见表 12.3。

表 12.3　指导老年人进行桥式运动训练

操作流程	操作步骤	要点说明
1.评估沟通	（1）核对老年人信息 （2）评估老年人病情、意识状态、肢体活动度、肌力、肌张力和心理、认知能力及合作程度 （3）照护人员向老年人解释桥式运动训练的目的，取得老年人配合	
2.指导老年人进行桥式运动训练	（1）关闭门窗，调节室内温度，放下近侧床档 （2）指导老年人摆放双侧桥式运动训练准备姿势：老年人仰卧，去枕，双手放于身体两侧，膝关节屈曲，双腿平行、微微分开与肩同宽，双足平踏在床面上，足跟放于膝盖下方	✧ 注意保暖 ✧ 训练时两腿之间可夹持枕头或其他物体

操作流程	操作步骤	要点说明
2. 指导老年人进行桥式运动训练	（3）指导老年人进行双侧桥式运动训练：伸髋将臀部抬离床面，使膝盖、大腿、髋部和躯干成一条线，并保持 5～10 s。通常最开始训练时，照护人员可用一只手掌放于患侧膝关节的稍上方，在向下按压膝部的同时向足前方牵拉大腿；另一只手帮助臀部抬起	✧ 可帮助老年人完成该动作
	（4）指导老年人摆放单侧桥式运动训练准备姿势：老年人仰卧，去枕，健侧腿伸直，患侧膝关节屈曲，足底平踏在床上，足跟放于膝盖下方	✧ 在训练过程中注意防止心脑等并发症的发生，注意监测血压、心率等体征
	（5）指导老年人进行单侧桥式运动训练：伸髋、抬臀，使患侧膝盖、大腿、髋部和躯干成一条线，并保持 5～10 s（图12.6）	✧ 训练过程中不能让患侧膝关节伸展或向侧方倾倒
	（6）为老年人盖好盖被，拉上床档	
3. 整理用物	整理用物	
4. 洗手记录	（1）按七步洗手法洗手 （2）记录操作时间、老年人训练效果	

4. 评价

（1）老年人安全，无损伤，无不适。

（2）照护人员指导方法正确，训练规范。

（3）照护人员与老年人的沟通顺畅，老年人主动配合。

【注意事项】

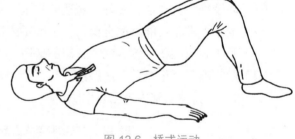

图 12.6 桥式运动

（1）脑卒中偏瘫老年人常伴有高血压病史，在训练过程中必须防止心脑等并发症的发生，注意监测血压、心率等体征。

（2）随着老年人的进步，照护人员可在逐渐减少帮助的同时，要求老年人学会自己控制活动，训练过程中不能让患侧膝关节伸展或向侧方倾倒。

任务四　指导老年人进行穿脱衣训练

　　脑卒中老年人一侧肢体的功能障碍，会对其日常生活活动及参与能力造成不同程度的影响。穿脱衣训练是偏瘫老年人日常生活活动能力训练的重要内容之一，针对偏瘫老年人提供简单实用的穿脱衣方法，帮助提高老年人生活自理能力，同时还可以增强老年人的自信心，重建生活意志。另外，指导老年人主动进行患肢的活动，还可以使其功能尽快地恢复，防止关节僵硬、肌肉萎缩。下面为大家介绍偏瘫老年人穿衣训练基本步骤及注意事项。

【操作目的】

帮助老年人恢复生活自理能力，提高其生活质量。

【操作程序】

1. 评估

（1）与老年人沟通，取得老年人配合。

（2）评估老年人情况。

2. 准备

（1）环境准备：整洁、安静、舒适、安全，室温保持在 22～24 ℃。

（2）老年人准备：能够配合操作，了解的目的。

（3）照护人员准备：着装整洁，修剪指甲，洗手，戴口罩。

（4）用物准备：记录单、洗手液。

3. 实施　具体实施内容见表 12.4。

表 12.4　指导老年人进行穿脱衣训练

操作流程	操作步骤	要点说明
1. 评估沟通	（1）核对老年人信息 （2）评估老年人病情、意识状态、肢体活动度、肌力、肌张力和心理、认知能力及合作程度 （3）照护人员向老年人解释穿脱衣训练的目的，取得老年人配合	
2. 指导老年人进行穿脱衣训练	（1）关闭门窗，调节室内温度，放下近侧床档 （2）指导老年人取坐位，指导老年人用健侧手找到衣领，并将衣领朝前平铺在双膝上，将上衣里面朝外，患侧袖子垂直于双腿之间 （3）指导老年人用健手协助患肢套进袖内并拉衣领至肩上，将健侧上肢转到身后，将另一侧衣袖拉到健侧斜上方	◇ 注意保暖 ◇ 老年人须具备一定的坐位平衡能力和协调性，训练时确保老年人安全 ◇ 先穿患侧，可帮助老年人完成该动作 ◇ 防止衣服牵拉患侧肩关节

操作流程	操作步骤	要点说明
2.指导老年人进行穿脱衣训练	（4）指导老年人穿健侧上肢衣袖，系好扣子并整理 （5）指导老年人用健手从腘窝处将患腿抬起放在健腿上，患腿呈屈髋、屈膝状 （6）用健手穿患侧裤腿，拉至膝以上，放下患腿，全脚掌着地，穿健侧裤腿，拉至膝上 （7）抬臀或站起向上拉至腰部，整理系紧 （8）所有脱衣服与穿衣服的动作相反，先脱患肢衣袖，再脱健肢衣袖 （9）为老年人盖好盖被，拉上床档	✧ 过程中随时注意保暖，随时询问其感受 ✧ 如果老年人不能站起，可以躺下，翘起臀部，把裤子穿上 ✧ 站起时要拉着裤子，以防裤子掉落 ✧ 如果老年人拉拉链有困难，可以尝试改用魔术带
3.整理用物	整理用物	
4.洗手记录	（1）按七步洗手法洗手 （2）记录操作时间、老年人训练效果	

4.评价

（1）老年人安全，无损伤，无不适。

（2）照护人员穿脱衣方法正确。

（3）照护人员与老年人的沟通顺畅，老年人主动配合。

【注意事项】

（1）脑卒中偏瘫老年人常伴有高血压病史，在训练过程中必须防止心脑等并发症的发生，注意监测血压、心率等体征。

（2）穿衣时先穿患侧再穿健侧，脱衣时先脱健侧再脱患侧。

（3）手法准确，动作轻柔，尊重爱护老年人，保护老年人隐私。

（4）选衣时，偏瘫老年人应尽量选择宽松、柔软、有弹性的衣服。丧失抓握能力、协调性差或关节活动受限者，应将衣服、裤子加以改良，如使用魔术贴代替扣子，或使用穿衣钩等。

（5）鼓励老年人用患侧主动穿衣。

 思政案例

生命的陪伴

某医养机构的刘奶奶因为脑卒中后左侧肢体活动不灵，左侧手不能正常抓持物品，走路也很不协调，经常一个人坐在轮椅上闷闷不乐，不愿出门。照护人员小王积极帮助刘奶奶适应周围环境，无论刘奶奶行动多么笨拙、迟缓，小王总会笑着关心、照顾刘奶奶，还耐心地与刘奶奶交流、谈心，了解她的烦恼，帮助她打开心结，并向老人解释偏瘫老年人后期注意事项，分享以往接触到的偏瘫老年人训练有成效的案例。小王没事的时候就用轮椅推着刘奶奶进行户外活动、散心。经过一周的相处，刘奶奶情绪开朗了许多，还主动要求配合康复治疗师进行肢体训练。刘奶奶和家人都对小王非常感激，小王说："老年人生病后情绪烦躁和郁闷，是很常见的现象。照护人员不仅是一份工作，更重要的是担起一份责任，让老年人安享晚年，像做善事一样把敬老工作做好。我们照护人员要热爱自己的工作岗位，始终以一颗真诚的心对待老年人。把每一位老年人都当成自己的亲人，只有这样用心、用情、用爱，才能照顾好老人。"

 思考题

1. 李爷爷，78岁，性格开朗。经评估，老年人意识清醒，右侧肢体偏瘫，左侧肢体能活动但无力，最近因肢体活动不灵，不愿意出门。

请问：（1）应如何协助李爷爷进行良肢位的摆放？

（2）应如何指导李爷爷进行桥式运动训练？

2. 王爷爷，70岁，现入住某养老机构。经评估，老年人意识清醒，右侧肢体偏瘫，肢体活动不灵，长期卧床，希望能自主床上翻身。

请问：（1）应如何指导王爷爷进行穿脱衣训练？

（2）应如何指导王爷爷进行翻身训练？

项目十三

老年人应急救护

 学习目标

1. 素质目标

建立"时间就是生命"的急救理念，具备仁爱之心、慎独精神，具有尊老、爱老、助老的服务理念，牢固树立安全责任意识，细致观察老年人生活中的一切不安全因素并及时排除隐患。

2. 知识目标

（1）掌握异物卡喉的常见原因、预防措施及临床表现，烫伤程度的判断；

（2）熟悉跌倒的危险因素；

（3）了解各种外伤包扎材料。

3. 能力目标

能正确应对心搏骤停、异物卡喉、扭伤、外伤出血、骨折、跌倒、烫伤等意外。

老年人由于机体老化，各组织器官功能下降，感觉、反应能力减弱，骨骼、肌肉功能退化，容易发生异物卡喉、外伤出血、骨折、跌倒、烫伤等意外，甚至发生心搏骤停。对老年人进行应急救护是照护工作中的一项重要任务，早期正确地应对意外伤害，对于维护老年人的生命安全和身心健康具有重要意义。

 情景导入

王爷爷，78岁，下午在活动时不慎摔倒。一旁的照护人员立即赶到王爷爷身边，发现王爷爷面色苍白，呼之不应，未能看到胸廓起伏。

 请问

1. 王爷爷发生了什么情况？

2. 作为照护人员，应该如何进行救护？施救过程中应注意哪些问题？

任务一　心搏骤停老年人应对

心搏骤停是指由疾病、中毒、外伤、意外等各种情况引起的心脏突然停止跳动，导致泵血功能丧失，全身各组织、器官严重缺血、缺氧。心搏骤停是最危急的情况，若不能在数分钟内进行现场急救，生命将难以挽回。因此，及时、有效的救护尤为重要。心搏骤停在老年人中更常见，一旦有意外发生，照护人员要立即做出正确的判断与处理，争分夺秒、全力以赴地进行救护，为抢救赢得时间，为进一步治疗奠定基础。

一、概述

（一）心肺复苏

心肺复苏（cardiopulmonary resuscitation，CPR）是针对心搏和呼吸骤停的患者所采取的抢救措施，方法包括胸外心脏按压、开放气道、人工呼吸、快速除颤等，目的是尽快使患者恢复循环功能和自主呼吸，维持脑的灌注，最终减轻因脑组织长时间缺血、缺氧导致的损害。

一般情况下，机体完全缺血、缺氧4～6 min后脑细胞就会发生不可逆转的损害。据统计，在心搏骤停4 min内复苏者抢救成功率高达50%，4～6 min内复苏者抢救成功率下降至10%，因此抓住"黄金4 min"救援期十分重要。不论心搏骤停发生在养老机构还是其他任何地方，现场目击者进行及时、有效的施救都有希望救人一命。

（二）心搏骤停的原因

（1）意外事件：如电击、溺水、自缢、窒息等。

（2）手术和麻醉意外：麻醉药剂量过大、给药途径不正确、术中气管插管不当、心脏手术或术中出血过多等，导致休克。

（3）器质性心脏病：急性心肌炎、急性广泛性心肌梗死等均可导致室速、室颤、Ⅲ度房室传导阻滞的形成，从而导致心搏停止。

（4）神经系统病变：脑血管意外、脑部外伤、脑炎等疾病，引起脑水肿、颅内压增高，严重者可因脑疝而发生心搏骤停、呼吸停止。

（5）水电解质及酸碱平衡紊乱：严重的高血钾和低血钾，均可引起心搏骤停；严重的酸碱中毒可通过血钾的改变导致心搏骤停。

（6）药物中毒和过敏：如化学农药中毒、安眠药中毒、洋地黄类药物中毒、青霉素过敏等。

（三）心搏骤停的临床表现

主要表现为意识丧失、大动脉搏动消失，还可出现其他表现，如呼吸停止或喘息性呼吸、瞳孔散大、皮肤苍白或发绀、心尖搏动及心音消失、伤口不出血等。

（四）心搏骤停的判断

1. 意识丧失　轻拍肩部并在两侧耳边大声呼喊，观察是否有反应，如确无反应说明意识丧失。

2. 大动脉搏动消失 最常用的方法是在气管（喉结）旁 2～3 cm 处（气管与胸锁乳突肌中间的凹陷）触摸颈动脉搏动。颈动脉位置表浅，且颈部容易暴露，一般作为判断的首选部位；其次选择股动脉。由于动脉搏动可能缓慢、不规律，或微弱不易触及，因此一般须触摸脉搏 5～10 s，确认摸不到颈动脉或股动脉搏动，则可确认心搏停止。切忌对尚有心跳的患者进行胸外心脏按压，会导致严重的并发症。

3. 呼吸停止 看胸廓有无起伏，如无起伏说明呼吸停止。注意对脉搏、呼吸的判断应同时进行。只要具备意识丧失和大动脉搏动消失这两项，即可做出心搏骤停的判断，应立即实施心肺复苏。一定注意不要因听心音、测血压、做心电图，而延误宝贵的抢救时间。

二、心肺复苏

心肺复苏基本程序是 C—A—B：胸外心脏按压（circulation，C）、开放气道（airway，A）、人工呼吸（breathing，B）。

【操作目的】

（1）通过实施心肺复苏，重建循环、呼吸功能。

（2）保证重要脏器的血供，尽快促进心搏、呼吸功能的恢复。

【操作程序】

1. 评估

（1）意识：轻拍并大声呼喊老年人，如无反应，说明意识丧失。

（2）大动脉搏动：触摸颈动脉，确认摸不到动脉搏动，可确认心搏停止。

（3）呼吸：在保持气道开放的情况下，如口鼻部无气体逸出，胸腹部无起伏，说明呼吸停止。

2. 计划

（1）环境准备：安全、宽敞、光线充足，必要时用屏风遮挡。

（2）老年人准备：使老年人仰卧于硬板床或坚硬平坦的地面上，去枕，头后仰，解开老年人的衣领及腰带等束缚物。

（3）照护人员准备：着装整洁。

（4）用物准备：洗手液、纱布，必要时备硬床板、脚踏凳，条件允许时准备听诊器、血压计、手电筒及心电监护仪，记录单。

3. 实施 具体实施内容见表 13.1。

表 13.1 心肺复苏

操作流程	操作步骤	要点说明
1.评估	（1）环境安全：远离灾害现场等危险环境 （2）救助能力：评估自身救助能力 （3）判断意识：轻拍老年人的肩部，并在两侧耳旁大声呼喊"喂，您怎么了？"（无反应） （4）判断脉搏和呼吸：右手示指、中指并拢，先触及气管正中，男性触及喉结，再滑向颈外侧气管与肌群之间的沟内，触摸	✧ 若为触电者，及时切断电源或用干木棒挑开电线

操作流程	操作步骤	要点说明
1. 评估	颈动脉是否有搏动,同时眼睛观察胸廓有无起伏 5~10 s(无颈动脉搏动和自主呼吸)	
2. 呼救	启动紧急救援系统,记录时间	◇ 寻求他人帮助拨打急救电话,或协助救护
3. 安置体位	置老年人于平坦的地面或硬板床,若卧于软床上,肩背下须垫心脏按压板。去枕、头后仰,头、颈、躯干无扭曲且在同一轴线上,双手放于身体两侧。解开衣领及腰带	◇ 该体位有助于胸外心脏按压的有效性,避免误吸,有助于呼吸
4. 胸外心脏按压(C)	(1)抢救者跪或站在老年人右侧,两膝分开与肩同宽,一膝平老年人右肩部 (2)一手掌根置于按压部位,即胸骨中、下 1/3 交界处(图 13.1),该处位于体表两乳头连线中点;另一手掌根部重叠于定位手的手背上,十指交叉相扣,手指翘起不接触胸壁 (3)双肘关节伸直,以髋关节为轴,用上身发力,有节律地垂直施加压力,使胸骨下陷 5~6 cm,按压频率为 100~120 次/min,同时侧脸观察老年人反应(图 13.2) (4)按压放松比为 1:1,每次按压后快速放松,使胸廓充分回弹,按压 30 次	◇ 按压部位正确,避免肋骨骨折、大血管损伤或胃内容物反流 ◇ 按压力度适度,姿势正确,强调"用力按、快速按、不间断" ◇ 放松时掌根不离开胸壁,15~18 s 内完成 30 次按压
5. 开放气道(A)	(1)检查口腔,将头偏向一侧,清除口鼻分泌物或异物,取下活动义齿 (2)开放气道 ① 仰头提颏法:一手小鱼际置于老年人前额用力向后压,使其头部后仰,另一手示指、中指于老年人下颌骨下方,将颏部向前上抬起。此法一般用于颈部无损伤者(图 13.3) ② 仰头抬颈法:一手小鱼际置于老年人前额用力向后压,使其头部后仰,另一手拖住老年人颈部向上抬颈。此法一般用于颈部无损伤者 ③ 双下颏上提法:双肘置于老年人头部两侧,双手示指、中指、无名指放在老年人下颌角后方,向上或向后抬起老年人下颏。此法适用于怀疑有颈部损伤者	◇ 有利于呼吸道畅通 ◇ 使舌根上提,解除舌后坠,保持呼吸道通畅 ◇ 注意手指不要压向颏下软组织,以免阻塞气道 ◇ 头保持正中位,不可左右扭动
6. 人工呼吸(B)	口对口人工呼吸法(图 13.4) (1)在老年人口鼻部盖单层纱布或隔离膜 (2)用压前额的手的拇指和示指捏住老年人鼻孔 (3)深吸一口气,双唇包住老年人口部,缓慢吹气,持续 1 s,使胸廓扩张。吹气量为 500~600 mL/次	◇ 预防交叉感染 ◇ 防止吹气时气体从鼻孔逸出 ◇ 通气有效的指标是看到胸部起伏,且呼气时听到或感到有气体逸出

操作流程	操作步骤	要点说明
6. 人工呼吸（B）	（4）吹气毕，松开捏鼻孔的手指，头稍抬起，侧转换气并观察胸部复原情况，人工呼吸2次 （5）频率：8～10次/min	
7. 循环进行	（1）按30∶2的按压与呼吸比重复进行 （2）5个循环为1个周期，约2 min	◇ 单人法或双人法均为30∶2
8. 评价复苏效果	复苏有效判断： （1）颈动脉搏动恢复 （2）自主呼吸恢复 （3）血压维持在60 mmHg以上 （4）面色、口唇、皮肤、甲床等颜色转为红润 （5）瞳孔由大变小，对光反射恢复 （6）昏迷由深变浅，出现反射或挣扎	◇ 若没有恢复，继续下一循环 ◇ 记录复苏成功的时间
9. 整理	整理衣物，取复苏后体位，等待进一步救援	给予心理支持和人文关怀
10. 洗手记录	（1）按七步洗手法洗手 （2）记录意识、瞳孔、血压、皮肤等情况	

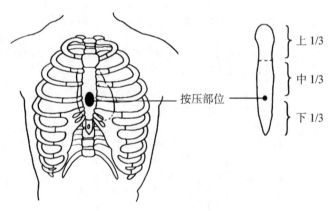

图 13.1　按压部位

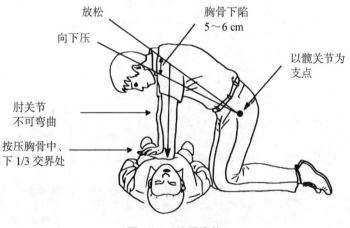

图 13.2　按压姿势

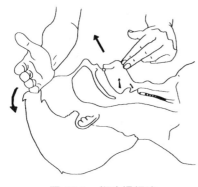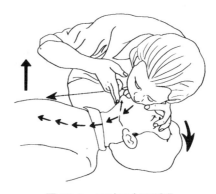

图 13.3　仰头提颏法　　　　　图 13.4　口对口人工呼吸

4.评价

（1）老年人出现有效的心肺复苏指征，无并发症发生。

（2）操作熟练、迅速，手法正确，程序规范。

【注意事项】

（1）争分夺秒就地抢救，发现心搏骤停老年人应立即启动紧急救护系统，现场进行心肺复苏。

（2）按压部位准确，力度合适，以防发生胸骨、肋骨骨折等并发症。

（3）姿势要正确，注意两臂伸直，两肘关节固定不动，双肩位于双手的正上方。

（4）按压速度、深度合适，尽可能减少按压中的停顿，按压间断时间不超过 10 s。

（5）先进行胸外心脏按压，再实施人工呼吸，按压与呼吸比为 30∶2，人工呼吸时避免过度通气。

 知识链接

自动体外除颤器（AED）

在给予高质量心肺复苏的同时进行早期电击除颤，是提高心搏骤停发病者存活率的关键。自动体外除颤器（AED）是一种轻型便携式医疗设备，可被医务人员和非专业施救人员用于抢救心源性猝死患者。AED经内置电脑分析，识别需要电击的异常心律，以确定发病者是否需要给予电击除颤来终止异常心律，从而恢复心脏的正常节律。AED易于操作，打开电源开关，现场目击者按照语音提示和屏幕显示即可尽早进行有效急救。

任务二　异物卡喉老年人应对

　　喉头或气管异物（异物卡喉）简称气道异物，是指进食时食物误入气管或卡在食管狭窄处压迫呼吸道，引起呛咳、呼吸困难，甚至窒息。异物卡喉是老年人猝死的常见原因之一。正确识别异物卡喉并进行紧急救护，可有效降低老年人意外死亡的发生率。

一、异物卡喉常见原因

　　1. 生理因素　随着年龄的增长，咽喉管在生理、形态及功能上都会发生退行性改变。老年人咽喉部感觉减退和吞咽肌等功能下降，导致食物等异物容易误入气管，不同程度堵塞呼吸道。

　　2. 体位因素　卧床老年人舌头控制食物的能力减弱，平卧于床上进食时，食管处于水平位，食物易黏附在喉部引起梗阻。

　　3. 食物因素　干燥或黏性食物在吞咽时易引起噎呛，常见的干燥或黏性食物有馒头、煮鸡蛋、排骨、汤圆、粽子、豆类等。

　　4. 疾病因素　患有精神障碍、阿尔茨海默病等的老年人，常常出现暴饮暴食或抢食，食物未得到充分咀嚼就强行快速吞咽，致使大块食物堵塞呼吸道。

　　5. 药物因素　抗精神病药物服用后，副作用可引起老年人咽喉部肌肉功能失调，抑制吞咽反射，出现吞咽困难。

　　6. 进食时不当活动　边讲话嬉笑边进食，尤其是食用花生米、豆类、坚果与糖块等圆小或光滑的食物时，食物会在说笑时通过开放的会厌软骨处滑入喉头甚至气管。

二、异物卡喉预防措施

　　（1）协助老年人进水进食时，采取坐位或半坐卧位。

　　（2）提醒老年人细嚼慢咽，放慢进餐速度；喂食时，确认上一口已经完全咽下之后再喂下一口，切不可操之过急。

　　（3）选择合适的食物形态，软烂糊状食物利于吞咽；避免进食汤圆、年糕等滑溜或黏性糯米粉制作的食物。

　　（4）进水进食时稳定老年人情绪，情绪不稳定时暂缓喂食。

　　（5）避免进食进水时说笑、走路或做其他运动，不要口含小、圆、滑的物品，如硬币、纽扣、弹球、笔帽等，认知障碍的老年人尤应注意。

　　（6）精神障碍或中重度阿尔茨海默病老年人进食时注意观察、加强管理，避免其抢食与暴食。

　　（7）进食时适当饮水，促进唾液分泌。

　　（8）指导老年人进行口腔体操和饭前准备活动。

三、异物卡喉的临床表现

轻度异物卡喉以呛咳为主，严重者气道被完全阻塞可致窒息。

　　1. 轻度异物卡喉　异物卡住喉头甚至进入气管后，如果部分堵塞气道，可突然出现剧烈呛咳，面部涨红。

2. 严重异物卡喉　气道严重阻塞者，不能发出任何声音（包括咳嗽），面色苍白，口唇发绀，呼吸困难并伴有蝉鸣音，双手"V"字形掐脖，双眼发直，表情痛苦，伴有濒死感。最严重者，气道被异物完全堵塞，迅速出现窒息，导致意识丧失，甚至心搏、呼吸骤停。

四、海姆立克急救法

当异物进入气道且无法自行咳出时，应快速拍打老年人的背部若干次，若无效则立即采用海姆立克急救法进行抢救，紧急排出异物，畅通呼吸道。

【操作目的】

排除气道异物，保持呼吸道通畅。

【操作程序】

1. 评估

（1）老年人的身体情况，有无意识不清，是否能够站立或坐起。

（2）快速询问清醒的老年人："您是被什么东西噎住而咳不出来吗？"老年人点头示意，但不能说话。快速反馈："请您用力咳嗽……我试试能不能帮您拍出来或抠出来……您不要紧张，我马上帮您挤压出异物。"

2. 计划

（1）环境准备：舒适安全、光线充足。

（2）老年人准备：清醒者双腿分开，站在照护人员身前，身体前倾，低头、弯腰、张嘴；昏迷者取仰卧位，头偏向一侧。

（3）照护人员准备：站于清醒老年人身后或双腿跪于昏迷老年人大腿两侧。

3. 实施　具体实施内容见表13.2。

表13.2　海姆立克急救法

操作流程	操作步骤	要点说明
1.清醒老年人（图13.5）	（1）协助老年人站立，身体前倾，低头、弯腰、张嘴；照护人员站在老年人身后，脚成弓步状，双臂从腋下前伸环抱老年人 （2）一手握拳（石头），拳眼向内，置于脐上两横指处（剪刀） （3）另一手握住拳头（布），双手向后、向上快速地用力挤压上腹部，反复实施，直至异物排出	◇ 力度适中，避免用力过大导致肋骨骨折
2.无意识老年人（图13.6）	（1）将老年人安置于平卧位，头偏向一侧 （2）照护人员双腿分开跪于老年人大腿外侧，双手叠放用手掌根顶住腹部，有节律性、快速地向后上方压迫 （3）打开下颌，如异物被冲出，迅速掏出清理	◇ 若老年人已发生心搏骤停，清除异物后立即实施心肺复苏
3.观察转诊	测量生命体征，询问老年人有无不适，检查有无并发症	◇ 必要时送医院继续诊治

4. 评价

（1）异物卡喉得到及时处理，避免发生窒息危险。

（2）操作熟练、迅速，手法正确，程序规范，避免发生并发症。

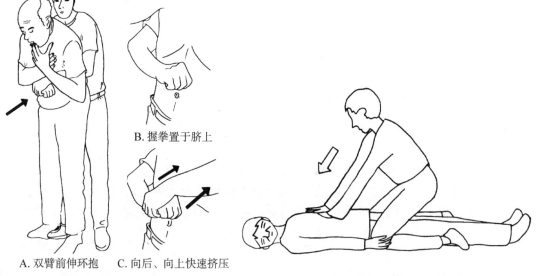

B. 握拳置于脐上

A. 双臂前伸环抱　　C. 向后、向上快速挤压

图 13.5　海姆立克急救法（站立）

图 13.6　海姆立克急救法（卧位）

【注意事项】

（1）严格把握冲击力度，老年人因胸腹部组织的弹性及顺应性下降，易发生肋骨骨折、腹部或胸腔内脏破裂出血等。

（2）肥胖的老年人采用胸部冲击法，姿势不变，将左手的虎口贴在胸骨下端，注意不要偏离胸骨，以免造成肋骨骨折。

（3）孤立无援时，老年人自己一手握拳，另一手成掌，掌按在拳头之上，双手快速、有冲击性地向内上方压迫自己的腹部，反复有节奏、有力地进行；或稍稍弯下腰，靠在固定物体上（如桌子边缘、椅背、扶手栏杆等），以物体边缘压迫上腹部，快速向上冲击，重复实施直至异物排出（图 13.7）。

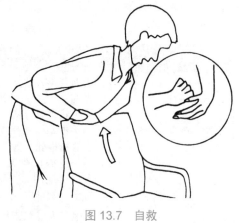

图 13.7　自救

知识链接

海姆立克急救法的原理

海姆立克急救法又被称为"生命的拥抱"或"人工咳嗽"。窒息时，老年人肺

内仍有气体残留，给膈肌以下软组织以突然向上的压力，可使膈肌突然上升，胸腔压力骤然增加。胸腔只有气管一个开口，此时肺内的大量气体会突然涌向气管，将异物冲出，使气道恢复通畅（图13.8）。

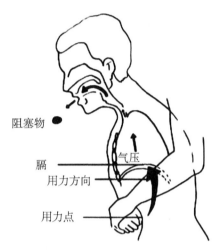

图 13.8　海姆立克急救法原理

任务三　软组织损伤老年人应对

　　随着年龄的逐渐增长，人体各脏器及组织开始发生不同程度的退变。肌肉纤维变细，弹性变差，肌细胞数量减少，收缩功能下降，致使活动不灵、走路缓慢、肌肉萎缩等。运动系统也随之发生退行性变化，钙质大量丢失，有机质合成减少，脆性增加，骨质疏松。这些可使老年人发生跌、扑、闪、扭、挫等外伤，造成软组织损伤。

一、急性软组织损伤概述

（一）概念

　　急性软组织损伤是指由跌扑等各种原因导致的人体运动系统、皮肤以下骨骼之外的组织所发生的一系列急性挫伤和／或裂伤，包括肌肉、韧带、筋膜、肌腱、滑膜、脂肪、关节囊等组织及周围神经、血管的不同情况的损伤。

（二）原因

　　急性软组织损伤多由钝性或锐性暴力引起，包括扭伤、挫伤、擦伤、跌扑伤或撞击伤，造成局部皮下软组织撕裂出血或渗出。

（三）临床表现

　　（1）疼痛：其程度与暴力的性质和受伤部位神经的分布及炎症反应的强弱有关。

　　（2）肿胀：由软组织内出血或炎性反应渗出所致。

　　（3）功能障碍：肢体功能或活动障碍。

　　（4）伤口或创面：据损伤的暴力性质和程度，出现皮肤擦伤或不同深度的伤口等。

二、冷敷法

　　冷敷法是常用的局部冷疗方法之一，用冰袋或湿毛巾敷在皮肤表面，通过收缩毛细血管、降低管壁通透性等生理效应，达到缓解疼痛、减轻充血、降低体温、控制炎症的作用。在急性软组织损伤早期多采用此方法缓解疼痛、水肿。

　　冷敷的方法有两种。一是使用冰袋冷敷，在传统冰袋里装入适量的碎冰或冷水，驱尽袋内空气，夹紧袋口，倒提检查密闭性，毛巾包裹放于所需冷敷的部位。除传统冰袋外，还可使用一次性医用冰袋。医用冰袋是一种新颖的冷冻介质，其解冻融化时没有水质污染，可反复使用。找到冰袋里面的液体包，用力捏碎内袋，3 s内即可制冷，上下抖动使内容物混匀，冰袋会在 2 min内降至 0 ℃以下。二是使用湿毛巾进行冷湿敷，将毛巾完全浸在冷水或冰水内，拧至不滴水后敷在患处，操作中最好用两块毛巾交替使用，敷后用干毛巾擦净。

三、老年人踝关节扭伤后的初步处理

【操作目的】

　　帮助老年人止痛、消肿。

【操作程序】

1. 评估

（1）与老年人沟通，安慰老年人。

（2）评估老年人年龄、意识状态、受伤情况，以及是否有冷敷禁忌；告知冷敷的目的。

2. 计划

（1）环境准备：安静、整洁、舒适、安全，如有需要关闭门窗，用屏风遮挡。

（2）老年人准备：取舒适坐位或卧位，了解冷敷的目的、方法、注意事项、配合要点等。

（3）照护人员准备：着装整洁，修剪指甲，洗手，戴口罩。

（4）用物准备：洗手液、一次性医用冰袋、冷敷标签、垫巾、毛巾、记录单。

3. 实施　具体实施内容见表 13.3。

表 13.3　冷敷法

操作流程	操作步骤	要点说明
1. 核对检查	（1）核对冷敷计划 （2）备齐用物，携至床旁 （3）核对老年人信息，将老年人移至床上或座椅上	
2. 冷敷	（1）查对与沟通：再次核对老年人信息，确认冷敷部位，解释冷敷的目的、预期效果、注意事项等 （2）摆体位：协助老年人取舒适体位，受伤脚踝部制动抬高。充分露出冷敷部位，下铺一次性防水垫巾 （3）置冰袋：用力挤捏医用冰袋，用毛巾包裹降温后的冰袋，放于冷敷部位 （4）贴标签：在标签上注明老年人姓名、冷敷部位和时间，贴于毛巾上 （5）巡视观察：随时巡视老年人情况，查看冷敷部位皮肤反应，并观察有无其他不适	◇ 抬高踝部，稍高于心脏 ◇ 班班交接 ◇ 如遇寒战、皮肤苍白、疼痛加重、有麻木感时，应立即停止并报告医生
3. 整理	（1）20 min 后取下冰袋和毛巾，撤去垫巾 （2）协助老年人取舒适体位	
4. 洗手记录	（1）按七步洗手法洗手 （2）记录老年人姓名、冷敷部位和时间、局部皮肤状况	

4. 评价

（1）老年人了解冷敷的相关知识，治疗后达到预期效果。

（2）照护人员操作安全、正确，无不良事件发生。

（3）与老年人的沟通顺畅，意识和认知功能良好的老年人主动配合。

【注意事项】

（1）严格执行查对制度。

（2）一般冷敷时间为 20 min，需要长时间冷敷的老年人，间隔 1 h 再重复冷敷，避免冻伤。

（3）冰袋如有破损渗漏，立即停止使用，如内容物溅入眼睛应立即用清水冲洗。

（4）预防不良反应，仔细观察冷敷部位皮肤状况和老年人一般状况，如有异常立即停止操作，做好应急处置。

（5）操作过程中注意保护老年人隐私，避免暴露过多。

任务四　为老年人包扎止血

一、出血概述

（一）概念

出血是指血液从伤口流至组织间隙、体腔内或体外的现象。

（二）出血种类

根据出血血管的种类，外伤出血分为毛细血管出血、静脉出血、动脉出血。血管种类不同，出血严重程度也不同（表13.4）。

表13.4　出血种类

出血种类	血液颜色	血流速度	危险性	常见损伤原因
毛细血管出血	鲜红色	缓慢渗出	小	擦伤
静脉出血	暗红色	缓慢流出	较大	较浅的刀割伤或刺伤
动脉出血	鲜红色	喷射状出血	大	较深的刀割伤或刺伤

二、外伤出血观察要点

（1）老年人的面色、神志。

（2）受伤出血部位有无肿胀、外形改变，能否活动等。

（3）导致老年人受伤的现场危险因素，在老年人身体允许的情况下，帮助老年人尽快离开现场。

三、外伤出血后的紧急处理

（一）止血

1. 直接压迫止血　一种简单有效的临时性止血方法，适用于各种血管出血的初步止血。用无菌纱布或清洁毛巾、手帕、棉质衣物等直接置于出血处，压迫止血。

2. 加压包扎止血　急救中最常用的止血方法之一，适用于静脉、小动脉、毛细血管出血，关节脱位及伤口有碎骨存在时不用此法。

（二）包扎

包扎的目的在于保护伤口免受污染、压迫止血、固定敷料与夹板、减轻疼痛。最常选用的材料是绷带、三角巾等，紧急情况下可用清洁的毛巾、衣服、被单等替代。

1. 常用卷轴绷带包扎方法

（1）环形包扎法：最常用、最基本的绷带包扎方法，适用于绷带开始与结束时固定带端；包扎颈、腕、胸、腹等粗细相等部位的小伤口。

操作方法：在包扎原处环形重叠缠绕。

① 第一周斜缠绕，第二周环形缠绕，并将第一周斜出圈外的绷带角折回将其压住，然后重复缠绕数圈（图13.9A、B、C）。

② 下一周将上一周绷带完全覆盖（图 13.9D）。

③ 将绷带末端毛边反折，取胶布或安全别针固定；或将带尾中间剪开打结，打结应在肢体外侧，避开伤口、骨隆突及卧位受压处。

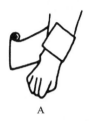 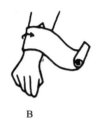 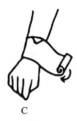 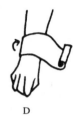

图 13.9　环形包扎

（2）蛇形包扎法：又称斜绷法，从一处迅速延伸到另一处做简单固定，可用于敷料或夹板的固定。

操作方法：

① 将绷带环形缠绕 2 周。

② 以绷带宽度为间隔，每周斜行上绕互不遮盖（图 13.10）。

③ 将绷带再次环形缠绕两周结束，用胶布固定或将带尾中间剪开打结。

（3）螺旋形包扎法：用于包扎直径基本相同的部位，如手指、上臂、躯干、大腿等。

操作方法：

① 将绷带环形缠绕 2～3 周。

② 稍微倾斜（<30°），螺旋向上缠绕。

③ 下一周遮盖上一周的 1/3～1/2（图 13.11）。

④ 终末环形缠绕 2～3 周，用胶布固定或将带尾中间剪开打结。

（4）螺旋反折包扎法：用于径围不一致的部位，如前臂、小腿等。

操作方法：

① 将绷带环形缠绕 2～3 周。

② 稍微倾斜（<30°），螺旋向上缠绕。

③ 在螺旋形缠绕的基础上每周向下反折（避免在伤口或骨隆突处反折）成等腰三角形，下一周遮盖上一周的 1/3～1/2，每次反折处须对齐以保持美观（图 13.12）。

④ 终末环形缠绕 2～3 周，用胶布固定或将带尾中间剪开打结。

（5）"8"字形包扎法：用于直径不一的部位或屈曲的关节，如肘、肩、髋、膝、足跟、足背、手掌等部位。

操作方法：

① 屈曲关节后在关节远心端环行包扎 2 周。

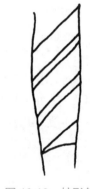

图 13.10　蛇形包扎

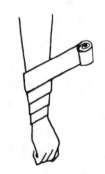

图 13.11　螺旋形包扎

② 按"8"字的书写径路包扎，交叉缠绕（将绷带从右下越过关节向左上绷扎，绕过后面，再从右上越过关节向左下绷扎）。下一周覆盖上一周 1/3～1/2，包扎范围为关节上 10 cm、关节下 10 cm（图 13.13）。

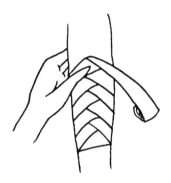

图 13.12　螺旋反折包扎

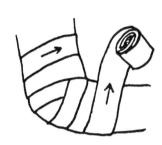

图 13.13　"8"字形包扎

③ 终末环形缠绕 2～3 周，用胶布固定或将带尾中间剪开打结。

（6）回返式包扎法：用于包扎头顶、残肢端。

操作方法：

① 将绷带绕额头环形包扎 2～3 周。

② 自头顶正中来回向两侧回返包扎，每周遮盖前一周的 1/3～1/2，直至头部全部遮盖（图 13.14）。

③ 环形缠绕 2～3 周，用胶布固定或将带尾中间剪开打结。

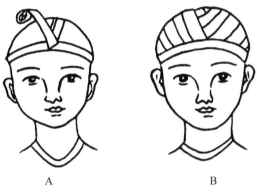

A　　　　　　　　　　　B

图 13.14　回返式包扎

2. 包扎注意事项

（1）操作时应小心谨慎，不要触及伤口，以免伤口污染、加重疼痛或导致出血。

（2）包扎时如有骨隆突处、皮肤褶皱处（如腋下、乳下、腹股沟等），应用棉垫或纱布衬隔。

（3）包扎方向为自下而上、由左向右，从远心端向近心端，以助静脉血回流。

（4）包扎时用力均匀、松紧适宜，包扎伤口处稍加用力，既不影响血液循环又避免松脱。

（5）包扎四肢时应将指/趾端外露，便于观察皮肤血液循环情况。

（6）打结固定时，应在肢体外侧面，忌在伤口、骨隆突或易受压部位打结。

四、包扎止血技术

【操作目的】

保护伤口免受再污染，压迫止血，减轻疼痛。

【操作程序】

1. 评估

（1）与老年人沟通，安慰老年人。

（2）评估老年人病情、意识状态、生命体征等，以及受伤过程、出血肢体状况、心理状态、合作程度。

2．计划

（1）环境准备：安静、整洁、舒适、安全。

（2）老年人准备：理解和配合。

（3）照护人员准备：着装整洁，修剪指甲，洗手，戴口罩。

（4）用物准备：洗手液、无菌纱布、绷带、消毒剂、棉签、弯盘、胶布、剪刀、记录单、笔。

3．实施　具体实施内容见表 13.5。

表 13.5　包扎止血技术

操作流程	操作步骤	要点说明
1.评估沟通	（1）核对老年人信息 （2）立即报告医务人员或家属，或拨打急救电话 （3）评估伤口出血情况，确定止血方法 （4）告知老年人包扎的目的、方法、配合要点	
2.包扎前准备	（1）携用物至老年人身旁 （2）协助老年人取舒适且利于包扎止血的体位	◇ 充分露出包扎部位，保持肢体功能位，必要时托扶
3.绷带包扎	（1）用安尔碘对受伤部位周围皮肤消毒 2 次 （2）伤口处用无菌纱布覆盖，用胶布固定 （3）根据伤口所在部位选择合适的包扎方法 （4）询问松紧度，观察血液循环情况及肢体功能 （5）随时巡视老年人情况，观察伤口出血情况、纱布渗血情况、皮肤反应	◇ 注意无菌操作 ◇ 检查绷带，潮湿或污染均不能使用
4.整理	（1）协助老年人取舒适体位，伤肢置于功能位 （2）整理物品	
5.洗手记录	（1）按七步洗手法洗手 （2）记录老年人基本情况，包扎的部位、方法、时间，局部皮肤情况	

4．评价

（1）操作流畅、规范。

（2）沟通恰当，指导正确，尊老、敬老、爱老观念强。

（3）做好自身职业防护，操作中运用节力原则。

【注意事项】

（1）操作时应小心谨慎，避免触及伤口。

（2）包扎时如有骨隆突处、皮肤褶皱处，应用棉垫或纱布衬隔。

（3）包扎时用力均匀、松紧适宜，包扎伤口处稍加用力，既不影响血液循环又避免松脱。

（4）包扎四肢时应将指/趾端外露，便于观察皮肤血液循环情况。

（5）打结固定时，应在肢体外侧面，忌在伤口、骨隆突或易受压部位打结。

任务五　为老年人骨折初步固定及搬运

老年人骨细胞的分解速度超过了骨细胞的合成速度，骨骼内部变得疏松，脆性增加。此外，老年人肌肉萎缩、肌腱硬化，活动时韧带、肌肉等对自身保护和维持身体平衡的能力显著降低。因此老年人运动或跌倒时容易发生骨折。作为照护人员，掌握老年人骨折初步固定及搬运方法，对于维护老年人的身心健康有着重要作用。

一、骨折后的初步固定

（一）骨折概述

1. 概念　骨折是指骨的完整性或连续性受到破坏。

2. 原因

（1）直接暴力：暴力直接作用于骨骼某一部位而致该部位骨折，常伴不同程度软组织损伤。例如，车轮撞击小腿，于撞击处发生胫腓骨骨干骨折。

（2）间接暴力：间接暴力作用时通过纵向传导、杠杆作用或扭转作用致使远处发生骨折。例如，从高处跌落时若足部先着地，躯干会因重力关系急剧向前屈曲，导致胸、腰脊柱交界处的椎体发生压缩性或爆裂骨折。

（3）积累性劳损：又称疲劳骨折，长期、反复、轻微的直接或间接损伤可使肢体某一特定部位骨折。例如，远距离行走易致第二、三跖骨及腓骨下 1/3 骨干骨折。

3. 骨折的表现和体征

（1）一般表现：局部疼痛、肿胀、青紫和功能障碍。

（2）特有体征：

① 局部畸形：骨折端移位使患肢外形发生改变，表现为缩短、成角、延长。

② 异常运动：正常情况下肢体不能活动的部位，骨折后出现不正常的活动。

③ 骨擦音或骨擦感：骨折后两骨折端相互摩擦撞击，产生骨擦音或骨擦感。

以上三种体征只要存在其中之一即可确定为骨折，但未见此三种特征者也不能排除骨折的可能。一般情况下，不要为了诊断而检查上述体征，会加重损伤。

（二）老年人常见骨折部位

1. 腕部骨折　老年人最常见的一种骨折。老年人摔倒时，多会反射性地伸出手掌触地来支撑保护身体。老年人跌倒后手掌着地会使身体的重力集中在前臂远端的桡骨上，发生桡骨下端骨折。此时，因腕部多是在伸直位受力，骨折远端向手背侧移位，从侧面看腕部呈特殊的"餐叉样"畸形，即 Colles 骨折，而正面则呈"枪刺状"畸形（图13.15）。

2. 椎体骨折　老年人椎体骨折多发生在脊柱的腰椎、胸腰段部位的椎体。骨质疏松发生时，往往首先累及老年人脊柱的椎体，一旦遭到外力的刺激如跌坐，疏松、空虚的椎体就会发生形态上的改变，即椎体压缩性骨折。此时，老年人腰背痛症状进一步加剧，有的疼痛会放射到腹部，起卧活动受限，驼背畸形也更加明显。

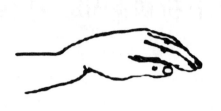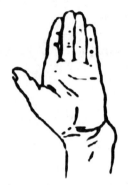

A. 侧面"餐叉样"畸形　　　　　　B. 正面"枪刺状"畸形

图 13.15　腕部骨折

3. 髋部骨折　髋部是下肢和躯干的连接部位，骨质疏松的老年人在摔倒的瞬间，很容易发生股骨粗隆或股骨颈的骨折。

（三）骨折固定方法

固定可防止骨折部位移动损伤血管、神经，减轻痛苦，方便搬运。老年人骨折后，照护人员可协助医务人员用夹板进行临时固定。

1. 上肢前臂骨折固定法　将两块夹板分别置于前臂掌侧和背侧（内衬有棉垫的夹板可以直接使用，没有棉垫的夹板须在皮肤上垫棉垫才可使用），其长度超过上下两个关节，即肘关节和腕关节（图 13.16）；如用一块夹板则置于背侧，用绷带将两端固定，再用三角巾使肘关节屈曲 90° 悬吊在胸前。

2. 上肢肱骨骨折固定法　取长、短两块夹板，长夹板放于上臂的后外侧，短夹板置于前内侧；如用一块夹板应置于后外侧，然后用绷带在骨折部位上下两端固定，再用三角巾将上肢悬吊，肘关节屈曲 90°（图 13.17）。

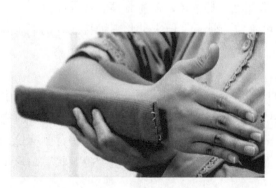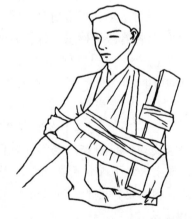

图 13.16　上肢前臂骨折固定　　　　　　图 13.17　上肢肱骨骨折固定

3. 大腿骨折固定法　使老年人平躺，踝关节保持在背屈 90° 位置，两块夹板分别置于下肢内、外侧或仅在下肢外侧放一块夹板，外侧夹板从腋下至足跟下 3 cm，内侧夹板从腹股沟至足跟下 3 cm，随后用绷带分段将夹板固定（图 13.18）。

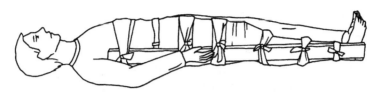

图 13.18 大腿骨折固定

4．小腿骨折固定法 将两块夹板分别置于下肢内、外侧，长度从足跟至大腿，然后用绷带分段固定（图 13.19）。

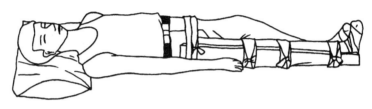

图 13.19 小腿骨折固定

（四）骨折固定法的注意事项

（1）怀疑老年人骨折后，应先立即拨打急救电话并报告，不可强制老年人进行各种活动，待医护人员到场后再配合行下一步处理。

（2）夹板的长度与宽度要与骨折的肢体匹配，其长度要超过骨折的上、下两个关节。固定时除骨折部位上、下两端外，还要固定上、下两个关节。

（3）固定应松紧适宜，避免影响血液循环。

（4）没有内衬棉垫的夹板，不可与皮肤直接接触，其间应垫棉花或其他物品，尤其在夹板两端、骨隆突部位和悬空部位应加厚衬垫，防止受压或固定不妥。

（5）在处理开放性骨折时，不可送回刺出的骨端，以免造成感染。

（6）固定时，一定要将指／趾端露出，便于随时观察末梢血液循环情况，如发现指／趾端苍白、水肿或青紫、发冷、麻木、疼痛，说明血运不良，应立即松解并重新固定。

（五）骨折固定技术

【操作目的】

防止骨折部位移动损伤血管、神经，减轻痛苦，方便搬运。

【操作程序】

1．评估

（1）与老年人沟通，安慰老年人。

（2）评估老年人病情、意识状态、生命体征等，以及受伤原因、伤肢情况、心理状态、合作程度。

2．计划

（1）环境准备：安静、整洁、舒适、安全。

（2）老年人准备：理解和配合，伤肢制动。

（3）照护人员准备：着装整洁，修剪指甲，洗手，戴口罩。

（4）用物准备：洗手液、夹板、棉垫、绷带数卷、三角巾、记录单、笔。

3. 实施　具体实施内容见表 13.6。

表 13.6　骨折固定技术

操作流程	操作步骤	要点说明
1. 评估沟通	（1）核对老年人信息和伤肢情况 （2）立即报告医务人员或家属，或拨打急救电话 （3）告知老年人固定的目的、配合要点	
2. 固定前准备	（1）协助肢体摆放于合适体位，严重时须平卧于平整的地面 （2）根据骨折部位、类型选用合适的固定方法	◇ 嘱伤肢不要随意移动和加压
3. 固定	（1）将伤肢安置于功能位 （2）使用合适的夹板倚托骨折部位的肢体，骨隆突处用棉垫加以保护 （3）用绷带对夹板进行固定，指/趾端露出（图13.20） （4）用三角巾等固定物将伤肢固定于功能位（图13.21） （5）检查固定效果：松紧度适宜	◇ 嘱勿活动，以免引起疼痛 ◇ 观察血运情况 ◇ 随时观察并询问老年人有无不适 ◇ 嘱保持肢体功能位，不要随意活动伤肢
4. 整理	（1）协助老年人取舒适体位，伤肢置于功能位 （2）整理物品	
5. 洗手记录	（1）按七步洗手法洗手 （2）记录老年人基本情况，伤肢情况，包扎的部位、方法、时间，局部皮肤情况	

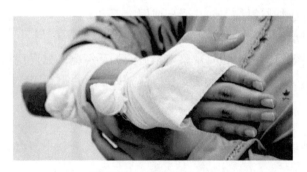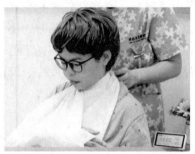

图 13.20　绷带固定夹板　　　　　　　图 13.21　三角巾悬吊

4. 评价

（1）操作熟练、规范。

（2）沟通恰当，指导正确，体现人文关怀。

【注意事项】

（1）嘱老年人保持肢体功能位，勿随意活动伤肢，以免增加疼痛和肿胀。

（2）如为腕部骨折，固定夹板时先固定肘关节，再用绷带"8"字形固定腕关节。

（3）固定应松紧适宜，避免影响血液循环。

（4）固定时，一定要将指/趾端露出，便于随时观察末梢血液循环情况，如发现

指 / 趾端苍白、水肿或青紫、发冷、麻木、疼痛，说明血运不良，应立即松解并重新固定。

（5）固定后的伤肢发生剧烈疼痛时，怀疑骨筋膜室综合征，应立即报告医生。

二、骨折后的搬运

搬运是指使用运输工具或器械将老年人从一个地方转移到另一个地方。对于需要搬运的骨折老年人，快速、规范、科学的搬运方法可以保证安全，减少痛苦，避免加重损伤。因此，作为照护人员，须掌握常用搬运骨折老年人的方法，以协助医务人员对骨折老年人进行及时、安全、迅速地搬运。

（一）搬运工具

1. 担架　担架为器械搬运法中最常用的搬运工具。其结构简单，轻便耐用，两边为平行的两根硬杆，中间为布制或以硬板作为支托。担架适用于任何骨折老年人，脊椎骨折老年人搬运时须选用硬板担架，不可用布制担架。

2. 轮椅　轮椅分为电动和手动折叠轮椅，常用于上肢或单侧踝部骨折老年人的搬运。

3. 平车　平车为常用搬运工具，可用于任何疾病老年人的转运。

（二）搬运方法

搬运方法有多种，下面主要介绍常用的两种：担架搬运、轮椅搬运。

1. 担架搬运

（1）对于胸、腰椎骨折老年人，采用四人搬运法，照护人员分别托起老年人头颈部、胸部、腰部、臀部、大腿部、膝关节、小腿部等，共同抬起老年人转移到硬板担架上，老年人面部朝上（图 13.22）。

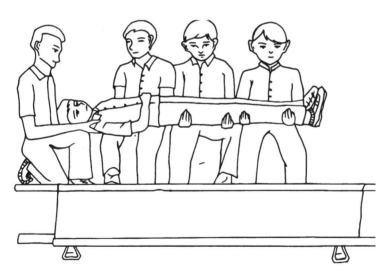

图 13.22　四人搬运法

（2）搬运时，老年人头部朝后，足部朝前，利于后面担架员随时观察老年人的变化。

（3）担架员的脚步、行动要保持一致，注意平稳前进。

（4）如上台阶、上坡等向高处搬运时，为使老年人保持水平状态，前面的人要放低担架，后面的人要抬高担架；如下台阶、下坡等向低处搬运时，则操作相反。

2. 轮椅搬运

（1）搬运上肢骨折老年人：将轮椅刹车制动，照护人员协助老年人扶稳轮椅的扶手，坐在椅座中部，向后座靠以坐稳。

（2）搬运单侧踝部骨折老年人：进行床-椅转移时，将轮椅放至床旁并制动，首先协助老年人坐起并移至床边，嘱老年人双手置于照护人员肩上，照护人员双手环抱老年人腰部，协助老年人站稳；然后叮嘱老年人用其靠近轮椅的手扶住轮椅扶手，转身坐入轮椅中。搬运过程中嘱老年人切勿伤肢用力。

（三）搬运注意事项

（1）搬运胸、腰椎损伤的老年人时要选用硬板担架，且在受伤的胸、腰椎下方垫一约 10 cm 厚的小枕或衣物。

（2）搬运时，嘱老年人四肢不可靠近担架边缘，以免碰撞造成损伤。

（3）四人搬运法适用于颈椎、腰椎骨折或病情较重的老年人，在搬运过程中保持老年人身体平直，避免再次受伤。

（4）使用轮椅时，应系好安全带，嘱老年人不可前倾、自行站起或下轮椅，以免摔倒。

（5）推轮椅时，嘱老年人抓紧扶手，下坡应减速，倒退下坡，使老年人背部朝坡的下方，面部朝坡的上方；过门槛时，翘起轮椅前轮，避免过大的震动，确保老年人安全。

（7）搬运过程中，密切观察老年人变化，询问有无不适。

（四）颈椎骨折老年人搬运技术

【操作目的】

及时、迅速、安全地搬运骨折老年人。

【操作程序】

1. 评估

（1）与老年人沟通，安慰老年人。

（2）评估老年人病情、意识状态、生命体征等，以及受伤原因、疼痛情况、心理状态、合作程度。

2. 计划

（1）环境准备：安静、整洁、舒适、安全。

（2）老年人准备：理解和配合，平卧于原地，不随意移动。

（3）照护人员准备：着装整洁，修剪指甲，洗手，戴口罩。

（4）用物准备：洗手液、担架、硬板、大枕头 2 个、绷带数卷、记录单、笔。

3. 实施　具体实施内容见表 13.7。

表 13.7　颈椎骨折老年人搬运技术

操作流程	操作步骤	要点说明
1. 评估沟通	（1）核对老年人信息和受伤部位 （2）立即报告医务人员或家属，或拨打急救电话 （3）告知老年人搬运的目的、配合要点	

操作流程	操作步骤	要点说明
2. 搬运	（1）放置担架：医护人员到场后，将担架平行放于老年人身边 （2）四人搬运法：在医护人员指导下，位于老年人头部的照护人员，托起老年人头颈部；位于老年人同侧的两名照护人员，一人托起老年人胸部和腰部，另一人托起老年人臀部和大腿部；位于老年人脚侧的照护人员，托起老年人膝关节和小腿部 （3）由一人喊口令"开始"，四人同时用力抬起老年人，身体轴向伸直，平移到硬板担架上 （4）老年人身体两侧用枕头或衣物塞紧，用带子绕担架1~2圈固定 （5）四名搬运的照护人员同时起步，将老年人平稳移动至指定位置	✧ 布质担架需要放置硬板 ✧ 保持平稳 ✧ 避免碰撞损伤 ✧ 后面担架员随时观察老年人情况
3. 整理	（1）协助老年人取舒适体位 （2）整理物品	
4. 洗手记录	（1）按七步洗手法洗手 （2）记录老年人基本情况，疑似骨折部位，搬运方法、时间、局部情况	

4．评价

（1）操作熟练、规范。

（2）沟通恰当，指导正确，体现人文关怀。

（3）做好自身职业防护，能运用节力原则。

【注意事项】

（1）严禁拖拽、抱持、背驮老年人，搬运过程中保持老年人身体平直，避免再次伤害。

（2）搬运时，老年人应头朝后、足朝前，以便后面的照护人员随时观察其情况。

（3）老年人四肢不可靠近担架边缘，以免碰撞造成损伤。

（4）四名担架员脚步、行动要保持一致，注意平稳，减少意外伤害的发生。

任务六　跌倒老年人应对

跌倒是指突发、不自主、非故意的体位改变，即倒在地上或更低的平面上。由于机体老化，多数老年人出现脑组织萎缩，导致平衡能力不足，加之肌肉萎缩、骨质疏松等，在日常活动中容易发生跌倒。跌倒在我国伤害死亡原因中居第四位，而在 65 岁以上的老年人中则为首位。跌倒可引起骨折、残疾甚至死亡，并且严重影响老年人身心健康，如跌倒后的恐惧心理会影响老年人的活动能力，使其活动范围受限，生活质量下降。

一、跌倒危险因素

跌倒受多种因素的影响，分为内在因素和外在因素。

1. 内在因素

（1）生理变化：随着年龄增长，老年人的感觉、运动系统功能下降，中枢神经系统退行性改变等。

（2）病理因素：心血管系统、泌尿系统、内分泌系统疾病，如尿频、尿急引起的匆忙如厕、排尿性晕厥等会增加跌倒的危险；服用药物的影响，可能引起跌倒的药物包括心血管类药物（如降血压药等）、精神类药物（如安定类、抗焦虑药等）、其他药物（如降糖药、抗帕金森病药等）。

（3）心理因素：焦虑、抑郁等负性情绪会削弱老年人的注意力，导致老年人对环境危险因素的感知和反应能力下降；害怕跌倒的心理也会使老年人行为能力下降，影响步态和平衡能力，进而增加跌倒的危险。

2. 外在因素

（1）环境因素：路面湿滑，光线不足，路面障碍物，楼梯台阶、走廊及卫生间没有扶手等；不合适的鞋子、鞋底滑、过长的裤子和不适宜的步行辅助工具。

（2）社会因素：居住模式、经济文化水平、社会地位、医疗保健水平等。

二、跌倒评估

（一）评估内容

1. 健康史　评估老年人有无跌倒史、跌倒事件的经过，是否患有骨质疏松症等急、慢性疾病，近期有无使用特殊的药物如降压药、降糖药、镇静剂等。

2. 生理状况　评估老年人年龄、意识、睡眠状况、生命体征等；评估跌倒前机体状况及活动能力，如步态、平衡和认知功能，视力、听力，日常生活能力等。

3. 心理社会状况　评估老年人是否存在焦虑、抑郁等负性情绪，是否有害怕跌倒的心理，是否独居，以及社交及家庭经济状况等。

4. 其他　评估居住环境是否存在安全隐患，穿着、行走辅具是否适宜。

（二）评估方法

跌倒的发生通常不是一种意外，而是由于存在潜在的危险因素，因此跌倒是可防控的。降低跌倒危险的策略重在预防，通常采用老年人跌倒风险评估量表（表13.8），评估老年人近3个月跌倒史、用药史、疾病史、精神状态、自控能力等，早期提出干预措施，降低跌倒危险。低危：1～2分；中危：3～9分；高危：10分及以上。

表 13.8　老年人跌倒风险评估量表

内容	权重	得分	内容	权重	得分
运动			睡眠状况		
步态异常 / 假肢	3		多醒	1	
行走需要辅助设施	3		失眠	1	
行走需要旁人帮助	3		夜游症	1	
跌倒史（近3个月）			用药史		
有跌倒史	2		新药	1	
因跌倒住院	3		心血管药物	1	
精神状态			降压药	1	
谵妄	3		镇静、催眠药	1	
痴呆	3		戒断治疗	1	
兴奋 / 行为异常	2		糖尿病用药	1	
意识恍惚	3		抗癫痫药	1	
自控能力			麻醉药	1	
大便 / 小便失禁	1		其他	1	
频率增加	1		疾病史		
保留导尿	1		神经科疾病	1	
感觉障碍			骨质疏松症	1	
视觉受损	1		骨折	1	
听觉受损	1		低血压	1	
感觉性失语	1		药物 / 乙醇戒断	1	
其他情况	1		缺氧症	1	
—	—	—	年龄80岁以上	3	

三、跌倒风险防范

1. 增强防范意识　帮助老年人认识自身存在的危险因素，普及防跌倒知识和技能，防止再次跌倒。

2. 环境安全　环境安全内容包括：①地面保持干燥、平坦，无障碍物，便于行走；②热水瓶、便器等日常用品摆放合理，方便取用；③光线充足，避免直射，安装地灯和夜灯,开关易于触及;④走廊两侧及卫生间设计扶手,浴室使用防滑地砖,安装呼叫器;⑤室内设计时避免台阶,门槛处加鲜明标记;⑥为方便轮椅进出或步行锻炼,台阶不可过高、过窄,不可有障碍物;⑦为视力障碍、行动不便的老年人设计专门通道。

3. 着装要求　衣着大小合适,松紧适宜,活动时穿防滑鞋、防滑袜,避免穿拖鞋、高跟鞋。

4. 生活方式　生活方式包括:①穿脱衣时取安全坐位;②变换体位时,放慢速度,起床时做到"三个半分钟"(醒来后继续平卧半分钟,再在床上坐半分钟,然后双腿垂于床沿半分钟);③避免走过陡的楼梯、斜坡,避免登高取物;④根据需求恰当使用腋杖、手杖、轮椅、助行器等,雨雪等特殊天气避免外出;⑤避免睡前过多饮水,减少夜间起床如厕次数,可采用床旁坐便器;⑥对肢体功能障碍的老年人,原则上在床上协助大小便,必要时由照护人员专人陪同如厕;⑦对跌倒风险高的老年人,室内外活动时安排专人陪护。

5. 适度运动及康复锻炼　根据老年人身体状况采取适合的运动形式,制订合理的运动计划方案,适当进行康复功能训练,增强肌肉、关节功能。

6. 相关疾病防治　相关疾病防治内容包括:①白内障、青光眼等视力障碍的老年人,应及时治疗改善视力,并注意居住环境的照明;②骨质疏松的老年人,应加强膳食营养及钙的补充,适当进行户外活动,增加光照,戒烟酒,慎用影响骨代谢的药物;③服用抗精神病药物的老年人,不宜单独外出,照护人员应随时观察老年人的面色、神情和动作的协调性,发现异常及时干预。

7. 合理用药　积极治疗控制高血压、糖尿病等老年慢性病,避免服用不当药物。检查老年人服用的所有药物,指导其遵医嘱正确服药,避免同时服用多种药物,了解药物的副作用并注意用药后的反应。老年人用药后行动宜缓慢,以预防跌倒的发生。

8. 心理支持　关心老年人,使其避免出现焦虑、沮丧等情绪波动,帮助老年人消除跌倒恐惧症等心理障碍。

四、跌倒应对

老年人跌倒后,原则上不能轻易搬动,须快速判断跌倒原因、受伤情况,观察瞳孔、意识状态等,识别有无并发症,如颅脑损伤、骨折出血等。

(一)跌倒应急管理

1. 检查评估　立即就地查看老年人的意识状态,测量生命体征,评估是否存在外伤、出血、骨折等。遵医嘱予以辅助检查,确定是否有内脏损伤、出血等情况。

2. 报告医生　立即处理危及生命的情况,降低进一步伤害的风险,并及时通知老年人家属。

3. 及时治疗　如老年人出现意识、生命体征的变化,立即遵医嘱吸氧、用药等。针对老年人外伤、出血、窒息、心搏骤停等并发症,进行紧急正确处理。

(二)跌倒急救处理

《老年人跌倒干预技术指南》中提到,老年人跌倒后应根据情况采取急救处理措施(表13.9)。

表 13.9　老年人跌倒干预技术指南

老年人摔伤情况	主要急救处理措施
意识不清或颅脑损伤	✧ 立即拨打急救电话
外伤出血	✧ 立即止血包扎
扭伤及肌肉拉伤	✧ 受伤处抬高制动，冷敷减轻疼痛
疑似骨折	✧ 不要随便搬动，有相关专业知识时根据情况简单处理
呕吐	✧ 将头偏向一侧，并清理口、鼻分泌物，保证呼吸道通畅
抽搐	✧ 移至平整软地面或身体下垫软物，防止擦伤、碰伤，牙间垫清洁毛巾、牙垫等，防止舌咬伤，不要硬掰抽搐肢体，防止肌肉、骨骼损伤
呼吸、心搏停止	✧ 立即实施心肺复苏
谨慎搬动	✧ 如需要搬动，应保证平稳，尽量平卧

（三）跌倒老年人应对技术

【操作目的】

及时救护，减轻老年人痛苦。

【操作程序】

1. 评估

（1）与老年人沟通，安慰老年人。

（2）评估老年人的情况：意识、生命体征、伤情，是否能够站立或坐起，心理状态，合作程度。

2. 计划

（1）环境准备：安静、整洁、光线充足。

（2）老年人准备：理解和配合。

（3）照护人员准备：着装整洁，修剪指甲，洗手，戴口罩。

（4）用物准备：洗手液、包扎用物、骨折固定用物、心肺复苏用物、记录单、笔。

3. 实施　具体实施内容见表 13.10。

表 13.10　跌倒老年人应对技术

操作流程	操作步骤	要点说明
1.评估沟通	（1）核对老年人信息和伤情 （2）安慰并给予心理支持	
2.意识不清者救助	（1）紧急救助：指定人员帮助拨打急救电话	✧ 正确拨打急救电话：Who 我是谁（求救者信息），What 什么事（意外情况性质），When(出事时间)，Where(出事地点，尽量具体，标志性建筑)，How（伤病员性别、人数），Number(联系方式)，Last（让接线员先挂电话）

操作流程	操作步骤	要点说明
2. 意识不清者救助	（2）止血包扎：有外伤出血者立即止血包扎 （3）保持呼吸道通畅：呕吐者将头偏向一侧，并清理口、鼻腔分泌物 （4）抽搐处置：抽搐者，移至平整软地面或身体下垫软物，防止擦伤、碰伤；牙间垫清洁毛巾、牙垫等，防止舌咬伤；不要硬掰抽搐肢体，防止肌肉、骨骼损伤 （5）呼吸、心搏停止：立即实施CPR （6）谨慎搬动：如需要搬动，保证平稳，尽量平卧	✧ 松紧适宜
3. 意识清楚者救助	（1）休息：受伤程度较轻者，搀扶或用轮椅送老年人回房间，嘱其卧床休息并观察 （2）消肿镇痛：对皮肤出现瘀斑、肿胀者进行局部冷敷 （3）止血包扎：外伤出血，包扎后送医 （4）初判骨折：查看有无疼痛、畸形、肢体位置异常等提示骨折的情形 （5）再评腰椎：查看有无腰、背部疼痛，双腿感觉或活动异常，大小便失禁等提示腰椎损害的情形 （6）有无脑损：询问老年人跌倒情况及对跌倒过程是否有记忆，如出现头痛、记忆丧失等情况，可能为晕厥甚至颅脑损伤等意外，应立即就医或拨打急救电话 （7）卒中识别：询问并观察有无口角歪斜、肢体无力、言语不清等提示脑卒中的情形	✧ 若有这些情况或无法判断，不要随意搬动，以免加重病情 ✧ 若有则不可立即扶起，应拨打急救电话立即送医
4. 整理	（1）协助老年人取舒适体位 （2）整理物品	
5. 洗手记录	（1）按七步洗手法洗手 （2）记录老年人基本情况、伤情，处理方法、时间、局部情况	

4．评价

（1）根据老年人跌倒后不同情况进行紧急、正确处理。

（2）沟通恰当，操作规范，体现人文关怀。

【注意事项】

（1）老年人跌倒后不要急于扶起，要先判断情况，酌情处理。

（2）如有外伤、出血，立即止血包扎，松紧适宜，包扎伤口处稍加用力，避免影响血液循环及松脱。

（3）如有呕吐，将头偏向一侧，并清理口、鼻腔分泌物，保证呼吸通畅。

（4）将抽搐者移至平整软地面或身体下垫软物，防止碰伤、擦伤，牙间垫清洁毛巾、牙垫等，防止舌咬伤，不要硬掰抽搐肢体，防止肌肉、骨骼损伤。

（5）如呼吸、心搏停止，立即进行胸外心脏按压、人工呼吸等急救措施。

（6）疑似骨折时，如无相关专业知识，不要随便搬动，以免加重病情，应立即拨打急救电话。

（7）如需要搬动，保证平稳，尽量平卧。

任务七　烫伤老年人应对

　　烫伤是老年人中最常见的意外损伤之一，可引起剧烈疼痛等不适，严重者可导致休克、感染等。老年人常患有糖尿病等多种慢性疾病，一旦烫伤，愈合难度大。因此，照护人员应掌握烫伤的主要表现及应急处理方法，及时有效减轻烫伤后的损伤程度。

一、烫伤概述

（一）概念

　　烫伤是由无火焰的高温液体（沸水、沸汤、热油等）、高温固体（烧热的金属等）或高温蒸气等所致的组织损伤，是烧伤中最常见的类型。

　　低热烫伤，又称低温烫伤，是指皮肤长时间接触高于体温的低热物体而造成的烫伤。接触 70 ℃的物体持续 1 min，皮肤就可能会被烫伤；而皮肤接触近 60 ℃的物体持续 5 min 以上，也有可能造成烫伤，即低温烫伤。

（二）老年人烫伤的原因

　　1. 生理因素　老年人痛温觉减退，若使用热水袋或洗澡时温度和时间控制不当，一旦感觉皮肤疼痛或有烧灼感，通常已经发生烫伤。此外，老年人视力减退、行动不便，日常生活中很容易因不小心碰倒热水瓶或热水杯而被烫伤。

　　2. 病理因素　患有脉管炎、糖尿病、心血管疾病的老年人周围神经病变，痛觉减退。

　　3. 治疗不当　老年人喜好中医治疗，在采用拔罐、艾灸等治疗时，操作不当或温度过高都会造成烫伤。

（三）烫伤程度的判断

　　烫伤程度取决于烫伤面积和深度。

　　1. 烫伤面积估计

　　（1）手掌法：伤员本人五指并拢后的一个手掌面积约占其本人体表面积的 1%，适用于小面积烫伤的估计。

　　（2）中国新九分法：适用于较大面积烫伤的估计。该法（表 13.11）根据我国实测大量人体数据计算获得，将人体体表面积分为 11 个 9%，另加会阴部的 1%，构成 100% 的体表面积。12 岁以下小儿头部面积较大，双下肢面积相对较小，测算时应结合年龄进行计算。成年人体表各部位所占面积百分比见图 13.23。

表 13.11　中国新九分法

部位		占成年人体表面积的百分比 / %	占儿童体表面积的百分比 / %
头颈	发部	3	
	面部	3	9×1（9）
	颈部	3	9+（12- 年龄）

部位		占成年人体表面积的百分比 / %		占儿童体表面积的百分比 / %
双上肢	双手	5	9×2 （18）	9×2（18）
	双前臂	6		
	双上臂	7		
躯干	躯干前	13	9×3 （27）	9×3（27）
	躯干后	13		
	会阴	1		
双下肢	双臀	5*	9×5+1 （46）	46-（12- 年龄）
	双足	7*		
	双小腿	13		
	双大腿	21		

注：* 成年女性双臀、双足各占 6%。

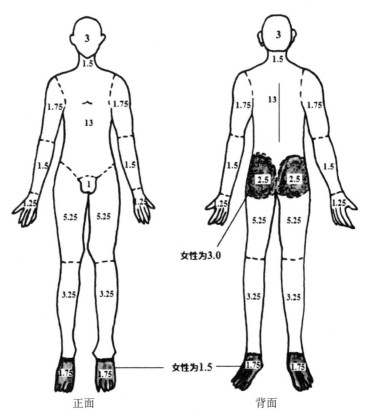

图 13.23　成年人体表各部位所占面积百分比（单位：%）

知识链接

烫伤面积记忆口诀：三、三、三，

五、六、七，

五、七、十三、二十一，

十三、十三、会阴一。

2. 烫伤深度估计　按组织损伤的层次，烫伤深度估计采用三度四分法（表13.12）：Ⅰ度、浅Ⅱ度、深Ⅱ度、Ⅲ度。其中，Ⅰ度、浅Ⅱ度为浅度烫伤，深Ⅱ度、Ⅲ度为深度烫伤。

（1）Ⅰ度烫伤：仅伤及皮肤表皮浅层，生发层健在，表现为局部红、肿、热、痛，有烧灼感，无水疱。3～7 d脱屑痊愈，无瘢痕。

（2）浅Ⅱ度烫伤：伤及表皮生发层及真皮乳头层，剧痛，感觉过敏，水疱大小不一，壁薄，基底潮红，水肿明显，渗液较多（淡黄色澄清液体）。如不感染约2周后愈合，短期内有色素沉着，无瘢痕。

（3）深Ⅱ度烫伤：伤及真皮深层，可有小水疱，壁较厚，去疱皮后，创面微湿，红白相间，痛觉迟钝，微痛，皮温稍低。如不感染3～4周后愈合，留有瘢痕。

（4）Ⅲ度烫伤：伤及全层皮肤，甚至皮下、肌肉及骨骼。创面无水疱，蜡白、焦黄甚至炭化成焦痂，触之如皮革，痂下可见树枝状栓塞的血管，痛觉消失。3～4周后焦痂分离，须手术植皮愈合，留有瘢痕。

表 13.12　三度四分法

烫伤深度		伤及部位	创面	水疱	疼痛	愈后
Ⅰ度		表皮浅层	红斑	无	有	3～7 d脱屑痊愈，无瘢痕
Ⅱ度	浅	表皮生发层及真皮乳头层	潮红、渗液	大小不一	剧烈	约2周后愈合，短期内有色素沉着，无瘢痕
	深	真皮深层	红白相间	小	迟钝	3～4周后愈合，留有瘢痕
Ⅲ度		皮下、肌肉及骨骼	蜡白、焦黄甚至炭化成焦痂	无	消失	靠植皮愈合，留有瘢痕

3. 烫伤严重程度的估计

（1）轻度烫伤：Ⅱ度烫伤面积在10%以下。

（2）中度烫伤：Ⅱ度烫伤面积在11%~30%或Ⅲ度烫伤面积在10%以下。

（3）重度烫伤：总烫伤面积在31%~50%或Ⅲ度烫伤面积在11%~20%；或烫伤面积虽达不到上述百分比，但已发生休克等并发症。

（4）特重度烫伤：总烫伤面积超过50%或Ⅲ度烫伤面积超过20%，或已有严重并发症。

二、烫伤预防措施

1. 安全用热　指导老年人安全使用生活设施，洗澡时先开冷水再开热水，结束时先关热水后关冷水；需要取暖时调节好温度。

2. 加强看护　对热水、热食物、易燃物品等要加强管理，防止意外发生。喝热汤或热水时，提前给老年人放至温凉；热水瓶放在房间角落等不易碰到的地方。

3. 杜绝火灾　夏季房间内使用蚊香时，将蚊香专用器放在安全的地方；使用电器时，反复告知注意事项，并定期检查电器性能是否完好。

4. 谨慎热疗　使用烤灯时，叮嘱老年人不要随意调节仪器；掌握湿热敷、热水坐浴等正确方法。

三、烫伤老年人应对技术

【操作目的】

迅速脱离热源，以免继续损伤，减轻老年人痛苦。

【操作程序】

1. 评估

（1）与老年人沟通，安慰老年人。

（2）评估老年人的情况：伤情，判断烫伤部位和程度；心理状态，合作程度。

2. 计划

（1）环境准备：安静、整洁、光线充足。

（2）老年人准备：理解和配合。

（3）照护人员准备：着装整洁，修剪指甲，洗手，戴口罩。

（4）用物准备：洗手液、烫伤膏、水盆、凉水、剪刀、记录单、笔。

3. 实施　具体实施内容见表13.13。

表 13.13　烫伤老年人应对技术

操作流程	操作步骤	要点说明
1. 评估沟通	（1）核对老年人信息和烫伤部位 （2）立即报告医务人员或家属，拨打急救电话 （3）告知老年人操作的目的、配合要点	
2. Ⅰ度烫伤处理——浸水涂药	（1）浸泡手足：手足烫伤者立即浸泡伤处于凉水中"冷却"超过 30 min，浸泡时间越早、水温越低，效果越好 （2）冷敷伤处：若非手足烫伤，不能将伤处浸泡在冷水中时，可用毛巾包好受伤部位，然后在毛巾上浇凉水，或用冰块冷敷 （3）涂烫伤膏：冷处理后用烫伤膏涂于烫伤部位，切勿使用酱油、牙膏、肥皂等，以免贻误病情甚至导致感染	✧ 水温不能低于 5 ℃，以免冻伤 ✧ 冬天需要注意身体其他部位的保暖
3. Ⅱ度烫伤处理——泡、脱、盖、送	（1）泡：用凉水低压冲洗或浸泡 30 min 烫伤部位进行"冷却治疗"。若水疱破溃，可用无菌纱布或干净手帕包裹冰袋，冷敷伤处周围，立即就医 （2）脱：冲洗降温后，脱下伤处的衣物，脱衣过程必须谨慎，严防加大创面，必要	✧ 若水疱已破，不可浸泡，以防感染。 ✧ 切勿急忙脱去被烫部位的鞋袜和衣裤

操作流程	操作步骤	要点说明
3. Ⅱ度烫伤处理——泡、脱、盖、送	时可剪掉衣物 （3）盖：用干净的衣服、毛巾等盖住伤处，保护水疱，防止感染 （4）送：进行上述处理后立即送医	◇ 口诀：降温止痛防感染，保护水疱送医院
4. Ⅲ度烫伤处理	（1）立即用清洁的衣服或被单简单包扎，创面不要涂擦药物，保持清洁，立即报告，迅速就医 （2）如发现老年人面色苍白、神志不清甚至昏迷，应立即拨打急救电话	
5. 整理	（1）协助老年人取舒适体位 （2）整理物品	
6. 洗手记录	（1）按七步洗手法洗手 （2）记录老年人基本情况，烫伤部位，处理方法、时间、局部情况	

4．评价

（1）操作流畅、安全、规范。

（2）沟通恰当，指导正确，体现人文关怀。

【注意事项】

（1）烫伤后应立即迅速脱离热源，以免损伤继续。

（2）在烫伤后要及早进行"冷却治疗"，浸泡时间越早、水温越低，效果越好，因为烫伤后 5 min 内余热还在继续损伤皮肤，但水温不能低于 5 ℃，以免冻伤。

（3）"冷却治疗"过程中，注意身体其他部位的保暖，防止受凉。

（4）若穿着鞋袜或衣裤部位被烫伤，切勿急忙脱去被烫部位的鞋袜或衣裤，以免造成表皮拉脱。应先用冷水直接浇到伤处及周围，然后再脱去鞋袜或衣裤。

（5）若水疱破溃，不可用冷水浸泡，以防感染。

（6）如老年人出现面色苍白、神志不清甚至昏迷等严重情形，应立即拨打急救电话。

思考题

1．刘爷爷，70 岁，由于路面湿滑不慎摔倒，右侧手掌着地。照护人员查看摔伤情况，发现老年人右侧腕部呈餐叉样畸形，腕部表面皮肤无擦伤和伤口，老年人意识清楚，主诉腕部剧痛难忍。

请问：（1）刘爷爷发生了什么情况？

（2）应该给予刘爷爷哪些照护措施？

2．王奶奶，78 岁，住在某养老院，入院评估为中度认知障碍。某日晚餐进食时，王奶奶不小心将饭盒摔在地上，检查发现其右脚脚面有红斑、肿胀，发热，自诉疼痛。

请问：（1）王奶奶发生了什么情况？

（2）针对这种情况，照护人员应该如何应对？

项目十四

失智症老年人照护

学习目标

1. 素质目标

能够倾听老年人的需求，用耐心、爱心、责任心为失智症老年人实施照护。

2. 知识目标

（1）掌握失智症老年人的照护措施；

（2）熟悉失智症定义，能进行认知功能评估；

（3）了解失智症的类型、临床症状及分期特点。

3. 能力目标

能运用失智症科学照护理念，评估失智症症状，为早期、中期和晚期失智症老年人实施照护。

失智症是疾病现象，不属于正常的老化，是包括记忆力减退、认知功能障碍，同时可能出现行为异常、个性改变等情况的综合征，这些症状的严重程度足以影响老年人的正常社交与生活能力。很多家属以为人老了都是这样，因而忽略了就医的重要性，科学认识失智症对老年人及其家庭、社会都非常重要，照护人员要正确认知失智症和理解失智症老年人，学会识别失智症及照护失智症老年人是其必备的专业技能。

情景导入

王爷爷，72岁，两年前出现记忆力减退，且以近期记忆力减退为主，做事丢三落四，时常忘记刚说过的话，如刚喝过水就说自己没喝水要喝水，认不出以前的老同事。王爷爷原来会做饭，爱整洁，穿着讲究，近期逐渐不能独立完成烹饪，不会随季节变换穿衣，如厕经常不冲水。1个月前王爷爷与老伴买菜时走失一次，现在家人不敢让他独自出门了。经医院诊断，王爷爷患有失智症。

请问：

1. 作为照护人员，应该如何照护王爷爷的日常生活？

2. 针对王爷爷目前出现的情况，应该采取哪些照护措施？

任务一　失智症识别

一、概念

失智症是指发生在老年期由大脑退行性病变、脑血管性病变、感染、外伤、肿瘤、营养代谢障碍等多种原因引起的，以认知功能缺损为主要临床表现的一组综合征。失智症是认知领域中的记忆、注意、语言、执行、推理、计算和定向力等功能受损伴或不伴精神行为症状，导致老年人日常生活能力下降，不同程度地影响其社会功能和生活质量，严重时由于各种并发症发生导致死亡的疾病。

目前，失智症缺乏特定的治疗手段。失智症的病程为几年到十几年不等，随着疾病的进展，老年人最终会发展为生活完全不能自理，长期依赖他人照顾。中国老年失智症患者数量的快速增长给防治体系建设、健康促进、社会支持及研究创新等工作带来挑战。

二、病因和发病机制

（一）病因

1. 遗传因素　研究表明，失智症与一级和二级亲属的家族史有关，被认为是常染色体显性基因遗传疾病，估计外显率为 50%。

2. 社会心理因素　发病与性格孤僻、兴趣狭隘、有重大不良生活事件等有关。精神崩溃、躯体活动过少为早发危险因素，而营养不良、噪声为晚发危险因素。

（二）发病机制

失智症的发病机制目前尚未完全明了，但共同特征都是脑的正常结构及生理功能受损，部分情况属于神经系统退行性疾病。失智症老年人的大脑皮质发生萎缩，以前额叶、颞叶及顶叶受累最多；神经元数量减少或丧失，伴有神经元纤维缠结、老年斑或神经炎性斑，神经元存在颗粒性空泡变性等。

三、分类

常见的失智症主要包括阿尔茨海默病、血管性失智症、混合性失智症和其他类型失智症，其中以阿尔茨海默病最为常见，约占 70%。

1. 阿尔茨海默病　阿尔茨海默病又称退化性失智症或老年痴呆，是最常见的失智症，属于进行性、不可逆性退化。其发病机制并未完全明了，该病可能是一组异质性疾病，在多种因素（包括生物和社会心理因素）的作用下才发病。从研究来看，该病的可能因素和假说多达 30 余种，如家族史、女性、头部外伤、低教育水平、甲状腺病、母育龄过高或过低、病毒感染等。

2. 血管性失智症　血管性失智症是由缺血性卒中、出血性卒中及造成记忆、认知和行为等脑区低灌注的脑血管疾病所致的严重认知功能障碍综合征，会导致脑细胞死亡，从而造成智力减退，是造成失智症的第二大原因。高龄、吸烟，有痴呆家族史、复发性卒中史和低血压者等易患血管性失智症。

3. 混合型失智症　老年人同时有两种或两种以上的痴呆，例如起病十分隐匿，认知功能缓慢地、渐进性地减退，但老年人同时又有高血压、高脂血症、糖尿病等多种疾病，在某一段时间里又多次发生脑血管意外，使智力减退在缓慢进展的基础上又出现阶梯式的下降，并出现神经系统的局灶性症状和体征，同时逐步丧失自知力。脑 CT 或磁共振检查，除了发现大脑弥漫性萎缩以外，还有多发性的梗死病灶。

四、临床表现

（一）主要症状

1. 早期失智症老年人症状　发病后 1～3 年为早期，此阶段个人生活尚可自理。目前尚无明确有效的治疗方法，及时地认识早期症状，做到早发现、早治疗、早干预，是目前对于失智症老年人来说最好的帮助方式。失智症早期会出现一些迹象，照护人员和家属要注意观察以下情况。

（1）近期记忆力减退：失智症以近期记忆力减退为首发症状和最明显症状，记不住最近发生的事，常将日常所做的事和一些常用的物品遗忘，即使经提醒也回忆不起来；会重复问同一个问题或重复说同一件事情，学习新知识困难，对新的事物感到难以理解。正常老化健忘与失智症记忆障碍的区别见表 14.1。

（2）日常生活能力下降：原本很熟悉的事情，现在要花费更多的时间去完成或逐渐不能完成，例如提笔忘字，在家里丢钥匙之类的东西，忘记朋友的名字或最近的谈话。日常起居生活及自我照顾能力逐渐退减，但仍可勉强独立生活，早期症状或因轻微，常常被忽略而延误就诊。

（3）语言表达能力下降：通常表现为言语表达困难，语句缓慢，说话吞吞吐吐，想不起来要说什么或物品的名称是什么。

（4）定向力障碍：对时间及方向感觉混乱，会迷失方向，出现在熟悉的地方搭乘公交下错站、迷路等情况。

（5）心理及行为异常：失智症老年人会变得敏感、多疑、胆小、抑郁、焦虑、孤僻、自私，部分失智症老年人出现情感淡漠或暴怒、爱发脾气等，对周围环境兴趣降低、对人缺乏热情。失智症老年人会出现一些与过往不太一致甚至完全相反的行为，如往日很节俭忽然变得非常大方，以前很遵守交通规则现在却横冲直撞。

表 14.1　正常老化引起的记忆力减退与失智症记忆力减退的区别

正常老化引起的记忆力减退	预示失智症的记忆力减退
偶尔出现健忘，能够独立完成日常活动	忘记曾经熟悉的技能，难以应对简单日常生活如洗漱、购物、穿衣
可能忘记，但事后能回忆起来	完全忘记
在熟悉的地点不会迷失方向	即使熟悉的地方也不记得或迷失方向
偶尔会忘记个别字词，但不影响正常交流	经常想不起字词来描述，重复说一个字或词，很难进行有意义的交流
可以正常判断是非，有决定与控制能力	执行能力缺失，个性行为改变

2. 中期失智症老年人症状　中期病程较长，一般在发病后 2～10 年。此期的失智症老

年人生活能力继续下降，对日常生活事物的处理变得更为困难，出现失认、失用、失语。中期失智症老年人的日常生活会受到不同程度的影响，此期是本病病程照护中最困难的时期。

（1）记忆力减退：记忆力减退更为明显，不仅近期记忆力减退，远期记忆力也受到影响，即会遗忘发生已久的事情和相关人物。经常忘记吃过饭、洗过澡，对辨认人物、认识环境和区分时间等更加困难，会在熟悉的地方走失，不认识镜中的自己。

（2）日常生活能力下降明显：自我照护能力下降明显，难以独立生活，很难独自完成煮饭、穿衣、如厕等，失去使用日常用具如洗衣机、遥控器等的能力，需要在他人帮助下方可完成；不会随着季节的变更选择衣服，不再注重个人仪表，已基本不能够独立进行户外活动。

（3）语言表达能力下降明显：思维混乱，说话答非所问，说话字句变少，内容贫乏；言语表达不连贯，语句不通，运用语言困难，不知如何选用词汇，语言空洞无意义，无法理解他人话语，别人也难以理解他们想表达什么。

（4）精神行为症状：失智症老年人常常会出现各种精神行为症状，包括激越行为、攻击性行为、幻想、饮食异常、睡眠障碍及日落综合征等。有些失智症老年人由淡漠转为烦躁，不停徘徊，不分昼夜地喊叫，也有些失智症老年人出现活动减少、情绪低落、对各种事物提不起精神的情况。

3. 晚期失智症老年人症状　一般在发病后8～12年进入晚期阶段，此期的失智症老年人几乎完全依赖他人照顾生活。

（1）记忆力丧失：晚期失智症老年人的记忆力完全丧失，仅存片段记忆。不认识熟悉的人、事、物、地，连身边熟悉的人如子女、配偶也不记得，甚至连自己是谁也忘记。智力严重减退，已无法单独与周围环境正常接触。

（2）日常生活能力丧失：完全依赖照护人员完成穿衣、进食、洗漱，可出现大小便失禁。

（3）其他：语言支离破碎，毫无意义。无法感知时间和地点，出现严重的睡眠功能紊乱，终日少语少动，行走困难，需要轮椅助行或卧床不起，无法自主坐立、站立；进食需要依赖照护人员，有时会出现拒绝饮食和吞咽困难等情况。部分晚期失智症老年人会出现间歇性尖叫、秽语等。失智症老年人到疾病终末期一般会完全卧床，最终昏迷。大多数失智症老年人会死于肺部感染、皮肤感染、尿路感染、骨折等并发症。

 知识链接

国际失智症日

　　每年的9月21日是国际失智症日，又称世界阿尔茨海默病日、世界老年痴呆日。国际失智症日的设立是为了关爱失智症患者，预防老年痴呆。失智症已成为当今人类健康最大的威胁之一，不管对患者、家属还是对护理者，都带来巨大的精神、身体和经济方面的压力。然而，目前临床上仍缺乏确认失智症风险因素可改变的研究，也没有能够治愈失智症的方案。但是，适当的运动加上健康的生活方式，有助于降低患上失智症的风险。

任务二　失智症老年人照护

照护人员要为失智症老年人提供以人为本的专业照护，通过跨专业的团队协作，满足老年人生理、心理、社会需求，与失智症老年人维持良好的沟通，通过语言、非语言沟通方式保证有效照护的顺利进行，尽量维持老年人独立生活的能力。在失智症早期帮助老年人维持记忆、认知和生活自立，对于言语表达出现困难的老年人，鼓励其交流与用语言表达；中期注重生活障碍照护及行为、精神症状照护，可组织社交活动，延缓生活能力减退；晚期加强个人照护，尽量使老年人保持舒适和愉悦，对于不能表达、不能理解他人话语的老年人，以非语言交流为主。

一、照护措施

（一）早期失智症老年人照护措施

1. 生活照护

（1）早期失智症老年人生活自理能力基本不受明显影响，帮助老年人营造熟悉的照护环境，给失智症老年人创造一个个性化环境，一个温暖如"家"的空间。房间内可以摆放老年人及其家人的照片、对失智症老年人有纪念意义的物品和其他熟悉的物品，摆放的各个物品之间要形成鲜明的色彩对比，有助于失智症老年人区分不同的界面；设置显著的导向或提示，如大屏幕的时钟、日历；涉及失智症老年人使用的各区域应光照充足、无眩光，可以增设阳光房。还可以在房间内播放老年人喜欢的音乐，有研究表明，音乐疗法是一种简单、经济且有效的治疗方法。

（2）鼓励老年人积极参加活动和认知功能训练，如参加社区日间中心或养老机构组织的认知训练活动。要鼓励老年人尽可能独立完成日常生活事务。照护人员可以和失智症老年人共同制订日常生活活动安排表，并将其张贴于明显处，定期检查执行效果并进行改进，有助于提高失智症老年人的执行度。怀旧疗法可改善失智症老年人的认知、情绪及社会活动功能，如运用旧照片，以往老年人喜欢的音乐、食物及过去常用的物件作为老年人记忆的触发引子，唤起老年人对往事的记忆，并鼓励老年人积极进行分享和讨论。

2. 语言照护

（1）失智症老年人会出现语言沟通障碍或妄想，容易出现忘词、寻词困难、语速慢、阅读理解力差等常见问题。因此，与失智症老年人交流时，应积极地鼓励老年人表达，尽量采用闭合式提问，不涉及复杂的问题，一次只问一个问题；不使用命令式语气，也不要和失智症老年人发生争辩，如果失智症老年人怀疑别人偷拿了他的物品，不要急于否认，而要侧重于安抚老年人情绪，注意倾听老年人的意见，提出一些温和的、中性的解决方法，如和失智症老年人一起寻找丢失的物品来稳定其情绪。

（2）交流时照护人员要从正面靠近，保持目光接触，适当放慢语速，不要催促，也尽量不要打断老年人的话语，注意观察其情绪反应，保持沟通环境的安静，使老年人的注意力能够集中在谈话和倾听上。鼓励老年人使用记事本来协助记忆。

3. 运动照护　适合早期失智症老年人的活动有多种，在此阶段的运动中，老年人一般不会遇到困难。可以选择单人运动方式，如散步、做家务、气功等，也可以参加社区的群体性活动，如集体步行、各种球类运动、太极、广场舞等。有研究表明，群体性舞蹈更能加深群体成员间情绪、感受的表达和分享，改善失智症老年人的语言表达，增加其交际互动，进而使老年人不仅身体得到锻炼，还可以愉悦情感，对失智症老年人病情改善帮助明显。还有研究表明，在专业教练指导下进行游泳可以改善失智症老年人的平衡能力，降低跌倒风险。运动量要根据失智症老年人的具体情况而定，通常我们参考世界卫生组织建议的标准，即每周 150 min 以上的中等强度的运动量，建议老年人每日运动 30 min，可分上、下午完成，每周 5 次。

4. 安全照护

（1）保证室内安全：

① 家具的设置简单实用，固定牢固，靠墙放置，过道安装扶手，保持环境整洁，无障碍物，2 楼以上的窗户或阳台安装护栏等设备，防坠落事件发生。去除松散滑动的地毯，密封有安全隐患的地毯边缘。卫生间安装感应灯，方便夜起的失智症老年人找到去卫生间的方向。

② 尽量避免使用电热毯、热水袋等有安全隐患的物品。凡有热水的设备一定要确保水温在安全范围内。

③ 房间内应设有防火报警器和烟雾探测器。检查有无打火机、火柴、剪刀、水果刀等物品，以免引起误伤或火灾的发生。消毒剂和洗浴用品放置在合适位置，避免老年人误食，药物储存于上锁的药箱中，只有照护人员可以打开取药。

④ 使用盘绕或可伸缩的电线，以免过多的电线影响失智症老年人行走并增加摔跤的风险。

（2）保证室外安全：

① 失智症老年人可能会自行乘电梯或从出口外出，故每个出口均须设有门禁或密码门，装有监控摄像头，有门卫 24 h 值班。

② 保持室外路面平整、干燥，无障碍物。清除活动场所或花园里有毒有害的花草，防止误食。楼梯过道设扶手，使行动不便的失智症老年人方便上下楼梯，避免跌倒。

③ 噪声对失智症老年人来说属于不良刺激，可影响情绪和休息睡眠，故失智症老年人居住的环境或房间的门、窗和墙面要具有很好的隔音效果。

（3）防走失：

① 尽量维持失智症老年人原先的生活环境，避免因迁入新环境而产生陌生感。当发现失智症老年人有出走嫌疑时，给老年人安排一些小任务，如有偿分拣豆子等，让失智症老年人"忙"起来，避免外出走失。

② 失智症老年人须随身携带有疾病诊断、电话和地址的卡片或佩戴"黄手环"，并定期更新机构信息，或家中留存失智症老年人的照片。给老年人穿辨识度高的服装如大红衣服、戴红帽子，以便走失时能有效识别。

5. 用药照护

（1）失智症老年人服药时必须有人陪伴，帮助其将药全部服下，以免遗忘或错服。

有吞咽困难的失智症老年人不宜吞服药片，可经医生同意后研碎药片溶于水中服用；昏迷者由胃管注入药物。

（2）失智症老年人常不承认自己有病，或者因幻觉、多疑认为所服药物是毒药而拒绝服药。照护人员和家属需要耐心说服，向失智症老年人解释。对拒绝服药的失智症老年人，一定要看着其将药吃下，并让老年人张开嘴，检查确认药物是否咽下，防止失智症老年人把药含在口中不下咽，在无人看管时吐掉药物，即做到"送药到手、服药到口、确认咽下"；也可在征求医生同意后将药物研碎拌在饭中吃下。

（3）大多数失智症老年人服药后不能正确诉说不适，照护人员和家属要细心观察失智症老年人有何不良反应。例如，部分失智症老年人服用胆碱酯酶抑制剂可出现腹泻、恶心、呕吐、食欲下降和眩晕等不良反应，服用盐酸美金刚可出现恶心、眩晕、腹泻和激越的不良反应。一旦出现不良反应，照护人员应及时报告医生进行对症处理。

6.心理照护

（1）心理开导：当失智症老年人情绪悲观低落时，照护人员和家属应耐心询问原因，并予以解释，可播放一些轻松愉快的音乐以活跃情绪，或带失智症老年人外出散步缓解情绪。鼓励家属多探视和陪伴失智症老年人，给予失智症老年人各方面必要的帮助，多陪失智症老年人外出散步；鼓励老年人合理安排生活，多与社会保持密切联系，不脱离社会，培养兴趣，不间断学习，以减轻孤独感，也可按照自己的兴趣培养爱好，如种花、下棋等。

（2）维护自尊：注重尊重失智症老年人的人格。对话时要和颜悦色，耐心倾听；照护人员和家属都要做到回答失智症老年人询问时语速缓慢，使用简单、直接、形象的语言；多鼓励、赞赏、肯定失智症老年人在自理和适应方面做出的任何努力；切忌使用刺激性语言，避免使用"呆傻""愚笨"等词语。

（3）不嫌弃：要有足够的耐心，态度温和，周到体贴，不厌其烦，积极主动地去关心照顾失智症老年人，以实际行动关爱他们。

（4）健康教育：社区和老年机构等应创造条件让失智症老年人进行交往和参加一些集体活动，针对老年期抑郁症的预防和心理健康促进等开展讲座，有条件的地区可设立网络和电话热线进行心理健康教育和心理指导。

（二）中期失智症老年人照护措施

1.生活照护

（1）日常活动：将老年人的日常生活安排得简单而有规律，有助于老年人培养熟悉感，进而给老年人带来安全、舒适和自信的感觉。选择老年人能够接受的方式，引导老年人参与日常活动，并且在过程中不断地鼓励和肯定老年人。如果老年人的生活能力明显减退，要鼓励老年人积极参加社交活动，维系正常生活轨迹。

（2）饮食照护：

①"过食"照护：失智症老年人没有饱腹感，不记得是否已经吃过饭，看见食物就要吃，部分失智症老年人会觉得进食很快乐，所以容易不断要求进食。照护人员可通过转移注意力的方式解决这个问题，如让失智症老年人做自己喜欢的小游戏、外出散步、和失智症老年人说"您喜欢吃什么，我现在就去做"等，使其忘记吃饭这件事情；也可

以采用记录法，在每餐后记录进餐时间和所吃食物，张贴于明显处；还可将失智症老年人带入厨房，让其看刚洗完的碗碟，告诉他们刚进餐结束，这对提醒失智症老年人已经餐毕也会很有帮助。若仍无效果，可选择一些蔬菜水果，或鱼、鸡肉等低热量食物供失智症老年人食用；也可以在下一次进餐前将失智症老年人一餐的食量分为几份，分次给失智症老年人食用。

② "拒食"照护：失智症老年人出现牙关紧闭、拒绝进食时，在排除口腔疾病问题而致的拒绝进食后，可以将食物替换成其喜欢的种类；如果失智症老年人仍拒绝，可稍等片刻后再继续尝试，或者和失智症老年人做一些其喜欢做的活动，再慢慢过渡到吃饭。若无效，可在两餐之间提供点心及其他食物。如果失智症老年人将食物含在嘴里不下咽，照护人员可以用手轻轻按摩其两侧颊部或喂食少量液体，促使食物下咽。若失智症老年人因担心被人谋害，而对进食、进水产生排斥，照护人员除了平日应与失智症老年人建立良好的人际关系外，也可以与其共同进食饮水，从而打消其疑虑。

③ 其他：若失智症老年人的味觉发生了变化，可以增加调味品以提高食物对其的吸引力；餐具与食物的对比要明显；进餐地点和座位要相对固定；鼓励集体进餐；用餐时间应充裕；布置应简单，不要放置花瓶和装饰品，不用格子餐布，以免转移失智症老年人注意力或引起混乱；如失智症老年人使用餐具有困难，可以选择一些用手抓的食物如包子、菜饼等降低进餐难度；也采用一些长柄或粗柄汤勺增加失智症老年人自主进餐的成功率。

（3）排泄照护：

① 排便环境的设置：卫生间门口张贴醒目的标志；门始终保持打开的状态；白天和夜间均保持卫生间充足的照明，卫生间标志设置应易辨识，利用灯光突显卫生间的位置。

② 排便的引导：观察如厕周期及失智症老年人相关规律行为习惯，定时引导其去卫生间。例如，晨起后去一次卫生间；白天时段，根据不同情况，每隔 2 h 去一次卫生间。

③ 穿衣照护：照护人员可以在失智症老年人的衣柜内只放置当季衣服；选择失智症老年人喜欢的颜色和款式、轻便易穿脱的衣裤；尽量维持失智症老年人独立穿脱衣服的能力，可将衣服按穿着顺序排好，依次递给失智症老年人，并给予其充足时间，勿催促。出现扣错纽扣等现象时，照护人员可婉转地提示及鼓励。

（4）沐浴照护：

① 时机选择：固定时间和固定照护人员为失智症老年人沐浴；沐浴时可以先从下肢开始，并询问水温是否适宜，待适应之后再洗上半身和头部。特别注意不可拿着花洒直冲头部，以免造成失智症老年人恐惧而发生攻击性行为。

② 简化沐浴过程：选择二合一沐浴洗发水，沐浴时间不宜过长，沐浴频次可以从每周 1 次逐渐增加。

③ 如果失智症老年人拒绝沐浴，可以让其自主选择沐浴时间，在沟通时可以将"沐浴"或"洗澡"替换为"水疗"，浴室的环境可以稍加装饰，如点上蜡烛，播放老年人喜欢的音乐。整个沐浴过程中注意保护隐私，照护人员可以站在失智症老年人身后，减少尴尬。沐浴过程中多鼓励、少责备、少催促，失智症老年人不能独立完成时应该及时给予帮助。

2．语言照护

（1）每日都要和失智症老年人交流，避免其产生孤独自闭。和失智症老年人交流时要让他们看到说话者的面部，交流时要专心，不可边进行操作边说话，语速慢，声音切当，不要把失智症老年人当成小朋友一样进行哄骗。

（2）沟通时要有耐心，允许失智症老年人重复说话和使用较长时间回应。可以配合使用肢体语言，如轻摸或握住失智症老年人的手，照护人员不要双手交叉抱在胸前，这样的姿势会使失智症老年人感觉紧张。

（3）注意保持沟通环境的安静，不要在门口或刺眼的阳光照射下与失智症老年人进行交流。

3．运动照护　中期失智症老年人的运动方式可以参照早期方式进行，依病程进展可适当减少活动总时长和强度。规律的运动有助于创造失智症老年人与他人和社会接触的机会，提高其生活自理能力，保持良好的情绪，减少生活和情感上对他人的依赖，这对延缓疾病的发展，减轻照护人员的负担也起到一定的作用。

4．安全照护　中期失智症老年人日常生活中应有人陪伴，以确保安全，结合每日的作息规律，尽量维持原有的生活节奏，形成有序的活动安排。具体参考早期失智症老年人安全照护。

5．用药照护　具体参考早期失智症老年人用药照护。

6．心理照护　中期失智症老年人会出现更多的让人难以理解的行为变化，需要给予对症照护并协助专业医疗服务。避免和失智症老年人发生不必要的冲突，可让照护工作变得更为顺畅。

（1）激越行为：

① 照护人员态度要友善、要有耐心，进行任何操作前，要取得失智症老年人的信任和配合。在与其接触过程中避免使用命令、强制性语言和行动，不要催促失智症老年人；尽量维持失智症老年人规律的生活节奏，不要勉强其去做有难度的事情，对失智症老年人无法独立完成的事情应及时提供帮助，避免将失智症老年人置于人多、环境嘈杂的场所，以免其情绪激动。

② 当失智症老年人出现攻击性行为时，照护人员首先要保持冷静并后退一步，避免与失智症老年人有目光交流，以免受到伤害。在失智症老年人出现激越行为后要分析并寻找出现该行为的原因，观察周围环境中的人或事是否刺激了失智症老年人，如存在诱因，照护人员应尽量避免失智症老年人再接触这些人或事。

（2）幻觉：

① 照护人员首先要了解失智症老年人所处的环境中有无能够引起幻觉的可疑物品，如有须将之妥善处理。例如，部分失智症老年人会在固定的时间内觉得树的影子是黑衣人在房间内，对此照护人员可以拉上窗帘，打开室内照明；部分失智症老年人会误把镜子里的自己当成陌生人，故在失智症老年人房间内一般不放置镜子。

② 当失智症老年人描述"栩栩如生"的幻觉时，照护人员不要急于否定，现场的解释是徒劳的，反而易引起失智症老年人的攻击性行为，照护人员要耐心倾听，可以轻握失智症老年人双手，以平静、理解的态度回应。

③ 必要时在医生指导下使用镇静药物予以治疗，并注意观察药物的不良反应。

（3）睡眠障碍：

① 营造舒适的睡眠环境：居室内温湿度适宜，避免嘈杂喧闹，拉上窗帘，房间内不要太黑，可以打开小夜灯，建议采用右侧卧位。

② 合理安排睡眠时间：建立作息时间表，晚上按时就寝，早晨按时起床，维持正常的作息规律。

③ 日间活动多样化：鼓励白天多晒太阳，每日上、下午各进行1 h左右的活动，如唱歌、做手指操等。睡前不宜进行兴奋性活动，如看战争片等，否则容易变得兴奋而影响睡眠。

④ 夜间躁动失智症老年人的照顾：对躁动且容易跌倒的失智症老年人须进行一对一的看护，做好安慰工作，房间内可播放轻音乐，以促进睡眠；若失智症老年人晚上坚持不睡，照护人员可陪伴其在房间或走廊短时间散步，再引导回床入睡，必要时在房间进行陪护。如失智症老年人半夜吵闹，不要突然开灯，也不要训斥，应耐心劝导，引导入睡。

（4）日落综合征：部分失智症老年人会在傍晚时分出现精神错乱、躁动不安、游走或急切要求回家等症状，因此要安排熟悉的人照护，白天可以让失智症老年人多进行户外活动，多晒太阳，睡个午觉，下午适度增加一些刺激性的活动，傍晚时分打开尽可能多的灯。

（三）晚期失智症老年人照护措施

1. 生活照护 晚期失智症老年人生活自理能力完全丧失，照护人员应加强对失智症老年人饮食、排泄、皮肤等方面的综合照护，维持良好的睡眠，提高失智症老年人的终末生活质量，维护老年人的生命尊严。

2. 运动照护 晚期失智症老年人也应保持一定的活动量，从而预防关节和肌肉萎缩、预防便秘的发生。运动形式和量因个体而异，可以是床上姿势的变换，也可以是短距离行走，还可以进行轮椅和椅子之间坐位的变换。只要失智症老年人身体条件允许，运动要尽可能多地开展，并定时进行，但应保持适宜的量，运动开始前可进行适度的热身，结束后要有放松练习。

3. 安全照护 晚期失智症老年人生活自理能力完全丧失，处于长期卧床的状态，因此必须使用床档，如果有必要，可以对老年人使用安全带，可有效防止老年人坠床。一旦有意外发生，须马上通知其家属及专业人员。照护人员需要关注老年人营养、排泄等各方面的基本生理需求，加强照护投入，尽可能减少纸尿裤、尿管的使用，观察老年人可能出现的疼痛与不适。其他措施参考早、中期失智症老年人安全照护措施。

4. 心理照护 很多晚期失智症老年人已不能自主表达、不能理解话语，基本以非语言交流为主，照护人员可以通过肢体语言来与其进行交流，耐心地陪伴，小声地谈话，轻轻地握手、轻触，为其提供音乐、香氛、毛绒玩具、松软的食物等，要以尊敬之心维护老年人的尊严，让老年人保持情感和精神上的愉悦。

二、协助老年人制作记忆相册

【操作目的】

指导失智症老年人制作记忆相册，改善失智症老年人的认知、情绪，并缓解老年人心理问题。

【操作程序】

1. 评估

（1）与老年人沟通，取得老年人配合。

（2）评估老年人情况。

2. 计划

（1）环境准备：整洁、安静、舒适、安全，室温保持在 22～24 ℃。

（2）老年人准备：能够配合操作，了解制作记忆相册的目的。

（3）照护人员准备：着装整洁，修剪指甲，洗手，戴口罩。

（4）用物准备：照片、相册、笔、胶棒、洗手液。

3. 实施　具体实施内容见表 14.2。

表 14.2　制作记忆相册

操作流程	操作步骤	要点说明
1. 评估沟通	（1）核对老年人信息 （2）评估老年人病情、意识状态、肢体活动度、心理、认知能力及合作程度 （3）照护人员向老年人解释制作记忆相册的目的及方法	◇ 取得老年人配合
2. 协助老年人制作记忆相册	（1）关闭门窗，调节室内温度，为老年人播放其喜爱的音乐 （2）询问老年人是否需要饮水、如厕 （3）进行热身运动，指导老年人活动手指 （4）指导老年人右手拿着胶棒，左手打开盖子，在照片背面涂胶，引导老年人自行选择粘贴的位置，完成粘贴 （5）询问老年人所粘贴照片的拍摄时间、地点及人物，唤起老年人对往事的记忆，并鼓励老年人积极进行分享和讨论 （6）引导老年人将照片命名，并协助老年人在照片下方记录照片的名称、拍摄时间、地点及人物 （7）同法粘贴 3 张照片后，询问老年人对此次活动的感受，并与老年人预约下次活动时间 （8）询问老年人是否有饮水、如厕等需求，关闭音乐	◇ 注意室内温湿度适宜、光线充足 ◇ 注意多与老年人沟通 ◇ 对老年人的回应给予适当鼓励、表扬 ◇ 若老年人不方便书写，可以帮助老年人写
3. 整理用物	整理用物	
4. 洗手记录	（1）按七步洗手法洗手 （2）记录时间、完成情况、老年人感受	

4. 评价

（1）老年人安全，无损伤，无不适。

（2）照护人员与老年人的沟通顺畅，老年人主动配合。

【注意事项】

（1）操作过程中，随时注意老年人活动感受，如老年人出现抗拒、情绪激动等情况，应停止此次活动。

（2）重在沟通，而非纠正。本活动主要通过分享记忆来建立联系，所以要专注于与老年人的沟通，而不是纠正错误。

 思政案例

爱的记忆

"微爱记忆"老年失智预防与关爱志愿服务项目旨在对社区65岁及以上的老年人开展失智筛查、预防训练、家庭照护培训和定位仪配发等志愿服务活动，通过个人、家庭、社区三个维度，提升老年人对老年失智预防的意识和能力，促进家庭参与关注，推动社区所在地支持系统建设。老年失智预防与关爱志愿服务目前已累计开展17场活动，共计服务600余名老年人，活动不仅丰富了老年人晚年生活，也让大家学会了如何有效预防失智症的病发或延缓其病程。志愿者表示，给老年人做回忆录也是从心理上激发老年人的价值感，让他们体会到自己没有被社会遗忘，同时也为晚辈走进他们的内心世界提供机会。

 思考题

1. 刘奶奶，女，73岁，近来情绪低落，不愿出门活动，也不太与人交流。经沟通发现，老人最近看到邻居时常记不起姓名；想与人聊天时，发现表达困难，长时间说不出合适的话；有一天在买菜回家的路上突然想不起自己家住哪儿了。

请问：应该如何为刘奶奶进行评估并制订照护方案？

2. 王爷爷，男，75岁，近来不愿与人打交道，会在熟悉的地方走失，说话字句变少，内容贫乏，言语表达不连贯，经常不记得自己吃过饭、看见食物就要吃。

请问：应该如何帮助王爷爷合理饮食？

老年人安宁疗护

学习目标

1. 素质目标

能够倾听老年人的需求，用耐心、爱心、责任心为老年人及其家属实施安宁照护。

2. 知识目标

（1）掌握脑死亡的判断标准，临终老年人生理、心理的变化及照护内容；

（2）熟悉安宁疗护、濒死、死亡的概念和内容；

（3）了解安宁疗护的意义。

3. 能力目标

能够为老年人及其家属实施安宁照护。

随着社会的进步和卫生事业的发展，安宁疗护在整个卫生保健体系中的地位日益突显，老年人的安宁疗护逐渐成为老年照护的重要组成部分。本项目将介绍安宁疗护的概念、工作内容及意义，濒死及死亡，以及临终老年人的生理、心理特点和照护技术，为临终老年人及其家属提供照护和指导。

情景导入

李奶奶，75岁，患高血压、冠心病20余年，最近病情加重，医疗救治效果甚微。李奶奶变得情绪低落，常常唉声叹气，暗自哭泣。

请问

1. 李奶奶心理变化处于哪一阶段？

2. 照护人员应如何进行心理照护？

任务一　安宁疗护概述

自 20 世纪 60 年代，西塞莉·桑德斯（Cicely Saunders）博士在英国建立第一所临终关怀护理院以来，临终关怀运动在世界的兴起和实践，催生并推动了安宁疗护的发展，满足了临终老年人及其家属多样化、多层次的需求。安宁疗护关注临终老年人及其家属的生活质量和尊严，重视生理、心理、社会和精神需求，帮助临终老年人舒适、安详、有尊严地离世而获得"优逝"。

一、安宁疗护

（一）安宁疗护的概念

2008 年，世界卫生组织将安宁疗护定义为对治愈性治疗无反应的临终患者给予积极和全面的照顾，以控制疼痛及有关症状为重点，并关注其心理、精神及社会需要，目标在于提高和改善患者及其家属的生活质量。2015 年，安宁疗护被重新定义为一种改善面临威胁生命疾病的患者及其家属的生活质量的方法，主要通过早期识别、评估和治疗疼痛及其他生理、心理、社会和精神问题，预防和缓解他们的痛苦。

（二）安宁疗护的工作内容

（1）进行死亡教育。

（2）做好临终老年人的全面照护，包括姑息性医疗护理、生活护理、社会服务等，内容涉及生理、心理、社会、精神四个方面。

（3）给予临终老年人家属及丧亲者关怀。

（4）进行安宁疗护团队的构建与培训。

（5）选择安宁疗护的具体形式。

（三）安宁疗护的意义

随着人类社会文明的进步，人们对生存质量和死亡质量提出了更高的要求。安宁疗护从优化生命质量出发，满足临终老年人的生理需要和心理需求，使临终老年人能够安详、安静、无痛苦且有尊严地离开人世，让家属在老年人死亡后不留下任何遗憾和阴影。

安宁疗护正是为让老年人有尊严、舒适地到达人生终点而开展的一项社会公共事业，是信仰、价值观、伦理道德、宗教、风俗习惯、社会风气等的集中体现，是人类发展及社会文明的标志。

二、濒死及死亡

（一）濒死的定义

濒死即临终，指患者已接受治疗性或姑息性的治疗，虽然意识清楚，但病情加速恶化，各种迹象显示生命即将结束，是生命活动的最后阶段。

（二）死亡的定义

死亡是个体生命活动和新陈代谢不可逆的终止。人类历史上一直将呼吸、心搏停止作为判断死亡的标准。随着医疗技术的发展，人类目前可以通过先进技术和设备维持心肺功能，而大脑一旦出现广泛性坏死则是不可逆的。

1968 年，美国哈佛医学院首次提出了脑死亡的四条标准：无感受性和反应性、无运动和呼吸、无反射、脑电图平直。上述所有试验须在 24 h 后重复一次，且要排除体温过低（低于 32.2 ℃）、服用过中枢神经系统抑制剂（如巴比妥类）等情况。

（三）死亡过程的分期

死亡不是生命的骤然结束，而是一个逐渐进展的过程。其一般分为三个阶段：濒死期、临床死亡期、生物学死亡期。

1. 濒死期　濒死期是死亡过程的开始阶段，各种迹象显示生命即将终结。此期机体的重要器官功能发生严重紊乱和衰竭，中枢神经系统脑干以上部位的功能处于深度抑制状态。主要表现为意识模糊或丧失，各种反射减弱或消失，肌张力减退或消失，心搏减弱，血压下降，呼吸微弱，可出现潮式呼吸或间断呼吸、大小便失禁，感觉消失等。濒死期生命仍处于可逆阶段，若得到及时有效的抢救，生命仍可复苏。

2. 临床死亡期　临床死亡期的临床表现为心搏、呼吸完全停止，瞳孔散大，各种反射消失，但各种组织细胞仍有短暂而微弱的代谢活动，持续时间很短，一般为 5～6 min，若得到及时有效的抢救，生命仍有可能复苏。若超过这个时间，大脑将发生不可逆的变化。但在低温条件下，临床死亡期可延长到 1 h 或更久。

3. 生物学死亡期　生物学死亡期是死亡过程的最后阶段。此期整个中枢神经系统及机体各个器官的新陈代谢相继停止，出现不可逆的变化，整个机体已无任何复苏的可能。随着此期的进展，机体相继出现尸冷、尸斑、尸僵、尸体腐败等现象。

（1）尸冷：人体死亡后尸体最先发生的现象。人体死亡后体内产热停止，散热继续，尸体温度逐渐下降，称尸冷。人体死亡后尸体温度的下降有一定规律，一般情况下死亡后的 10 h 内每小时大约下降 1 ℃，10 h 以后每小时下降 0.5%，经过 24 h 左右，尸温降至与环境温度基本相同。测量尸温常以直肠温度为标准。

（2）尸斑：人体死亡后血液循环停止，由于地心引力的作用，血液向身体的最低部位坠积，皮肤呈现暗红色或条纹状斑块，称尸斑。一般尸斑的出现时间是人体死亡后 2～4 h，12～14 h 发展至高峰，24～36 h 固定并不再转移，一直持续到尸体腐败。

（3）尸僵：尸僵是尸体肌肉僵硬，关节固定的现象。人体死亡后肌肉中腺苷三磷酸（ATP）不断分解而不能再合成，致使肌肉收缩，尸体变硬。尸僵一般在人体死亡后 1～3 h 开始出现，4～6 h 扩展至全身，12～16 h 发展至高峰，24 h 后尸僵开始减弱，肌肉逐渐变软，称尸僵缓解。尸僵多从小块肌肉开始，表现为先由咬肌、颈肌开始，再向下至躯干、上肢和下肢。

（4）尸体腐败：人体死亡后尸体组织蛋白质、脂肪和糖类因腐败细菌作用而分解的过程。尸体腐败一般在人体死亡后 24 h 出现，常见的表现有尸臭、尸绿等，先从右下腹出现，逐渐扩展至全腹，最后波及全身；天气炎热时，可提前出现。

任务二　临终老年人及家属照护

一、临终老年人的生理变化及照护

（一）呼吸系统生理变化及照护

1. **呼吸系统生理变化**　临终老年人由于呼吸中枢麻痹，呼吸肌收缩作用减弱，分泌物在支气管中潴留，出现呼吸困难、痰鸣音及鼾声呼吸，口唇、甲床甚至皮肤发绀。呼吸频率变快或变慢，呼吸深度变深或变浅，出现抬肩、鼻翼呼吸、潮式呼吸、张口呼吸等，最终呼吸停止。临终老年人呼吸系统的主要问题是痰液堵塞和呼吸困难。

2. **呼吸系统照护**

（1）密切观察老年人的生命体征、意识状态、面容与表情、口唇、指/趾端皮肤颜色、呼吸的频率、呼吸的节律及深度、体位、胸部体征、心率和心律等。

（2）房间应安静、空气清新、通风良好、温湿度适宜，物品摆放有序。

（3）床旁准备好吸引器，及时吸出痰液和口腔分泌物，意识不清的老年人应采取仰卧位头偏向一侧或侧卧位，以利于呼吸道分泌物引流，防止呼吸道分泌物被误吸入气管，引起窒息或肺部并发症。昏迷者采用仰卧位，视病情给予老年人叩背、雾化吸入、吸痰、吸氧等改善呼吸功能。

（4）遵医嘱及时给予吸氧，病情允许时可采用半卧位，扩大胸腔容量，减少回心血量，或抬高头与肩，改善呼吸困难。

（5）对张口呼吸的老年人，用湿巾或棉签湿润口腔，或用护唇膏湿润嘴唇，老年人入睡时用薄湿纱布覆盖口部。

（6）严重的呼吸困难易造成恐惧，而恐惧本身又会加重呼吸困难，应让老年人表达出他们的恐惧，并给予心理支持和疏导。

（二）循环系统生理变化及照护

1. **循环系统生理变化**　老年人由于循环系统功能的减退，心肌收缩无力，表现为皮肤苍白或发绀、湿冷、有斑点，大量出汗，脉搏微弱而不规律或测不出，血压下降或测不出，少尿，心音低钝，口唇、指甲呈灰白色，四肢发硬，心尖搏动常最后消失。

2. **循环系统照护**

（1）密切观察老年人的生命体征、瞳孔、意识状态、末梢皮肤色泽和温度、尿量等，并做好记录。注意保持皮肤清洁、干燥，大量出汗时应及时为其擦洗干净。加强保暖，四肢冰冷时给予热水袋或加温毯。

（2）为防止老年人死亡后面部因淤积充血而变紫，可在心搏停止时，抬高其头部和肩部。

（三）消化系统生理变化及照护

1. **消化系统生理变化**　临终老年人表现为恶心、呕吐、食欲缺乏、腹胀、便秘或腹泻、脱水、口干、体重减轻等。

2.消化系统照护

（1）密切观察老年人的生命体征。

（2）呕吐时协助老年人坐起或取侧卧位，膝部弯曲，使其头部偏向一侧，以防误吸。进行口腔清洁，清除口腔内残留物的刺激。及时清理污染用物，更换干净衣服、被褥等。

（3）给予流质或半流质饮食，便于老年人吞咽。必要时用鼻饲法或完全胃肠外营养，保证老年人营养供给。

（4）腹胀气、便秘等可采用腹部按摩、遵医嘱用药、插肛管等方法，以解除老年人的痛苦。

（5）口唇干裂的老年人可涂液状石蜡，也可用湿棉签湿润口唇，有口腔溃疡或真菌感染者酌情局部用药。

（四）肌张力变化及照护

1.肌张力变化 临终老年人表现为大小便失禁、吞咽困难，无法维持良好舒适的功能体位，肌肉失去张力，全身肌肉弛缓性瘫痪，脸部外观改变呈现希氏面容（面部呈铅灰色、眼眶凹陷、双眼半睁呆滞、下颌下垂、嘴微张）。

2.肌张力照护

（1）协助临终老年人维持良好、舒适的体位，定时翻身，更换卧位，床单位保持清洁、干燥、平整、无碎屑，经常按摩受压和骨突处，以防压疮发生。

（2）大小便失禁的老年人，注意会阴、肛门附近皮肤的清洁、干燥，必要时留置导尿。如出现尿潴留，则做好相应的照护。避免皮肤长期接触刺激物。

（3）协助吞咽困难的老年人采取坐位或半坐位，颈部前屈，如不能取坐位可采取健侧卧位。根据吞咽困难的程度选择适宜的食物。进食前清理口腔和咽部，确保口腔及咽部无口水、痰液等。进食的一口量不宜太大，可从3～4 mL开始。

（五）感知意识变化及照护

1.感知意识变化 临终老年人表现为视觉逐渐减退，由视觉模糊发展到只有光感，最后视力消失；眼睑干燥，分泌物增多。临终前老年人语言表达逐渐困难、混乱，听觉常是最后消失的感觉。意识改变可由神志清醒状态转为嗜睡、意识模糊、昏睡、昏迷，各种反射逐渐消失。

2.感知意识照护

（1）房间宜使用柔和的灯光，避免光线直射眼睛，消除老年人因视觉模糊而产生的恐惧心理。

（2）用湿纱布从内眦向外眦拭去眼部分泌物，禁忌用肥皂水洗眼。对有分泌物结痂黏着眼睛的老年人，可用温湿毛巾或棉球、纱布等蘸生理盐水或淡盐水进行湿敷，直至结痂的分泌物或痂皮变软后，再轻轻将其洗去。如老年人眼睑不能闭合，可涂金霉素、红霉素眼膏或覆盖凡士林纱布，以保护角膜，防止角膜干燥发生溃疡或结膜炎。

（3）听觉是临终老年人最后消失的感觉，应避免在老年人周围窃窃私语，以免增加老年人的恐惧和焦虑。可采用触摸老年人的非语言交流方式，配合柔软温和的语调、清晰的语言进行交谈，使临终老年人感到温暖。

（六）疼痛照护

1. 疼痛表现 疼痛是临终老年人特别是癌症晚期老年人最严重的症状。主要表现为烦躁不安，血压及心率改变，呼吸变快或减慢，大声呻吟，出现疼痛面容。

2. 疼痛照护

（1）观察疼痛的性质、部位、程度、持续时间及发作规律，结合可缓解疼痛的药物和方法等，帮助老年人选择减轻疼痛的最有效方法。

（2）若老年人选择药物止痛，遵医嘱采用世界卫生组织推荐的三阶梯疗法（见项目三"老年人舒适与体位照护"）。

（3）结合使用非药物疗法，如热冷敷、按摩、深呼吸、分散注意力、想象疗法、音乐疗法等，以减轻疼痛。

二、临终老年人的心理变化及照护

临终阶段，老年人除了生理上的痛苦，更重要的是对死亡的恐惧。美国心理学家伊丽莎白·罗斯（Elisabeth Rose）博士观察了数百位临终患者，提出临终老年人通常经历五个心理变化阶段，即否认期、愤怒期、协议期、抑郁期、接受期。

（一）否认期心理变化及照护

1. 否认期心理变化 否认期老年人的心理反应是不承认即将到来的死亡现实。这个阶段为期短暂，可能持续数小时或几天，是老年人为了暂时逃避现实压力的反应阶段。否认是老年人应对突然降临的不幸的一种正常心理防御反应，是个体得到坏消息的心理缓冲。

2. 否认期心理照护

（1）此期照护人员应与老年人坦诚沟通，既不要揭穿其心理防卫，也不要对老年人撒谎，耐心倾听老年人的诉说，注意与其他照护人员及家属言语的一致性。

（2）老年人往往信任和依赖照护人员，对照护人员的语言、动作和表情敏感。照护人员要谨言慎行、耐心安慰，提供周到的照护服务，充分调动老年人的社会关系，使其心情处于轻松状态。

（二）愤怒期心理变化及照护

1. 愤怒期心理变化 当老年人知道自己的病情和预后是不可否认的事实时，随之而来的心理反应是愤怒、不平衡。处于这一阶段的老年人会产生"为什么是我，这太不公平了"的想法，从而将怒气转移到家属和照护人员身上，以此发泄自己的苦闷与无奈，甚至拒绝照护。

2. 愤怒期心理照护

（1）照护人员对老年人的攻击行为应当忍让，不要对老年人说"不应该这样做""不应该那样说"，同时也应做好老年人家属的工作，共同给予老年人关爱、宽容和理解，使他们能倾泻感情。

（2）预防自杀事件的发生，并取得老年人家属的配合。

（三）协议期心理变化及照护

1. 协议期心理变化 老年人开始接受自己临终的事实，不再怨天尤人，而是请求医生想尽办法治疗疾病并期望奇迹出现。为了延长生命，有的老年人会做出承诺以换取生命的延续。此期老年人对自己的病情抱有希望，能配合治疗和照护。

2. 协议期心理照护

（1）处于这一时期的老年人对治疗是积极的，照护人员应当加强照护，如及时补充营养和体液，做好基础照护，避免感染及压疮的发生。

（2）尽量满足老年人的要求，使其更好地配合治疗，以减轻痛苦，控制症状，并加强安全照护。

（四）抑郁期心理变化及照护

1. 抑郁期心理变化　尽管经过多方努力但病情日益恶化，老年人已充分认识到自己接近死亡的事实，表现出忧郁、悲伤，并时常哭泣，郁郁寡欢甚至自杀。此期老年人很关心家人和自己的身后事，并急于做出安排，要求与亲朋好友见面，希望由他喜爱的人陪伴照顾。

2. 抑郁期心理照护

（1）忧郁和悲伤对此期老年人而言都是正常的，照护人员应允许其以不同的方式表达情感如忧伤、哭泣等，而不应加以非难和阻拦。

（2）鼓励家属陪伴，让老年人有更多时间和亲人待在一起，并尽量帮助其完成未尽事宜。应注意心理疏导，预防老年人的自杀倾向。

（3）若老年人因心情忧郁和悲伤忽视个人清洁卫生，照护人员应协助并鼓励老年人保持良好的自我形象。

（五）接受期心理变化及照护

1. 接受期心理变化　经历了强烈的心理痛苦与挣扎后，老年人对病情已不再有侥幸心理，少数老年人对死亡做好了准备，变得平和、安静，喜欢独处，常处于嗜睡状态，对外界反应淡漠。

2. 接受期心理照护

（1）此期照护人员不应过多打扰老年人，不要勉强与之交谈，但要保持适度的陪伴。

（2）和老年人讲话时，必须注意语言亲切、清晰，不要耳语，避免在临终老年人面前说不利于其病情的话。

（3）对于癌症临终老年人，遵医嘱使用止痛药，使临终老年人较舒适地离开人间。

（4）应尊重老年人的信仰、意愿，通过一些非语言行为传递关怀、安抚的信息，使其安静地离开人间。

临终老年人心理发展的个体差异很大，并不是所有临终老年人的心理发展都表现为上述的五个阶段，即使有些老年人五种心理状态都存在，但其表现也不一定按照上述顺序进行，可能会有所颠倒。

三、临终老年人家属心理变化及照护

（一）临终老年人家属心理变化

临终老年人家属往往会经历震惊、否认、愤怒、悲伤和接受等几个阶段，而这几个阶段并非都必然发生，次序也可能有所改变。其中，一般阶段次序如下。

1. 震惊、冲击　临终老年人家属在得知自己的亲人患不治之症后会十分震惊，难以接受既成的事实，内心无比悲痛。

2. 否认　临终老年人经过一段时间的治疗，病情暂时有些缓解，家属这时往往抱有一线希望而四处求医问药。

3. 愤怒、接受　当临终老年人经过治疗不见好转，并且病情日益加重，确认医治无望时，家属就产生了愤怒的情绪。同时，临终老年人家属此时已开始接受临终老年人即将死亡的事实。

4. 悲伤、抑郁　持续的时间为从得知临终老年人不能治愈到临终老年人死亡后一年甚至两年的时间。此时，家属往往有内疚感，觉得对临终老年人生前没有照顾好，甚至觉得自己对临终老年人的死亡要负责任，同时有失落和孤独感。空着的床位，生前的遗物，都能引发家属的悲伤、抑郁情绪。

5. 接受、解脱、重组　家属终于接受老年人离开的事实，一切都已成为过去，角色逐步调整，逐步解脱，重新寻找新的生活方向，准备过新的生活，重组的过程是渐进的。

（二）临终老年人家属心理照护

临终老年人家属在心理上往往面临诸多心理压力，其中包括个人需求的推迟或放弃。失去亲人是生活中冲击性较强的应激事件，家属此时会因悲伤的情绪，压抑个人的需求，由此导致身心损害。因此，照护人员需要采取及时有效的心理照护，具体照护方法如下。

1. 满足家属照顾临终老年人的需求　了解和满足临终老年人家属的需求，是实施安宁照护的良好切入点。安排家属与临终老年人的主管医生会谈，使家属正确了解临终老年人的病情进展及预后；与家属讨论临终老年人的身心状况的变化，请他们参与制订照护计划；为家属提供与临终老年人单独相处的时间和空间；指导家属为临终老年人做一些力所能及的照护，如翻身、喂水等。使临终老年人得到心理满足，也使家属在照护过程中心理得到慰藉，同时降低亲属在失去亲人之后的悲痛。

2. 鼓励家属表达情感　照护人员积极与家属沟通，建立良好的关系，取得家属的信任。与家属会谈时，提供安静、私密的环境，耐心倾听，鼓励家属说出内心的感受和遇到的困难，积极解释临终老年人生理、心理变化的原因，减少家属的疑虑。

3. 协助维持家庭完整性　协助家属安排日常的家庭活动，如与临终老年人共同进餐、读报、看电视等，增进临终老年人及其家属的心理调适，保持家庭的完整性。

4. 满足家属本身的生理需求　照护人员对家属要多关心体贴，指导家属在陪伴老年人期间的生活、饮食等，增加其自身的营养，尽量解决其实际困难。维持家属生命健康与完好状态，确保机体功能健全，以应对临终老年人将出现的各种问题。

5. 帮助家属建立社会支持系统　调动家属的社会支持系统，如亲朋好友、单位同事等，使家属获得尊重、支持、理解，为家属分忧并解决他们的实际困难，帮助其维持家庭生活的完整性。

总之，了解临终老年人家属的心理变化，进行有效的心理照护，使其尽快摆脱亲人去世后因过度悲伤而引起的心理失衡，对维护其身心健康十分重要。

 思政案例

2016年，中共中央、国务院印发《"健康中国2030"规划纲要》，明确提出全民健康是建设健康中国的根本目的，要实现从胎儿到生命终点的全程健康服务和健康保障，全面维护人民健康。要完善医疗卫生服务体系，加强康复、老年病、长期护理、慢性病管理、安宁疗护等医疗机构建设。支持养老机构按规定开办医疗机构，开展老年病、康复、护理、中医和安宁疗护等服务。

2017年，国家卫生计生委首次就老年健康问题制定国家级专项规划，联合12部门印发《"十三五"健康老龄化规划》，明确提出推动安宁疗护服务的发展，支持有条件的养老机构按相关规定申请开办康复医院、护理院、中医医院、安宁疗护机构或医务室、护理站等，重点为失能、失智老年人提供所需的医疗护理和生活照护服务。

随着人口老龄化程度的不断加剧，"安宁疗护"逐渐成为提高生命末期老年人生活质量的重要举措。老年照护人员应具有高度的责任心和同理心，关爱老年人、敬畏生命、恪尽职守，帮助临终老年人"优逝"。

思考题

张爷爷，65岁，半年前出现了上腹部不适、腰背疼痛，体重明显下降，1周前被诊断为胰腺癌。张爷爷不能接受，怀疑拿错了诊断报告。

请问：（1）张爷爷现在心理变化处于哪一个阶段？

（2）照护人员应如何对张爷爷实施心理照护？

参考文献

[1] 李小寒，尚少梅 . 基础护理学 [M].6 版 . 北京：人民卫生出版社，2017.

[2] 邸淑珍 . 临终关怀护理学 [M]. 北京：中国中医药出版社，2017.

[3] 孙建萍，张先庚 . 老年护理学 [M].4 版 . 北京：人民卫生出版社，2018.

[4] 臧少敏，陈刚 . 老年健康照护技术 [M]. 北京：北京大学出版社，2013.

[5] 胡爱招，王明弘 . 急危重症护理学 [M].4 版 . 北京：人民卫生出版社，2018.

[6] 桂莉，金静芬 . 急危重症护理学 [M].5 版 . 北京：人民卫生出版社，2022.

[7] 张连辉，邓翠珍 . 基础护理学 [M].4 版 . 北京：人民卫生出版社，2019.

[8] 谢培豪，王芳 . 实用老年照护技术 [M]. 北京：科学出版社，2019.

[9] 史宝欣，孙兆元 . 老年人护理服务指南 [M]. 北京：高等教育出版社，2019.

[10] 冯晓丽，李勇 . 老年照护：初级 [M]. 北京：中国人口出版社，2019.

[11] 冯晓丽，李斌 . 老年照护：中级 [M]. 北京：中国人口出版社，2019.

[12] 吕雪梅，李海舟 . 康复护理学基础 [M].2 版 . 北京：人民卫生出版社，2019.

[13] 邹文开，赵红岗，杨根来 . 失智老年人照护职业技能教材 [M]. 北京：中国财富出版社，2019.

[14] 单伟颖，郭飏 . 老年人常用照护技术 [M]. 北京：人民卫生出版社，2021.

[15] 李乐之，路潜 . 外科护理学 [M].7 版 . 北京：人民卫生出版社，2021.

[16] 中国营养学会 . 中国居民膳食指南 (2022)[M]. 北京：人民卫生出版社，2022.

[17] 李明艳 . 失智症患者非药物疗法的研究进展 [J]. 现代临床护理，2016,15(6):75–78.

[18] 江荷，蒋京川 . 老年歧视的概念、工具、特点与机制 [J]. 心理技术与应用，2017,5(11):680–688.

[19] 陈娇娇，马红梅，贾玉玲，等 . 音乐疗法在失智症患者中的应用现状 [J]. 中华护理教育,2019,16(12):901–905.

[20] 吴航，林传行 . 失智病人居家照护需求及照护模式研究进展 [J]. 护理研究,2022,36(20):3640–3644.